Sandra Stiegler

# ERNÄHRUNGS-
# Im|puls

Steigere Körpergefühl, Leistung und Lebensqualität mit diesem einfachen, praxisorientierten und ganzheitlichen Ernährungsleitfaden

Alle Rechte, insbesondere das Recht auf Vervielfältigung und Verbreitung sowie der Übersetzung, ist ohne schriftliche Einwilligung der Autorin nicht erlaubt.

Die Erkenntnisse im Bereich Ernährung sind, wie in jeder Wissenschaft, ständiger Entwicklung unterworfen. Die Autorin hat dieses Werk mit höchster Sorgfalt erstellt. Dennoch ist dieses Werk keine wissenschaftliche Arbeit, sondern beruht auf den Erkenntnissen und der jahrelangen Erfahrung der Autorin. Dieses Buch dient der Information über Fragen der Ernährung, der Gesundheitsvorsorge und Selbsthilfe. Wer die Vorschläge in diesem Buch anwendet, tut dies in eigener Verantwortung.
Die Autorin beabsichtigt nicht, Diagnosen zu stellen und Therapieempfehlungen zu geben. Die Informationen in diesem Buch sind nicht als Ersatz für professionelle medizinische Behandlung bei gesundheitlichen Beschwerden zu verstehen. Eine Haftung der Autorin ist ausgeschlossen.

1. Auflage © 2020 Sandra Stiegler
Ramsau 304
8972 Ramsau

Umschlaggestaltung: Jonna Skoglund, Oslo und Hans-Peter Steiner
Layout und Satz: Hans-Peter Steiner, Ramsau am Dachstein: https://www.agentur-hp.at
Korrektorat und Lektorat: Manfred Spöcklberger, Alte Landstraße 13, 5110 Oberndorf bei Salzburg

Fotos, Grafiken und Abbildungen
Coverfoto (Paprika) Buchumschlag Clker-Free-Vector-Images: https://pixabay.com/de/
Tab. 1, 3, 5, 6, 7: Sandra Stiegler
Tab. 2 (Inhalt): AMERICAN COUNCIL, on Exercise (2017): Fettanteil Aufteilung
Tab. 4 (Inhalt): PFEIFER, Daniela (2011/2012): Anti Pilz Diät. Skript Vita Akademie, Innsbruck

Druck und Bindung: Theiss, Österreich

ISBN Print: 978-3-9519939-1-1

## INHALTSVERZEICHNIS

## 1. BASIS ERNÄHRUNG - GRUNDLAGEN MIT AHA-EFFEKT ........ 15

### WIE IST DEIN KÖRPER AUFGEBAUT UND WIE FUNKTIONIERT DEINE VERDAUUNG? ........................................................................................ 16
Verdauungssystem aus Sicht der westlichen Medizin ................................................. 16
Verdauungssystem aus Sicht der traditionelchinesischen Medizin (TCM) ............... 17

### STOFFWECHSEL – DER TURBO IM KÖRPER ................................................................ 19
Die Lehre der Ernährungstypen ..................................................................................... 20
Fettverbrennung – ein System ........................................................................................ 36

### KOHLENHYDRATE – BRINGEN ENERGIE, LASSEN MUSKELN WACHSEN UND FETT VERSCHWINDEN ........................................ 40
Lebensmittelnährwerte im Vergleich ............................................................................. 57

### EIWEIß – MEHR GESUNDHEIT, WENIGER GEWICHTSPROBLEME ....................... 63

### FETTE – MEHR FETT, BITTE! ........................................................................................... 71

### WASSER UND SALZ – DIE QUELLEN DES LEBENS .................................................... 81

### DIE WAHRHEIT ÜBER KALORIEN ................................................................................. 84

### FAST FOOD, ZUSATZSTOFFE, LIGHT PRODUKTE – WARUM WIR WIRKLICH DICK UND KRANK WERDEN .................................................. 85

### THERMISCHE WIRKUNG – WISSEN AUS ALTEN ZEITEN, NEU ENTDECKT .......... 89

### BASIS-EINKAUFSLISTE ..................................................................................................... 91

### VITAMINE UND MINERALSTOFFE – DAS ABC DER VITALITÄT ............................. 93
Mineralstoffe ...................................................................................................................... 93
Spurenelemente ................................................................................................................ 98
Vitamine ........................................................................................................................... 105

## 2. GESUNDHEIT – DAS GESETZ DER BALANCE ................................... 109

### DAS IMMUNSYSTEM – DER BODYGUARD DES KÖRPERS .................................... 110
Wie funktioniert unser Immunsystem? ....................................................................... 110
Präventionsmaßnahmen fürs Immunsystem ............................................................. 111

## ALTERNATIVE MEDIZIN – HAUSMITTEL UND PSYCHISCHE HINTERGRÜNDE ..... 114
## AN DEN NIEREN FRESSEN .......... 114
### Erste Hilfe bei Erkältungen .......... 115
## DA DREHT SICH MIR DER MAGEN UM .......... 116
### Erste Hilfe bei Übelkeit und Erbrechen .......... 117
## EINE LAUS ÜBER DIE LEBER GELAUFEN .......... 117
### Entzündungen – der stille Feind im Körper .......... 118
### Verletzungen – reparieren, was kaputt gegangen ist .......... 119
## LUNGE, DARM UND HAUT – URSPRUNG UND AUSDRUCK DES LEBENS .......... 121
### Hilfe bei Lungenproblemen .......... 122
### Hilfe bei Darmproblemen .......... 122
### Darmprobleme, Anti-Pilz-Diät oder Zuckerfrei-Diät .......... 127
## KÖRPERLICHE, GEISTIGE UND ENERGETISCHE REINIGUNG – DER PERSÖNLICHE SCHORNSTEINFEGER .......... 133
### Allgemein schonende Reinigung .......... 136
### Darmreinigung .......... 136
### Leberreinigung .......... 138
## SÄURE-BASEN-BALANCE – KRANK OHNE GRUND .......... 142
### pH-Wert Selbsttest .......... 143
### Die Hauptursachen von Übersäuerung .......... 144
### Folgen von Übersäuerung .......... 144
### Entsäuerungsprogramm .......... 145
### Basische Ernährung – Essens- und Getränkevorschläge .......... 146

# 3. GESUNDER KÖRPER – GESUNDER GEIST – OPTIMALE LEISTUNG .......... 149

## LABOR – DIE GEHEIMNISSE DEINES ROTEN SAFTES .......... 150
## LUG, BETRUG UND WAHRHEIT ÜBER CHOLESTERIN .......... 152
## HORMONE UND DRÜSEN – EIN KOMPLEXES SYSTEM, WICHTIG ZUM VERSTEHEN .......... 153

## SCHILDDRÜSE – WANN KOMME ICH ENDLICH AN DIE REIHE? ............ 154

## BAUCHSPEICHELDRÜSE – DIE SÜßE DES LEBENS ............ 160
Insulin und Glukagon ............ 160

## NEBENNIEREN – KÜMMERE DICH WIEDER UM DICH SELBST! ............ 162
Cortisol und DHEA ............ 162

## ZIRBELDRÜSE (EPIPHYSE) – GLÜCKLICH DURCH DEN SCHLAF ............ 164
Melatonin (Schlafhormon) ............ 164

## HORMONE DES VERDAUUNGSTRAKTES – LIEBE DICH SELBST ............ 165
Ghrelin und Leptin ............ 165

## REGENERATION – WIE NEU GEBOREN ............ 165

## DER SCHLAF – WERDE DEIN EIGENER COACH ............ 166
Tipps für einen besseren Schlaf ............ 166
Die vier Chronotypen ............ 168
Schlafprobleme aus Sicht der TCM ............ 169

## REGENERATION, AKTIVIERUNG, ATMUNG, MEDITATION ............ 170

# 4. PRAXISRELEVANTE LIFESTYLESCHULE ............ 175

## CHECKLISTE FÜR DIE ERNÄHRUNG – EINKAUF UND KÜCHE ............ 176

## CHECKLISTE FÜR DIE REDUKTION VON STÖRFAKTOREN UND SCHADSTOFFEN ............ 178

# 5. NAHRUNG UND GEDANKEN ............ 181

## WIE HÄNGEN GEHIRN UND ESSEN ZUSAMMEN? ............ 184

## WIE HÄNGT DIE DARMGESUNDHEIT MIT DER WILLENSKRAFT ZUSAMMEN? ... 186

## KÖRPERBEWUSSTSEIN – LIEBE DICH SELBST UND FÜHLE DIE LEICHTIGKEIT .... 187

## WIE GEDANKEN UND TATEN AUF GESUNDHEIT UND KÖRPER WIRKEN ............ 191

## 6. REZEPTSAMMLUNG ............ 193

### WARMES FRÜHSTÜCK ............ 194
Buchweizenbrei ............ 194
Schokomüsli-Alternative ............ 194
Polenta süß ............ 195
Eierfrühstück ............ 195
Hirsemüsli ............ 196
Waffel mit Sauerrahm und Marmelade ............ 197
Buchweizenpalatschinken ............ 198
Haferflocken-Porridge mit Topfen ............ 199
Warmer Getreidebrei mit Ei ............ 200

### KALTES FRÜHSTÜCK ............ 201
Proteinmüsli ............ 201
Budwigtopfen verfeinert ............ 202
Birchermüsli ............ 202
Hotelfrühstück ............ 203
Brotbeläge ............ 204
Schoko Crunchy Müsli ............ 205
Avocadennutella ............ 205

### MITTAGSSNACKS / SNACKS TO GO ............ 206
Eisenhaltiges Mittagessen (vegetarisch) ............ 207
Cottage Cheese im Glas (vegetarisch) ............ 208
Kartoffel-Hülsenfrüchte-Laibchen ............ 209
Nina's Pizzabrötchen ............ 210
Green Smoothie (vegetarisch) ............ 211
Bananen-Pancakes (vegetarisch) ............ 211
Grüne Kokosmilch (vegetarisch) ............ 212
Gefülltes Pitabrot ............ 213

### HAUPTSPEISEN ............ 214
Gemüse, Putenfleisch und Eiersauce ............ 215
Süßkartoffel- oder Kürbiscurry mit Kartoffeln (vegetarisch) ............ 216
Rindfleischwok süß/scharf mit Naturreis ............ 217

Spinat mit Kartoffeln und Spiegelei (vegetarisch) ..... 218
Gemüserisotto (vegetarisch) ..... 218
Gemüse-Pasta (vegan) ..... 219
Cremesuppen mit Kokosmilch (vegan) ..... 220
Chicken Curry mit Ananas und Jasminreis ..... 222
Nudeln mit Kräuterpesto und Cherrytomaten (vegetarisch) ..... 222
Fischfilet oder Lachs mit Kartoffeln und Gemüse (vegetarisch) ..... 223
Blutwurstgröstl mit Spiegelei ..... 224
Kürbisgemüse mit Feta (vegetarisch) ..... 226
Putensteak-Toast ..... 226
Chili con Carne ..... 227
Gnocchi mit Tomaten, Basilikum und Pinienkerne (vegetarisch) ..... 228
Spaghetti Bolognese ..... 229
Gemüsestrudel zur Resteverwertung ..... 230
Topfennockerl (vegetarisch) ..... 232
Obstknödel (vegetarisch) ..... 234
Fajitas mit Hühnerfleisch ..... 236
Pikanter Hirseauflauf ..... 237
Karotten-Topfen-Laibchen (vegetarisch) ..... 237
Lachslaibchen (vegetarisch) ..... 238
Gerstensuppe mit Rindfleisch ..... 240
Hülsenfrüchte-Reispfanne süß/scharf ..... 242

## SNACKS, SHAKES, RIEGEL, KUCHEN UND CO ..... 243

Variationsshakes ..... 243
Proteinmuffins ..... 243
Reiskugeln süß ..... 244
Reisriegel pikant ..... 245
Kokos-Schoko-Cookies ..... 246
Zuckerfreie Kekse ..... 246
Kakao-Omega-3-Müsli ..... 247
Müsliriegel ..... 248
Bananenbrot ..... 248
Dattel-Topfen-Kuchen ..... 249
Süßkartoffel-Schoko-Kuchen ..... 250
Topfen-Bananen-Kuchen ..... 251

## INHALTSVERZEICHNIS

**BROTREZEPTE UND SONSTIGES** ............................................................................ 252
  Eiweißbrot .......................................................................................................... 252
  Einfaches Brot ................................................................................................... 253
  Müsli-Brot-Mix ................................................................................................... 254
  Schnelle Frühstücksweckerl ............................................................................. 256
  Kartoffelfladen .................................................................................................. 257
  Aktivierte Nüsse ................................................................................................ 258

## 7. ANHANG ............................................................................................................ 259
  Eisenreiche Essensbeispiele ............................................................................ 260
  Zinkreiche Essensbeispiele .............................................................................. 263
  Säure-Basenkalender – Übersicht .................................................................... 264

Um deine sportlichen, geistigen und alltäglichen Ziele oder deine Traumfigur zu erreichen, musst du mehr machen, als dich nur auf einen Teil zu konzentrieren. Denn alles im Körper ist miteinander verbunden.

- Arbeit/Training
- Ernährung
- Motivation/Mentale Stärke
- Das Umfeld

Optimierst du nur einen Teil, werden Höchstleistungen in dieser Zeit nicht mehr möglich sein. Alle Bereiche beeinflussen sich gegenseitig. Bewegung braucht Energie, Motivation braucht Energie, Energie ohne Bewegung lässt dich nicht vorwärts kommen. Für all das ist auch das richtige Umfeld notwendig, damit du wachsen kannst und dich darin wohlfühlst.

Um diese Themen und deren Zusammenhänge geht es in diesem Buch. Hier findest du Informationen, Ratschläge, Fragebögen, Übungsanleitungen, Essensvorschläge, Rezepte und vieles mehr zum Durchlesen und Nachblättern.
Es ist eine Mischung aus Fakten und eigenen Erfahrungen, die ich mit euch teilen möchte. Dieses Buch ist die Basis und der wichtigste Teil, um deinen Gesundheitszustand und dein Leistungsniveau zu steigern. Das zweite Buch das über Wettkampfernährung für Leistungs-und Hobbysportler handeln wird - ergänzt dieses Basiswissen und wird dir helfen, deinen Zielen näherzukommen bzw. diese zu erreichen.

# EINFÜHRUNG

„Du bist, was du isst" – ein Zitat, das sicher jeder schon mal gehört hat. Das Thema Ernährung ist mittlerweile in aller Munde. Ich beschäftige mich bereits einige Jahre durch meine persönliche Vorgeschichte sowie durch meine Arbeit mit vielen Sportlern, Teams und Schulen sehr intensiv mit Ernährung und Lebensmittel. Ich frage mich oft: Was kann ich eigentlich noch essen? Was gehört zu einer gesunden Ernährung dazu? Was muss ich wissen bzw. beachten, wenn ich einkaufen gehe? Und das Wichtigste: Was kann ich für die Erhaltung meiner Gesundheit tun? Für das psychische Wohlbefinden spielt die Ernährung, neben der täglichen Bewegung, eine zentrale Rolle. Alle Informationen, die hier in diesem Buch zu finden sind, stammen aus Erfahrungen. Ich beschäftige mich schon jahrelang intensiv und bewusst mit meiner eigenen Ernährung, mit vielen Sportlern und Sportlerinnen, sei es im Profi- oder Amateurbereich, aber auch mit Personen im Businessbereich, oder – was wir fast alle sind – Hausfrauen und Hausmänner. Ich habe bewusst darauf verzichtet, eine Studie nach der anderen zu präsentieren, denn es ist wirklich schwierig herauszufiltern, welche Studie wirklich seriös ist und welche nicht. Alle Menschen sind verschieden, reagieren unterschiedlich auf bestimmte Lebensmittel, treiben mehr oder weniger Sport, sind Stress ausgesetzt und es gibt noch viele andere Faktoren die zu berücksichtigen sind. Das ist auch der Grund, warum du noch keine gültige Aussage für die optimale Ernährung gefunden hast. Und all diejenigen, die erwarten, hier einen allgemein-gültigen Ernährungsplan zu finden, muss ich leider jetzt schon enttäuschen.

Ich habe versucht, hier in diesen Seiten alle Probleme, denen ich in der Praxis begegnet bin, verständlich zu erklären und Lösungsvorschläge zu präsentieren. Mit Erfolg habe ich die Vorschläge aus diesem Buch mit Sportlern und Kunden bereits mehrmals getestet und niedergeschrieben. Willst du gesünder und leistungsfähiger werden, sowie dich rundum wohlfühlen, ist dieses Buch perfekt, Lösungsvorschläge und das nötige Werkzeug zu bekommen. Hiermit schaffst du die Möglichkeit, dich mit dir selbst zu beschäftigen und so deinen individuellen Zielen näher zu kommen. In diesem Buch findest du viele hilfreiche Informationen, um das Optimum aus deinem Körper heraus zu holen. Und um das Sprichwort „Du bist, was du isst" zu einem passenderen Spruch für dieses Buch zu ändern: Du wirst, was du lernst.

*Wann ist es sinnvoll, mehr auf seine Ernährung zu achten und mehr über sich zu lernen?*

- Wenn du Spitzensport betreibst, um deine Leistung auf natürliche Weise zu steigern
- Wenn du hohen Belastungen im Berufs- oder Familienleben ausgesetzt bist
- Wenn du abnehmen oder zunehmen möchtest
- Wenn du den Muskelaufbau unterstützen möchtest
- Wenn du nach dem Essen ständig müde bist
- Wenn du nach dem Essen ständig Hunger auf Süßes hast
- Wenn du ständig wenig Energie hast
- Wenn du an Verdauungsproblemen wie Völlegefühl, Blähungen, Aufstoßen leidest
- Bei einem schwachen Immunsystem
- Bei Heißhungerattacken
- Bei ständigen Kältesymptomen wie kalten Füßen und kalten Händen, Verkühlungen ...
- Bei gesundheitlichen Problemen im Allgemeinen
- Bei Nährstoffmängel
- Bei Lebensmittelunverträglichkeiten
- Bei Essstörungen
- Bei psychischen Problemen

## MEINE GESCHICHTE

Gleich zu Beginn möchte ich euch meine Geschichte erzählen, wie ich zu meiner gesunden Lebensweise gekommen bin und welche Auswirkungen diese auf mein Leben hatte.
Schon von Kind auf musste ich immer wieder mit vielen kleinen gesundheitlichen Problemen kämpfen. Wirklich schlimm wurde es ab dem Zeitpunkt, als ich ins Internat kam. Ich war zu dieser Zeit aktive Sportlerin, genauer gesagt Langläuferin. Um Matura und Sport verbinden zu können, musste ich in eine Schule etwas weiter von zu Hause weg.
Das Training dort wurde im Gegensatz zu vorher gleich um einiges intensiver. Zu dieser Zeit war man der Meinung, Ausdauersportler müssten viele Nudeln essen, könnten sich sehr süß ernähren, da man ja genügend Sport betreibt. Ich aß sehr viele Kohlenhydrate in Form von Brot, Nudeln, Honig und Obst. Zu dieser Zeit dachte ich noch nicht wirklich über Essen nach – mir kam es relativ okay vor, was ich so zu mir nahm. Gleichzeitig war die Belastung durch den Schulstress in Kombination mit dem Sport relativ hoch. Und so begannen die Probleme,

# EINFÜHRUNG

bei denen ich nie auf die Idee gekommen wäre, dass sie mit meiner Ernährungsweise zusammenhängen könnten. Gleich zu Beginn verletzte ich mich am Knie und war für einige Zeit außer Gefecht, kämpfte mich aber wieder zurück. Dann gab es eine Saison mit ständigen Erkältungen, Entzündungen, Angina… Wie sich später herausstellte, hatte ich das Pfeiffer'sche Drüsenfieber. Wieder eine Saison außer Gefecht. Ich kämpfte mich erneut zurück, doch mir fehlte irgendwie die Motivation, mich fürs Training zu überwinden. Ich nahm zu, hatte plötzlich extrem trockene Haut und Haare, die dauernd abbrachen, ständige Blasenentzündungen und einfach zu wenig Energie. So entschloss ich mich, sobald ich mit der Matura fertig war, mit dem Leistungssport aufzuhören.

Ich kann nicht sagen, dass allein das Essen daran schuld war, dass ich aufgehört habe, aber es waren eben viele Faktoren, die sich gegenseitig beeinflussten. Durch meine für mich „schlechte" Ernährungsweise war ich sehr viel krank, hinkte mit dem Training hinterher, das für mich eindeutig zu intensiv war. Die Motivation ließ mehr und mehr nach, und so kam eines zum anderen.

Während meines Sportstudiums waren Light-Produkte sehr populär und sind es leider in unserer Gesellschaft teilweise heute noch. Ich hatte hier und dort mal einen Fettpolster zu viel (zumindest aus meiner Sicht), dachte, wenn ich Fett einspare, nehme ich ab. Ja, genau! Das Gegenteil war der Fall, ich habe immer weniger gegessen, fühlte mich ständig hungrig, und meine Schilddrüse und somit mein Stoffwechsel begannen auf Sparflamme zu arbeiten. Nach dem Studium wurde man irgendwie ohne Vorwarnung von einem mehr oder weniger vorgegebenen Weg (Schulsystem), in dem man sich schon sehr aufgehoben fühlen kann, in die Arbeitswelt entlassen. In dieser Welt herrschen dann andere Regeln und weniger organisierte Wege. Ich fiel gleich mal auf die Schnauze, aß immer noch fettarm und musste erfahren, was es heißt, psychisch am Boden zu sein. In dieser Situation fangen erst richtig gesundheitliche Probleme an. Denn so zieht man offenbar alles Negative an, das einem so unterkommen kann. Nachdem ich dank meiner Familie, speziell meiner Mutter, durch viel Hilfe wieder auf eigenen Füßen stand, wurde mir klar, was die Psyche für eine Rolle spielt. Ich habe mich dann sehr viel und intensiv damit beschäftigt und kam zur Erkenntnis, dass Training allein keinen Weltmeister aus einem macht. Der Kopf spielt dabei eine sehr große Rolle. Doch irgendwie fehlte mir noch was. Ich habe gesucht und gesucht, bis ich auf das Ernährungsthema aufmerksam wurde. Sofort wusste ich: Das ist das fehlende Glied. Ich kündigte meine Arbeit und fing meine Ernährungsausbildung an. In dieser Zeit änderte ich, dank sehr guter, kompetenter Lehrer, komplett meine Ansichten und Lebensweisen. Ich wurde zur Leseratte und habe alles ausprobiert, was man so probieren kann. Die wichtigste Erkenntnis war, dass ich mich für meinen Stoffwechsel viel zu „kohlenhydratlastig" ernährt habe und viel mehr Fett und Eiweiß brauchte. Das Essen schmeckte plötzlich so gut, gleichzeitig schmolzen Fettpolster, und ich hatte mehr Energie denn je. Meine Psyche und meine Gesundheit wurden immer besser. Ab und zu machte ich wieder einen Schritt zurück, doch meine schlechte Ausgangslage erreichte ich nie mehr. Ich probierte an mir selbst und an meinem sehr hilfsbereiten Umfeld wirklich alles aus und notierte mir die Erfolge, die bei jedem unterschiedlich waren. Ich wollte damals beginnen, mit Sportlern zu arbeiten, doch zu diesem Zeitpunkt interessierte Ernährung noch niemanden. Ich bekam aber dann doch die Chance, im Olympiazentrum Innsbruck mit den Sportlern zu arbeiten und baute mir so langsam mein Umfeld und meine Erfahrungen auf. Mittlerweile ist es einige Jahre her, und ich habe viele neue Erkenntnisse gewonnen. Es hat sich so viel zum Positiven in meinem Leben gewendet, dass ich nur jedem empfehlen kann, sich um seine physische und psychische Gesundheit zu kümmern. Also, bitte fang heute damit an, denn *heute* ist dein bester Tag.

KAPITEL 1

# BASIS ERNÄHRUNG GRUNDLAGEN MIT AHA - EFFEKT

## WIE IST DEIN KÖRPER AUFGEBAUT UND WIE FUNKTIONIERT DEINE VERDAUUNG?

Gesundheit und Leistung hängen nicht nur mit dem Trainingszustand zusammen, auch die richtige Ernährung spielt dabei eine große Rolle.

Die tägliche Ernährung sollte aus folgenden Bestandteilen zusammengesetzt werden, um den Körper im Gleichgewicht zu halten:
- Baustoffe: Eiweiße, Mineralstoffe, Wasser (zum Aufbau und Erhaltung)
- Brennstoffe: Fette, Kohlenhydrate (als Energielieferant)
- Wirkstoffe: Vitamine, Mineralstoffe (um Körpervorgänge zu regeln)
- Ballaststoffe und sekundäre Pflanzenstoffe (für Verdauung und Stoffwechselprozesse)

## VERDAUUNGSSYSTEM AUS SICHT DER WESTLICHEN MEDIZIN

Medizinisch gesehen wird die Nahrung mechanisch zerkleinert und durch Einwirkung von Verdauungsenzymen chemisch zerlegt. Man unterscheidet daher zwischen mechanischer und chemischer Verdauung.

### *Abschnitte der mechanischen Verdauung:*

- Mundhöhle: Dort beginnt deine Verdauung, und zwar mit Hilfe von Zähnen, Zunge und Speicheldrüsen. In den Mundspeicheldrüsen findet nur die Aufspaltung von Kohlenhydraten durch das Enzym Amylase statt.
- Rachen – Speiseröhre: Dienen als Beförderungsgänge des Speisebreis.
- Magen: Sobald der Speisebrei im Magen angekommen ist, produzieren die Drüsen der Magenschleimhaut den Magensaft, um den Brei zu zerlegen. Dieser Brei besteht aus Salzsäure, eiweißspaltenden Enzymen und Schleim. Dabei wird der Speisebrei nach unterschiedlicher Verweildauer ein bis sieben Stunden schubweise in den Dünndarm befördert.
- Dünndarm - Zwölffingerdarm, Leerdarm, Krummdarm: Hier kommen Enzyme aus der Bauchspeicheldrüse und der Gallenblase hinzu. Die Leber produziert Gallenflüssigkeit, die über die Gallenblase in den Zwölffingerdarm gelangt. Die Bauchspeicheldrüse produziert neben Hormonen auch Verdauungsenzyme. In der Galle entsteht eine Flüssigkeit, die für die Aufspaltung von Fett verantwortlich

ist. Beides wird an den Zwölffingerdarm weitergegeben. Im Dünndarm findet so die Aufspaltung aller Nährstoffe statt: Zerlegung von Kohlenhydratketten zu Einfachzucker, Eiweiß zu Aminosäuren und Fette zu Fettsäuren und Glycerin. Hier passieren die Stoffe die Darmwand und gelangen in den Blutkreislauf, wo sie an den Zielort transportiert werden. Leidest du also unter Nahrungsmittelunverträglichkeiten, Autoimmunerkrankungen oder Nahrungsmittelallergien, könnte die Ursache im Dünndarm gesucht werden.

- Dickdarm: Alle unverdauten Stoffe und vor allem die Ballaststoffe wandern weiter in den Dickdarm. Hier wird dem Brei Wasser entzogen, um den Inhalt wieder richtig ausscheiden zu können. Das Wasser und die Elektrolyte werden dabei recycelt. Damit der Stuhl die richtige Konsistenz bekommt, bedarf es vieler gesunder Darmbakterien.

## VERDAUUNGSSYSTEM AUS SICHT DER TRADITIONELLEN CHINESISCHEN MEDIZIN (TCM)[64]

In unserem westlichen Denken wird die Energieaufnahme durch Lebensmittel auf die Zufuhr von „Kalorien" beschränkt. In der TCM ist die Sichtweise etwas anders. Sie nennen das Verdauungssystem den „Dreifachen Erwärmer".
Wie der Name schon sagt, gliedert sich der Dreifache Erwärmer in drei Abschnitte:

1. Den Unteren Erwärmer (UE), das Verdauungsfeuer, dessen Energie aus dem Nieren-Funktionskreis stammt.
2. Den Mittleren Erwärmer (ME), der Magen-, Darm-, Leber- und Milzenergie beinhaltet.
3. Den Oberen Erwärmer (OE), in dem die gewonnene Nahrungsenergie (gemeinsam mit der Atem-Energie) zu den Zielorganen, Zellen etc. weitergeleitet wird.

Der UE ist deine Lebensenergie, die du bei deiner Geburt von deinen Eltern erhalten hast, inklusive der Energie, die du dir täglich zuführst. Dabei geht es nicht nur um die Ernährung, sondern auch darum, wie viel du schläfst, dich regenerierst, wie viel frische Luft du bekommst und positive Erlebnisse erlebst. Eben alles, was dir Energie gibt. Dein ganzes Leben solltest du dich darum kümmern, dieses Energiekapital zu erhalten bzw. aufzustocken. Tust du hingegen das Gegenteil, also stark verarbeitete, einseitige oder trockene Nahrungsmittel essen, schlechte Luft einatmen, Rauchen oder auch negative Erlebnisse können dazu beitragen, dass dieses Energiekonto im Laufe der Jahre immer weniger wird. Dein Stoffwechsel und deine Leistungsfähigkeit nehmen so stetig ab. Müdigkeit, körperliche und geistige Erschöpfung, Gewichtszunahme und verminderte

Immunabwehr sind nur ein paar der Folgen.

Der UE ist also deine Feuerstelle. Sie liefert die nötige Energie für deine Verdauung. Sie funktioniert nach einem bestimmten Rhythmus, der sich am Erdmagnetfeld orientiert. Das heißt, am Morgen lodert dein Feuer am größten und kann deine Nahrung damit besser verbrennen und verwerten.

Der ME wird in der TCM gerne als Topf bzw. Kessel dargestellt, der auf deinem Verdauungsfeuer (UE) steht. Hier wird die Nahrung hineingegeben und weiterverarbeitet. Der Funktionskreis Milz/Pankreas spielt dabei eine bedeutende Rolle. Die Lebensmittel werden erkannt und dorthin zugeteilt, wo sie wirken sollten. Scharfe Gewürze werden z.B. zu Wärme, Proteine zu Muskelfleisch, Hormonen oder Enzymen, Kohlenhydrate zu Energie. Schadstoffe werden zu den Ausscheidungsorganen transportiert, oder, falls das Milzsystem zu schwach ist, irgendwo im Körper abgelagert.

Dein Verdauungsfeuer bringt also deinen Topf mit Lebensmittel und hoffentlich genügend Wasser zum Kochen, der Dampf steigt auf und vermischt sich somit mit deinem oberen Erwärmer (OE), dem Herz und der Lunge. Durch deinen Atem wird diese Energie jetzt in alle Teile des Körpers geliefert. Der Dampf verteilt sich also und versorgt dich mit den nötigen Nährstoffen.

Der OE wirkt wie ein Deckel auf deinem Topf. Wird er angehoben, entweicht einerseits Dampf und andererseits entsteht Kondensat, das nach unten tropft zu deinem UE, ihn wieder mit Energie versorgt und somit die Nierenenergie stärkt.

Willst du also ein gut funktionierendes Verdauungssystem haben, musst du versuchen, dieses Verdauungsfeuer zu stärken. In diesen Topf gehören gesunde, nährstoffreiche, aber auch klein geschnittene Lebensmittel. Weiters ist darauf zu achten, dass immer genügend Wasser vorhanden ist und möglichst abwechslungsreiches Essen in den Topf kommt. Nur so kann der Topf schnell zu kochen beginnen und durch genügend Wasser den Dampf und somit die aufgespaltenen Nährstoffe im Körper verteilen. Gönnst du dir zudem genügend frische Luft, funktioniert die Sache gleich noch viel besser.

Laut TCM, ist es, genauso wie in der westlichen Ernährungslehre, zu vermeiden, ständig zu naschen, schlecht zu kauen, viele trockene Speisen zu essen (z.B. Knäckebrot, Reiswaffeln, Knabbergebäck…), eiskaltes Essen, oder Getränke sowie Lebensmittel mit künstlichen Zusatzstoffen zu sich zu nehmen.

## Was hingegen die Verdauung unterstützt, ist:

- Langsames Essen und gutes Kauen der Speisen
- Abwechslungsreiches Essen aller Geschmacksrichtungen (süß, scharf, salzig, sauer und bitter)
- Angemessene, moderate Portionen
- Genügend Zeit ohne Essen vor dem Schlafengehen
- Essen in entspannter Atmosphäre, bei Tisch
- Getränke lieber vor oder nach dem Essen zu sich nehmen
- Gekochtes, warmes Essen
- Kraftsuppen
- Regelmäßiges Essen mit Ess-Pausen
- Einfache Gerichte bekömmlich zubereitet
- Ruhe, Entspannung, besonders in der Nacht
- Guter und ausreichender Schlaf
- Frische Luft

## STOFFWECHSEL – DER TURBO IM KÖRPER:

Ein gut funktionierender Stoffwechsel versorgt die Zellen mit allem, was sie brauchen, schafft Schadstoffe aus dem Körper und entfernt einen Überschuss an Fett. Dein Stoffwechsel kann dich nur unterstützen, wenn er das nötige, qualitativ hochwertige Material dafür bekommt. Wenn du etwas isst, wird dein Essen in zwei Teile geteilt. Der hochwertige, brauchbare Teil wird verwertet, der andere wird ausgeschieden. Doch jeder Mensch ist unterschiedlich und hat daher auch ein unterschiedliches Verbrennungssystem. Manche verbrennen sehr langsam, manche schnell und andere durchschnittlich. Hast du also zu viel auf den Rippen und isst eigentlich schon relativ wenig, liegt das wahrscheinlich am langsamen Stoffwechsel, der in diesem Fall angeregt werden sollte.

### Folgende Maßnahmen sind dafür nützlich[1]:

1. Baue bei jeder Mahlzeit, jedem Snack ein paar Proteine mit einem hohen Anteil an L-Tyrosin ein, z.B. Erdnüsse, Erbsen, Bio-Eier, Parmesan, Fleisch, Fisch.
2. Trinke genügend reines Wasser.
3. Iss möglichst viele gesunde Lebensmittel, z.B. Gemüsesorten wie Brokkoli, Paprika,

Fenchel, frisches saisonales Obst, Samen wie Leinsamen, Sesam, Walnüsse, ungeröstete und ungesalzene Nüsse, Bio-Eier, hochwertige Fleisch- und Fischprodukte.
4. Iss viele Lebensmittel mit hoher Nährstoffdichte und wenig Energie – hier vor allem Gemüse in großen Mengen, z.B. Brokkoli, Paprika, Fenchel oder Obst wie Beeren, und meide stattdessen das Gegenteil wie Zucker, Weißmehlprodukte, Margarine oder Alkohol.
5. Virgin Coconut Oil (Bio, kaltgepresstes Kokosöl): Es enthält hauptsächlich mittelkettige Fettsäuren (MCT). Das hat den Effekt, dass diese Fettsäuren sehr schnell viel Energie liefern, also stoffwechselanregend wirken. Mittelkettige Fettsäuren stehen fast so schnell wie Kohlenhydrate zur Verfügung und sind nur in sehr wenigen Fetten vorhanden. Hier sind vor allem Kokosprodukte zu nennen, etwa Kokosmus, Kokosraspeln, oder Kokosmehl. Mehr zum Thema Virgin Coconut Oil findest du auf Seite 75.
6. Grüntee vor einem Ausdauertraining. Der Koffeingehalt regt die Leber und somit auch den Stoffwechsel an.
7. Psyllium (Flohsamenschalen) oder Leinsamen ist ein stark quellender Ballaststoff und hilft beim Abnehmen, weil er Hungerattacken entgegenwirkt. Die Flohsamenschalen oder geschroteter Leinsamen fangen bereits im Magen an zu quellen, haben daher einen Sättigungseffekt und stillen zudem das Verlangen nach Süßem!

## DIE LEHRE DER ERNÄHRUNGSTYPEN

Dabei handelt es sich um ein individuelles Ernährungsmodell, das Folgendes berücksichtigt:
- Die Geschwindigkeit des Stoffwechsels: Schnellverbrenner oder Langsamverbrenner
- Das autonome Nervensystem: Sympathikustyp oder Parasympathikustyp
- Das Drüsensystem: Schilddrüsentyp, Hypophysentyp, Nebennierentyp oder Eierstocktyp (letzterer nur bei Frauen)
- Den Säure-Basenhaushalt: übersäuert oder basisch
- Die Blutgruppe, wobei diese weniger relevant ist
- Den Elektrolythaushalt: Mangel an Nährstoffen oder zu viel von einem Nährstoff
- Die Konstitution eines Menschen: Kälte- oder Hitzetyp, welche Organe brauchen mehr Aufmerksamkeit (aus der Ayurveda und der traditionellen chinesischen Medizin).

Im Laufe vieler Jahrhunderte hat sich der Mensch an so einiges angepasst. Das örtliche Nahrungsangebot, das dort herrschende Klima und die weiteren örtlichen Umwelteinflüsse, die in der jeweiligen Region herrschen. Wir haben beispielsweise in Skandinavien ganz andere Verhältnisse als z.B. in Indien, deshalb auch ganz andere Ernährungsbedürfnisse. In den kalten Regionen wächst viel weniger Obst und Gemüse, jedoch gibt es viele Möglichkeiten für fettes Fleisch oder fettreichen Fisch. Die Leute aus den nördlichen Regionen z.B. Norwegen, haben in der Regel auch einen sehr schnellen Stoffwechsel, der durch diese fett- und eiweißreichen Lebensmittel etwas gebremst werden kann. In den südlichen Regionen hingegen wachsen und gedeihen hauptsächlich Früchte, Gemüse, Hülsenfrüchte und die Tiere sind wesentlich fettärmer. Südländer würden mit fettreichen Lebensmitteln ihren Stoffwechsel verlangsamen und das würde ihnen damit Energie rauben. Aus diesem Grund kann es auch keine einheitliche Ernährungsform von „gesunder Ernährung" geben. Diese muss schließlich sehr individuell gefunden werden.

Doch Vorsicht! Neben den äußeren Umständen spielen noch andere Faktoren eine große Rolle. Beispielsweise die Menge an Bewegung, die Art der Bewegung, die inneren Gegebenheiten, wie: Sind genug Nährstoffe im Körper vorhanden, was fehlt, wie belastet ist der Körper, wie viel Regeneration bekommt mein Körper?

Diese Sichtweise der Ernährungsform ist vor ca. 90 Jahren als Forschungsarbeit von Ärzten, Biochemikern, Physiologen, Ernährungsexperten, Zahnärzten und Psychologen entstanden. Sie nennt sich Metabolic Typing[2] (nicht zu verwechseln mit Metabolic Balance) oder die Lehre der Stoffwechseltypen und unterscheidet grob gesagt drei Typen:

1. Kohlenhydrattyp
2. Mischtyp
3. Eiweißtyp

Zu dem Anstoß, über die verschiedenen Ernährungstypen nachzudenken, kam es durch zufällige Vorfälle, die diese obengenannten Fachkräfte selber erlebt haben und dadurch weiter erforschten.

So wurde zum Beispiel einem dieser Fachleute bei seiner Operation Morphium gespritzt, das ihn eigentlich beruhigen sollte. Doch es geschah das Gegenteil.

Ein anderer wiederum, der Zahnarzt William D. Kelly, erlitt eine chronischen Erkrankung, mit schlechten Heilungschancen. Seine Mutter, eine Frau, die auf einer Farm in Kansas (USA) lebte, wollte ihrem damals erst 40-jährigen Sohn nicht beim Sterben zusehen und veranlasste ihn, seine schlechten Ernährungsgewohnheiten mit frischen Lebensmitteln hauptsächlich aus Gemüse, Obst und Vollkornprodukten zu ersetzen. Er befolgte den Rat seiner Mutter und sein Zustand verbesserte sich langsam wieder. Deshalb begann er mit seiner Ernährung zu experimentieren und kam zu der Ansicht, dass gewisse, auch gesunde Lebensmittel seinen Zustand besserten, manche verschlechterten.

Die Erkenntnisse, die Kelly durch Nachforschungen und Tests an sich und seinen Patienten erhielt, waren für ihn bahnbrechend. Doch als sein späterer Assistent William L. Wolcott das Buch „Nutrition and Your Mind" von dem Psychiater Dr. George Watson entdeckte, wurde ihm klar, dass sie zwei komplett verschiedene Wege lehrten, die zum selben Ziel führten, aber sich total widersprachen. Jeder davon hat Erfolge und Misserfolge mit seiner Methode. Kellys Weg basierte auf der Dominanz des autonomen Nervensystems, Watsons Weg auf der des Verbrennungssystems. Watson war der Ansicht, dass psychische Probleme ihre Ursache im Ungleichgewicht des Stoffwechsels haben. Wer hatte nun die richtige Methode? Die Antwort ist: keiner oder beide. Wolcott erkannte, dass seine Ansatzweise nur funktioniert, wenn man beide Varianten zusammenschließt und herausfindet, welches System im Körper gerade dominanter ist.

## Wie merkst du ob du dich richtig ernährst und welches System dominant ist?

Ob du wirklich die richtige Ernährung für dich gefunden hast, dazu solltest du dir folgende Fragen stellen:
- Leide ich an Gewichtsproblemen?
- Leide ich an psychischen Problemen?
- Habe ich genügend Energie, um alles zu meistern, was ich mir für den Tag vornehme?
- Wie sieht es mit meiner Gesundheit aus? Habe ich Probleme?
- Leide ich schon an chronischen Krankheiten wie Allergien, Arthritis, Kopfschmerzen, niedrigem Blutzucker, Verdauungsproblemen, Depressionen oder häufigen Infekten?
- Leide ich häufig an Heißhungerattacken oder habe extreme Lust auf Süßes oder Salziges?

Wenn irgendetwas von diesen oberen Fragen auf dich zutrifft, solltest du beginnen, dich mehr um die richtige Nahrung für deinen Körper zu kümmern.
Ein Übergewichtiger z.B. ist eigentlich unterernährt und bekommt offensichtlich nicht die richtigen Nährstoffe für seinen Stoffwechsel. Würde dieser also plötzlich die besten Nahrungsmittel essen, kann er trotzdem übergewichtig bleiben, wenn es nicht die richtigen für diesen Körper sind.

Wie du nun herausfindest, welcher Typ du bist, ist leider nicht so einfach. Es bedarf viel Beobachtung an sich selbst, und wie bereits erwähnt: Es gibt keine einfache Lösung dafür. Leider!

- Es gibt hier die Möglichkeit anhand der Typenbeschreibung auf den kommenden Seiten, eine Tendenz seines Typs zu finden. Diese Beschreibung jedoch, kann dir nur die Richtung weisen, ob du eher ein Kohlenhydrat-, Eiweiß- oder Mischtyp bist und gibt so eine grobe Richtlinie vor. Er ist sicherlich nur ein kleiner Auszug aus dem Konzept von William L. Wolcott, kann aber helfen, den richtigen Weg zu finden.

- Für alle, die es ganz genau wissen wollen, wie ihr Stoffwechsel funktioniert, gibt es mittlerweile unzählige Tests und Labore, die das herausfinden. Seien es Gentests oder der sogenannte Stimulustest, welcher von Dr. Wolcott und Dr. Kristal entwickelt wurde und laut den beiden genau feststellen kann, dass es Beweise für die Zusammenhänge zwischen Gesundheit und Stoffwechsel gibt.
- Meine Empfehlung ist, seinen Körper genau zu beobachten und aufzuschreiben, wenn einem was gut tut oder eben nicht gut tut (hier bitte vorher, das restliche Buch lesen, denn den meisten Menschen fehlt das Wissen, was auch wirklich ein Lebensmittel ist). Führe Protokolle und achte auf die Signale deines Körpers. Er macht nichts umsonst und ist immer bemüht, sein Gleichgewicht wieder zu finden. Dies ist sicher die aufwändigste und längstdauernde Variante. Wenn du so willst, dauert sie eigentlich ein ganzes Leben. Sie funktioniert aber immer.

Typgerechte Ernährung sollte daher für jeden individuell abgestimmt und an seinen eigenen Bedarf angepasst werden. Es gibt also keine Ernährungsform, die für jeden Menschen richtig ist. Deshalb tun sich Ernährungsexperten schwer, eine gültige Ernährungsempfehlung für die Allgemeinheit zu finden. Und jeder, der etwas anderes behauptet, lügt. Deshalb wirst du auch hier keine allgemein gültige Ernährungsform finden, die bei jedem gleich ist, jedoch genügend Hinweise, die helfen, die richtige Variante für dich zu finden. Trotzdem musst du bedenken, dass auch für Kohlenhydrattypen gilt: Ein Freibrief für große Mengen an Zucker und einfachen Kohlenhydraten ist das nicht. In unserer heute „normalen" Ernährungsweise essen wir viel zu viel davon. Also, ich würde sagen, „Lower Carb" gilt für alle, alles andere ist individuell.

## *Charakterisierung nach Typen:*

Um sich selber ein bisschen besser einordnen zu können, hier ein paar Eigenschaften jedes Types aus den Büchern: *Was den einen nährt, macht den anderen krank*[3] und *Essen was mein Körper braucht*.

Ziel ist es, eine Ausgeglichenheit zu schaffen und keinen Typen zur Gänze zu präsentieren.

Du kannst dir die Typenbeschreibung (Typ 1-Sympathikustyp bis Typ 5-Mischtyp) durchlesen und selbst entscheiden, wo du dich am ehesten wiederfindest. Bei jedem Typen findest du gleich im Anschluss eine Ernährungsempfehlung, die dich dabei unterstützt, diesen Typen ins Gleichgewicht zu bringen.

## TYP 1: SYMPATHIKUSTYP

Der Grundzustand von ausgeprägten Sympathikustypen ist, als wären sie ständig auf der Flucht. Die Stoffwechselrate ist erhöht, deshalb sind diese Typen oft sehr schlank. Der Blutdruck kann erhöht sein und die Herzfrequenz kann sich ebenfalls steigern. Die Pupillen sind erweitert und der Gesichtsausdruck ist wach. Dieser Typ muss auf bekömmliche Portionen achten, das heißt, nicht zu große Portionen auf einmal. Generell kommt es zu einer geringeren Insulinproduktion, dadurch ist der Blutzuckerspiegel nach einer Mahlzeit länger erhöht, der nötige Zucker kommt aber nicht bzw. zu langsam in der Zelle an. Das führt einerseits zu einem lang anhaltenden Sättigungsgefühl, andererseits zu Verlangen nach Süßem und Obst. Der erhöhte Blutzucker signalisiert Sättigung, die hungrige Zelle möchte vor allem mit Zucker versorgt werden, daher das ständige Verlangen nach Süßem oder Obst. Dieser Typ neigt auch oft zu starken Stimmungsschwankungen, innerer Anspannung und Druck. Manchmal ist er gereizt oder frustriert, oder sogar depressiv. Dieser Typ kann und sollte sich hauptsächlich, aber nicht nur, von Kohlenhydraten ernähren. Das heißt, vor allem Obst, Gemüse, Vollkorngetreide. Sparsames umgehen mit fett- und purinreichen Proteinsorten, ist wichtig. Gut wären hier weißer Fisch, Huhn, Pute, manchmal auch Schwein, Ei, Rohmilchprodukte (sofern diese vertragen werden) und einige Nussarten. Dieser Typ würde am ehesten in der Lage sein, seinen Proteinbedarf ausschließlich über pflanzliche Proteine zu decken. Mindestens 25% seiner täglichen Nahrung sollte auch beim Sympathikustyp aus Proteinen bestehen. Das ist nicht sehr viel und könnte auch aus Hülsenfrüchten in Kombination mit Getreide und Gemüse erreicht werden. Mit Kalzium ist dieser Typ oft gut versorgt und er sollte kein zusätzliches Kalzium zu sich nehmen bzw. mit kalziumreichen Lebensmitteln wie Milchprodukte nicht übertreiben. Kalium hingegen senkt die sympathischen Reize und beruhigt den Körper.

Auch dieser Typ benötigt wie alle Anderen unbedingt bei jeder Mahlzeit etwas Protein, das wird nämlich von diesem Typen gerne übersehen. Der reine Sympathikustyp ist zwar gertenschlank, hat aber stets Verlangen nach Süßem, auch wenn noch so viel gegessen wurde. Dein Körper verfügt über ein „Gedächtnis" für Fett und Eiweiß. Solange seine Speicher damit nicht gefüllt sind, stellt sich das Sättigungsgefühl nicht ein.

## Aus den folgenden Lebensmitteln werden immer:

1. eine passende Eiweißquelle + Fettquelle, dann
2. eine dazupassende Gemüse- bzw. Obstquelle und, zum Schluss,
3. eine Getreidequelle bzw. eine Beilage wie Kartoffeln ausgesucht. So entsteht dann ein passendes Frühstück, Mittag- bzw. Abendessen oder auch Snack.

## Protein- und Fettquellen:

**Tierisches Eiweiß:** Eier, weißer Fisch (Kabeljau, Barsch, Dorsch, Forelle, Heilbutt, Red Snapper, Zander, Saibling … ), weißes Fleisch (Pute, Huhn), Schwein
**Pflanzliche Quellen:** Hülsenfrüchte, Nüsse, fermentierte Sojaprodukte, Pilze, Pseudogetreide wie Quinoa und Amaranth, Nüsse: Vor allem Pinienkerne, Cashewkerne, Haselnüsse, Kürbiskerne und Mandeln, aber auch die anderen Nüsse und Samen werden gut vertragen, z.B. Sonnenblumenkerne, Sesam und Erdnüsse
**Fett:** Virgin Coconut Oil, Butterschmalz, etwas Butter, hochwertige kaltgepresste Öle wie Olivenöl, Walnussöl, Sesamöl, Avocadoöl…

## Kohlenhydrate:

Alle Getreide-, Gemüse- und Obstsorten: Idealerweise zu Gemüse- und Obstsorten greifen, die gerade Saison haben, um möglichst viele Nährstoffe zu erhalten.
Der Sympathikus liebt die schnelle Zubereitung, daher folgend noch ein paar Lebensmittel, die in der Küche schnell verarbeitet sind:
Grieß: Maisgrieß/Polenta, Dinkelgrieß, Hirsegrieß
Flocken: Reisflocken, Hirseflocken, Haferflocken Gerstenflocken, Nudeln, Glasnudeln

## Frühstück:

- Vollkornbrot mit: Butter, frischem Schnittlauch, Radieschen oder Gurken, Honig oder Marmelade
- Smoothies:
  Beerensmoothie: Heidelbeeren, Himbeeren, Erdbeeren, Reismilch
  Green and Red: Erdbeeren, Spinat, Minze, Kokosmilch, Honig
  Think pink: Banane, Himbeeren, Honig, Joghurt, Milch
- Joghurt mit frischen Früchten
- Cornflakes ohne Zuckerzusatz mit Milch oder Joghurt und frischen Früchten
- Früchtemüsli (Achtung auf zusätzlichen Zuckergehalt) mit Milch oder Milchersatz wie

Reismilch, Joghurt und Früchten
- Birchermüsli
- Süßer Polenta
- Hirsebrei
- Haferporridge mit Früchten

## Mittag- und Abendessen:

- Gemüsestrudel
- Gemüserisotto
- Potato Wedges mit Avocado Dip oder sonstigen Topfen-Kräuter-Dip
- Obstknödel
- Gefüllte Palatschinken mit Spinat-Schafskäsefüllung
- Bohnengulasch
- Italienischer Salat mit Kartoffeln, Karotten, Erbsen, Mayonnaise, Zitrone
- Gnocchi mit Tomaten, Basilikum und Pesto
- Grüner Salat mit Käferbohnen und Paprika
- Kastanien
- Erdäpfellaibchen mit Apfelmus
- Krautfleckerl
- Überbackener Gemüseauflauf
- Gemüse-Kartoffelauflauf
- Reisauflauf
- Gemüselasagne
- Suppen aller Art, z.B. Gemüsesuppe, Linsensuppe, Zwiebelsuppe
- Reis-Hühnerfleisch mit Gemüse
- Curryhuhn-Wok mit Gemüse und Reis
- Putenbrust mit Zucchini und Wildreis
- Nudel-Hühnchen-Auflauf
- Kartoffelauflauf mit Spinat und Putenstreifen
- Spaghetti Carbonara mit Kochschinken und Salat
- Hühner-Gemüse-Risotto
- Fisch mit Erbsenreis und Karottensalat
- Fischfilet mit Kartoffelsalat und frischen Sprossen
- Grüner Salat mit Käferbohnen und hellem Thunfisch und Vollkornbrot

# TYP 2: PARASYMPATHIKUS TYP

Dieser Typ braucht relativ viel fettes tierisches Eiweiß. Durch zu viele Kohlenhydrate in der Nahrung würden sich die Parasympathikusreize noch verstärken und er wird noch antriebsärmer und müder. Jede Mahlzeit sollte daher viel Protein, aber auch Fett sowie komplexe Kohlenhydrate enthalten. Das heißt, Wurzelgemüse, Kartoffeln, rote Rüben und Getreidesorten wie Dinkel, Vollkornreis (siehe unten). Bei diesem Typen kann es passieren, dass er in der Nacht vor lauter Hunger aufwacht und nicht mehr weiter schlafen kann. Der Grund ist die starke Insulinproduktion der Bauchspeicheldrüse, die auch dazu führt, dass er in der Früh nur schwer in Gang kommt, weil bereits alle Kohlenhydratreserven verbraucht und der Blutzucker bereits zu weit abgesunken ist. Komplexe Kohlenhydrate werden nicht so schnell abgebaut wie einfache, z.B. Zucker oder Obst ohne Eiweißquelle. Damit muss er generell vorsichtig sein, denn diese einfachen Kohlenhydrate werden viel zu schnell verstoffwechselt, der Hunger ist somit vorprogrammiert. Zudem enthalten diese Lebensmittel oft sehr viel Kalium, welches diese parasympathischen Reize noch verstärkt. Der Parasympathikus-Typ ist überhaupt nicht auf der Flucht, er ist eher gemütlich, kommt gerne nach Hause, um zur Ruhe zu kommen. Bei gedämpftem Licht und ruhiger Atmosphäre wird seine Verdauung und sein Appetit angeregt. Der Parasympathikustyp hat ein sehr gutes Durchhaltevermögen, denn aufgrund seiner Muskelmasse kann er relativ viel Glykogen speichern. Sind diese Vorräte verbraucht, hat er eine gute Verdauung, um Fett und Proteine schnell in Energie umzuwandeln. Grundsätzlich leidet dieser Typ an keinen Verdauungsproblemen, ernährt er sich aber von zu vielen Milchprodukten, Rohkost und Brot und isst er dann vielleicht ab und zu noch scharfe Gewürze, trinkt Alkohol oder kommt viel emotionaler Stress dazu, kommt es oft zu Blähungen und sehr weichen Stühlen oder auch zu Migräne.

## Aus den folgenden Lebensmitteln werden immer:

1. eine passende Eiweißquelle + Fettquelle, dann
2. eine dazupassende Gemüse- bzw. Obstquelle und, zum Schluss,
3. eine Getreidequelle bzw. eine Beilage wie Kartoffeln ausgesucht. So entsteht dann ein passendes Frühstück, Mittag- bzw. Abendessen oder auch Snack.

## Protein- und Fettquellen:

**Tierisches Eiweiß:** Eier, Fleisch (Rind, Kalb, Lamm, Wild), Geflügel (Huhn, Gans, Ente, Pute), Fisch (Makrele, Saibling, Lachs, Thunfisch, Hering, Karpfen)
Rohmilch- und Sauermilchprodukte (wenn sie verträglich sind)
**Pflanzliche Quellen:** Hülsenfrüchte (Erbsen, Bohnen, Linsen)
**Fett:** Virgin Coconut Oil, Butterschmalz, Butter, Schlagobers, hochwertige Öle wie Olivenöl, Walnussöl, Avocadoöl, Nüsse, Sonnenblumen- und Kürbiskerne, Samen

## Kohlenhydrate:

Vor allem komplexe Kohlenhydrate, z.B. Hülsenfrüchte, Kartoffeln, Quinoa, Amaranth, Süßkartoffeln, Avocado, Roggen-Sauerteigbrote
Besonders Wurzelgemüse (Karotten, Knollensellerie, Pastinaken, Petersilienwurzel, Rettich, Radieschen, Rote Rüben, Schwarzwurzeln, Steckrüben, Topinambur) aber auch alle andere Gemüsesorten, die Saison haben. Obst nur in kleinsten Mengen.

## Frühstück:

- Müsli für mehrere Tage: 400 g Haferflocken, 100 g gehackte Paranüsse (enthalten auch viel Selen – gut fürs Immunsystem, du kannst auch abwechseln mit Sonnenblumenkernen oder Walnüssen), 130 g Mandelstifte, 100 g ungesüßte Kokosraspeln, 80 g entsteinte Datteln oder andere Trockenfrüchte, 50 g Virgin Coconut Oil, 100 g Honig flüssig.
  Den Backofen auf 180 °C vorheizen. Auf einem Backblech alle Zutaten mischen und für 12-15 Min. in den vorgeheizten Ofen schieben, bis sich die Kokosraspeln zu bräunen beginnen. Die Mischung abkühlen lassen und in einem luftdichten Behälter aufbewahren. Zum Frühstück oder auch, wenn du unterwegs bist, kannst du die Menge, die du brauchst, herausnehmen und mit Milch, Joghurt und Früchten mischen.

## Snack:

- Roggen-Sauerteig-Brot mit Butter, Schinken oder – noch besser – Roastbeefscheiben, Käse, evtl. hartes Ei aufgeschnitten, Paprika, Basilikum...
- Vollkornbrot mit Avocadoaufstrich (weiche Avocado mit Salz und Pfeffer zerdrücken und wie Butter verwenden

## Mittag- und Abendessen:

- Gemüse mit verquirltem Ei und warmer Crème-fraîche-Schnittlauch-Sauce
- Gefüllte Palatschinken mit Spinat-Ricotta-Füllung
- Bohnengulasch
- Grüner Salat mit div. Toppings, z.B. Käferbohnen, Ei, Thunfisch, Puten- oder Rindfleischstreifen, Räucherlachs, Fetakäse
- Rindfleischwok mit Karotten, Erbsen, Fisolen, Paprika und Reis
- Putengeschnetzeltes mit Reis, Karotten, Kohlrabi und Sahne
- Kokos-Curry-Huhn mit Gemüse und Reis
- Faschierte Laibchen mit Püree
- Lachssteak mit gebratenem Gemüse und Kartoffeln
- Fischfilet auf Gemüse und Reis
- Fisch mit Erbsenreis und Karottensalat
- Lachslaibchen mit Rote-Rüben-Salat
- Fischfilet mit Kartoffelsalat und frischen Sprossen
- Harzer Käse mit Jungzwiebeln, Essig und Öl
- Tomaten, Avocado, Mozzarella mit Essig und Öl
- Räucherfische, z.B. Forelle, Lachs, Saibling, mit Roggen-Sauerteig-Brot
- Roggen-Sauerteig-Brot mit Thunfisch-Aufstrich (1 Dose Thunfisch +1 kleinen Becher Crème fraîche) oder Ziegenkäse mit etwas Preiselbeeren mischen

## TYP 3: GLYKOTYP – SCHNELLVERBRENNER

Was steckt hinter dem Essverhalten des Glykotypen? Ca. 500.000 Jahre Geschichte. Denn früher ernährte man sich hauptsächlich von Fleisch, Fisch, Fett – es gab kaum Kohlenhydrate. Heute nennt man das Paleo-Ernährung oder oft auch Low-Carb-Ernährung. Der steinzeitliche Glykotyp entwickelte also ein Enzym, das mit den seltenen Kohlenhydraten effizient umgehen konnte. In dieser Zeit bedeutete also Kohlenhydrate zu bekommen, ein überaus seltenes Festessen. Dieser Typ wird auch als Fast-Oxidizer oder Schnellverbrenner bezeichnet. Kaum kommt ein Kohlehydrat in den Körper, ist es schon verbrannt. Das Nahrungsangebot hat sich aber in den letzten Jahrhunderten um einiges gewandelt. Doch nach wie vor kann dieser Typ Kohlehydrate sehr schnell verwerten, er stellt also rasch viel Energie zur Verfügung. Somit kann sich dieser Typ nach dem Kohlehydrate-Verzehr zuerst richtig aufgedreht fühlen, was aber nicht lange anhält, gleich im Anschluss kommt es aber sofort zu Müdigkeit oder erneutem Hungergefühl. In solchen Fällen wird dann oft zu Kaffee gegriffen, um sich munter zu halten oder zu hochglykämischen Kohlenhydraten bzw. Süßigkeiten, um sich aufzuputschen. Jene überschüssige Energie wird, wenn sie nicht sofort verbraucht wird, gleich für später (falls es wieder zum Energieabfall kommt) aufgehoben und im Fettdepot gespeichert. Glykotypen sind daher sehr effizient im Speichern von Fett. Emotional bedeutet das eine Achterbahnfahrt, bei der man zuerst sehr euphorisch und überdreht, anschließend müde ist und sich nicht wohlfühlt. Diese rasche Verbrennung lässt sehr viel Kohlendioxid anfallen und führt zur Übersäuerung im Blut, Verspannungen und evtl. Nährstoffmängel. Dem Schnellverbrenner fällt es oft schwer, sich zu entspannen, wenn er sich aber darauf einlässt, merkt er gleich, wie gut ihm das tut.

Ernährungstechnisch muss also etwas gegessen werden, das den Verbrennungsprozess verlangsamt, also Fett und Proteine. Jene tragen zur gleichmäßigen Versorgung über einen längeren Zeitraum bei. Dabei entsteht kein Leistungsabfall mehr, der Hunger wird weniger, dadurch wird auch sehr viel weniger gegessen. Fett hat zwar mehr Kalorien, aber über den Tag gesehen werden dadurch weniger Mahlzeiten eingenommen. Somit reguliert sich auch das Gewicht. Dieser Typ verstößt mit seinen idealen Essgewohnheiten am ehesten gegen Vieles das heute als „gesund" gilt. Denn für ihn sind beinahe alle Fleischsorten empfehlenswert. Vor allem die roten und fettreichen, dazu Gemüse oder ein wenig Salat. Das ideale Essen wäre klassisch amerikanisch: Steak mit Salat oder Gemüse.

Wichtig ist es, bei jeder Mahlzeit, sei sie auch noch so klein, auf genügend Proteine und Fett zu achten und trotzdem die richtige Menge Obst und Gemüse zu essen, um nicht eine Übersäuerung zu provozieren. Getreide wird der Glykotyp am besten gekeimt und gemischt mit etwas Fett in Form von Nüssen, Nussmus, Butter vertragen. Kalziumhaltige Lebensmittel werden besonders benötigt, da das die schnelle Verbrennung verlangsamt. Ungekeimtes Getreide, egal ob noch ganz oder verarbeitet in Form von Nudeln, Kuchen, Brot, behindert die Kalziumaufnahme und führt zu Übergewicht. Am besten verträglich ist Getreide in Kombination mit Sauerteig. Also z.B. Roggen-Sauerteig-Brot. Reis eignet sich nur in Form von Vollkorn-, Basmati- oder Wildreis. Geschälte Sorten wie weißer Reis oder Risotto werden wieder viel zu schnell verbrannt und führen zu den oben genannten Symptomen. Der Glykotyp sollte mit allem, was süß ist, sehr sparsam umgehen. Am besten eigenen sich da noch Süßspeisen mit Mohn (da er sehr viel Fett und Kalzium enthält), Süßspeisen aus Nüssen oder Topfenstrudel.

## Aus den folgenden Lebensmitteln werden immer:

1. eine passende Eiweißquelle + Fettquelle, dann
2. eine dazupassende Gemüse- bzw. Obstquelle und, zum Schluss,
3. eine Getreidequelle bzw. eine Beilage wie Kartoffeln ausgesucht. So entsteht dann ein passendes Frühstück, Mittag- bzw. Abendessen oder auch Snack.

## Protein- und Fettquellen:

**Tierisches Eiweiß:** Purin- und fettreiches Fleisch (rotes Muskelfleisch, Kalb, Rind, Leber...), Geflügel (Huhn, Ente, Gans, Pute), Wildkaninchen, Fisch (Makrele, Hering, Karpfen, Lachs, Thunfisch...), Eier
**Pflanzliche Quellen:** Muss individuell ausgetestet werden, meist werden Kichererbsen und Kidneybohnen ganz gut vertragen, Süßlupinen
**Fett:** Virgin Coconut Oil, Butterschmalz, Butter, alle hochwertigen Öle, vor allem Olivenöl, alle Nüsse, Mohn, Avocados

## Kohlenhydrate:

Alle Obst-, Gemüse- und Getreidesorten mit niedrigem Zuckergehalt sind besser geeignet als andere Sorten.
Zum Beispiel: Selleriewurzel, Stangensellerie, Champignons, Spargel, Spinat, Karfiol, Artischocken, Sprossen, Pilze, Feldsalat, Karotten, Naturreis, Basmatireis, Wildreis, Beeren

## Frühstück:

- Eiervariationen: Weiches/hartes Ei, Spiegelei, Omelett mit gedünstetem oder gebratenem Gemüse, dazu Speck, Schinken oder sogar ein Stück Fleisch
- Roggen-Sauerteig-Brot oder selbstgemachte Eiweißbrote mit:
  Hüttenkäse, Kräutern und Gemüse
  Frischkäse, Roastbeefscheiben und Paprika
- Low Carb-Palatschinken befüllen wie einen Wrap
- Eiweißbrot mit Butter und Schnittlauch oder Radieschen, oder evtl., wenn es süß sein muss, mit etwas Marmelade
- Müsli: findest du im Rezeptteil
- Eiweißbrot-Rezept von Low Carb Goodies findest du im Rezeptteil unter Brote

## Mittag- und Abendessen:

- Diverse Suppen: Karotten-Kokossuppe, Rote-Rüben-Suppe mit Sahne, Tiroler Gerstensuppe mit viel Fleisch, Rindssuppe, Hühnersuppe, Lammsuppe
- Faschiertes mit Weißkraut
- Rostbraten mit Gemüsesauce und Wildreis
- Faschierte Laibchen mit Karottensalat
- Putenschnitzel mit Rote-Rüben-Salat
- Gulasch mit Gemüsesauce und Kartoffeln
- Rindfleischwok mit Karotten, Erbsen, Fisolen, Paprika und Gerste
- Fischfilet auf Püree
- Fisch mit Erbsenreis und Karottensalat
- Ganzer Fisch mit grünem Salat und frischen Sprossen
- Grüner Salat mit Käferbohnen und Fetakäse
- Eieromelette
- Topfennockerln mit Zwetschkenkompott
- Gefüllte Palatschinken mit Spinat-Schafskäse-Füllung
- Bohnengulasch
- Gnocchi mit Topfenteig und Kürbiskernpesto
- Eiweißbrot mit verschiedenen Aufstrichen oder Schinken

## TYP 4: BETATYP – LANGSAMVERBRENNER

Der Betatyp verbrennt Kohlenhydrate sehr langsam und wird deshalb auch Slow Oxidizer oder Langsamverbrenner genannt. Seine starke Seite ist eigentlich das Verbrennen von Fett, da reichlich über die entsprechenden Enzyme verfügt wird. Doch zu viel fettes Fleisch oder Fisch machen diesen Typen langsam und müde. Der Grund dafür ist, dass das Verbrennungssystem des Betatypes bei der Verarbeitung von Kohlenhydraten und Proteinen nicht hinterher kommt. Dies wäre aber vorher notwendig, um diesen Fettverbrennungszyklus zu starten. So staut sich Fett als Brennstoff an, anstatt Energie zu liefern. Daher machen fette Speisen den Betatyp sehr träge. Viel besser geht es ihm, wenn er Fett reduziert und viel mageres Eiweiß aus Fleisch und Fisch verspeist. Helle Fleisch- und Fischsorten verträgt der Betatyp viel besser als andere Sorten wie Rind, Wild oder Lachs. Auch Obstsäfte und Gemüsesäfte tun diesem Typ gut, da der hohe Kaliumgehalt die Verbrennung beschleunigt. Wenn jedoch die Neigung zu Kältegefühlen oder Durchfall besteht, sollten Obst- und

Gemüsesäfte dennoch vermieden werden. Besser ist es, diese Lebensmittel gekocht bzw. als Ganzes zu verzehren. Kalzium hingegen ist nicht für ihn, denn es verlangsamt die Verbrennung. Deshalb muss der Betatyp bei Milchprodukten sehr vorsichtig sein. Am wichtigsten ist also die ausreichende Versorgung mit gutem Eiweiß. Ideal für ihn sind auch pflanzlichen Proteine wie Hülsenfrüchte, Dinkel, Süßlupinen. Nüsse sind oft zu fett und stellen in dem Fall keine guten Quellen dar.

## Aus den folgenden Lebensmitteln werden immer:

1. eine passende Eiweißquelle + Fettquelle, dann
2. eine dazupassende Gemüse- bzw. Obstquelle und, zum Schluss,
3. eine Getreidequelle bzw. eine Beilage wie Kartoffeln ausgesucht. So entsteht dann ein passendes Frühstück, Mittag- bzw. Abendessen oder auch Snack.

## Protein- und Fettquellen:

**Tierisches Eiweiß:** Helle, magere Fleischsorten wie Hühnerbrust, Pute, aber auch mageres Schwein und Wachtel, Fisch (Kabeljau, Barsch, Heilbutt, Dorsch, Wels), Eier
Evtl. Fettarme Käsesorten sowie Ziegen- und Schafskäse
**Pflanzliche Quellen:** Hülsenfrüchte, Sojasauce,
**Fett:** Virgin Coconut Oil, Butterschmalz, etwas Butter, hochwertige Öle in kleinen Mengen

## Kohlenhydrate:

Alle Getreidesorten wie Reis, Mais, Buchweizen, Dinkel, Roggen, Quinoa, Amaranth, Buchweizen, Gerste, Hafer, Weizen am besten in der Vollkornvariante und alle Gemüse- bzw. Obstsorten, die gerade Saison haben

## Frühstück:

- Hirsebrei
- Eierspeise oder weiches Ei, hartes Ei, Ham & Eggs mit Sprossen oder Paprika…
- Brote wie Vinschgerl, Sauerteigbrote und Vollkornbrote sind für diesen Typ gut geeignet mit diversen Aufstrichen oder etwas Butter und Honig
- Müsli: fertige Müslis ohne extra Zucker mit Joghurt und Früchten oder selbstgemachte Porridges (findest du im Rezeptteil)

### Mittag- und Abendessen:

- Hühnersuppe mit viel Gemüse
- Gemüse- oder Linsensuppe
- Gemüse-Faschiertes-Reisauflauf
- Eintopf mit schwarzen Linsen oder Bohnen und Gemüse-Fischfilet (helles Fleisch) mit
- Karotten-Kohlrabi-Gemüse und Wildreis
- Gemüserisotto mit Parmesan
- Kartoffelauflauf
- Gemüselasagne
- Putentoast mit Salat
- Fisch oder Fleisch mit gekochten Salaten als Beilage (Brokkolisalat, Karfiolsalat, Kartoffelsalat, warmer Krautsalat…)
- Kokos-Curry-Wok mit Reis und Huhn
- Putengeschnetzeltes mit Kartoffeln und Gemüse
- Hühnerbrustfilet mit Polenta und Gemüse
- Rucola-Salat mit Parmesan und Birnen oder grüner Salat mit Mozzarella oder Fetakäse, Putenstreifen oder Rindfleischstreifen und Vollkornbrot
- Vinschgerl oder Roggen-Sauerteig-Brot mit div. Aufstrichen, z.B.
  Walnuss-Paprika Aufstrich
  Schnittlauch-Radieschen Belag

## TYP 5: AUSGEWOGENER STOFFWECHSELTYP

Beim ausgewogenen Stoffwechseltypen könntest du neidisch werden, denn er verträgt scheinbar alles. So einfach ist es aber leider nicht. Er reagiert nämlich bei Extremen sehr sensibel, denn zu viel Eiweiß oder zu viele Kohlenhydrate in einer Mahlzeit bringen ihn völlig aus der Balance und er empfindet das als sehr unangenehm. Für ihn ist es also extrem wichtig, dass bei jeder Mahlzeit Fett, Eiweiß und Kohlenhydrate gegessen werden. Bei keinem Typen ist das so wichtig wie hier. Ernährt er sich typgerecht, dann treten weder Müdigkeit noch Leistungsabfall oder Stimmungstiefs auf. Er fühlt sich rundum wohl. Chinesisches Essen (ohne Glutamat) ist eindeutig sein Favorit. Denn hier ist alles drinnen, was er benötigt, um satt und zufrieden zu sein. Das heißt z.B. eine Mischung aus Reis, Fleisch, Nüssen, Hülsenfrüchten, Saucen, Gemüse…
Bei Genuss von zuviel fettem Fleisch kann es entweder zu Unruhe und Nervosität oder zu Müdigkeit und Antriebslosigkeit kommen, das Gleiche gilt für hochglykämische Kohlenhydrate, also Kohlenhydrate die den Blutzuckerspiegel schnell ansteigen lassen.

## Aus den folgenden Lebensmitteln werden immer:

1. eine passende Eiweißquelle + Fettquelle, dann
2. eine dazupassende Gemüse- bzw. Obstquelle und, zum Schluss,
3. eine Getreidequelle bzw. eine Beilage wie Kartoffeln ausgesucht. So entsteht dann ein passendes Frühstück, Mittag- bzw. Abendessen oder auch Snack

## Protein- und Fettquellen:

**Tierisches Eiweiß:** Fleisch, Geflügel, Fisch, Eier, Rohmilchprodukte, wenn sie verträglich sind
**Pflanzliche Quellen:** Hülsenfrüchte, Sojasauce,
**Fett:** Virgin Coconut Oil, Butterschmalz, Butter, hochwertige Öle in kleinen Mengen

## Kohlenhydrate:

Alle Getreidesorten wie Reis, Mais, Buchweizen, Dinkel, Roggen, Quinoa, Amaranth, Buchweizen, Gerste, Hafer, Weizen am besten in der Vollkornvariante, alle Gemüse- und Obstsorten, die gerade Saison haben

## Frühstück:

Das Frühstück sollte vielseitig und abwechslungsreich aussehen. Im Gegensatz zu den anderen Typen ist dieser Typ zufriedener, wenn er weniger von einem, aber mehr verschiedene Gerichte kombinieren kann. Das heißt zum Beispiel eine kleine Schüssel Müsli, ein kleines Stück Brot und ein weiches Ei. Einfach von jedem der anderen Typen etwas probieren.

## Mittag- und Abendessen:

- Bohnen-Gemüseeintopf mit Kartoffeln
- Kokos-Curry-Wok mit Hülsenfrüchten, z.B. Kichererbsen und Reis
- Palatschinken aus Dinkelteig und Tomatensauce, Schinken, Käse, Mais
- Thunfischnudeln mit glutenfreien Nudeln oder echten langgereiften Nudeln
- Lachsrisotto
- Erdäpfelgröstl mit Spiegelei
- Nudeln mit Pesto
- Diverse Salate mit Toppings, z.B. Hühnerstreifen, Thunfisch, Bohnen, Erbsen, Mozzarella, Fetakäse, Kürbiskerne…

- Steak mit Rote-Rüben-Püree (Rote Rüben gemixt mit ein paar Kartoffeln) und Kartoffeln
- Lachsfilet mit Petersilienkartoffeln
- Forellenfilet auf Kartoffeln und gemischtem Gemüse
- Faschierte Laibchen mit Kartoffelpüree und frischen Kräutern
- Schweinemedaillons mit Speckbohnen und Reis
- Minutensteak mit Speck und Bärlauch, dazu Milchpolenta
- Räucherfische mit warmen Salaten, z.B. Brokkolisalat oder Karfiolsalat
- Diverse Suppen

## FETTVERBRENNUNG – EIN SYSTEM

Wichtig ist aus seiner gesunden und zielgerichteten Ernährung eine Gewohnheit zu machen – das erfordert ein System. Mark Maslow hat dazu in seinem sehr erfolgreichen Blog „Marathon Fitness" einen Leitfaden zum erfolgreichen Fettabbau erstellt[4]:

- Setze dir konkrete Ziele: das heißt, schreib genau auf, was du erreichen möchtest, „male dir ein Bild", wie du genau aussehen möchtest. Schreib auch auf, was deine genauen Ziele sind, die du mithilfe deines veränderten Körpers erreichen möchtest. Das Ziel „abnehmen oder fitter werden oder nur bei einem Wettkampf dabei zu sein" ist kein Ziel. Um Ziele messbar zu machen, braucht es konkrete Angaben, z.B. „Ich möchte in einem Monat zwei Kilogramm Körperfett verlieren", Angaben zu Körperumfängen, Kilogramm Fett z.B. gemessen mittels Körperfettmessgeräten, Bilder von Vorbildern, oder wie du in einem Monat aussehen möchtest (du solltest natürlich dabei realistisch bleiben), Punkte, Platzierungen... Je genauer, desto besser!

- Du bestimmst deinen Ist-Zustand: Abmessen, abwiegen, Körperfett-Messungen, Fotos im Bikini oder Unterwäsche für den Vergleich... Wichtig ist dann, dass du dich nicht wieder jeden Tag abmisst, sondern einen „Referenztag" dafür aussucht, z.B. misst du dich jeden Freitag vor dem Frühstück ab bzw. wiegst dich ab. Nur so sind Vergleiche möglich.

- Du planst Schritte, die dich an dein Ziel bringen: Zum Beispiel eignest du dir Wissen an, das dich dabei unterstützt. Du isst immer in Ruhe am Tisch, kaust dein Essen ausreichend, machst dir einen Trinkplan, um dich ausreichend mit Wasser zu versorgen. Halte dir einen Shake oder Snack bereit, um nur gesunde Lebensmittel zu dir zu nehmen, falls dich der große Hunger überkommt und du unterwegs bist.

- Du brauchst Feedbacksysteme, die dir zeigen, ob du deinem Ziel näherkommst: Maßband, Fotoapparat, Tagebuch, in dem du dokumentierst, was du isst, wann du isst, wie viel du trinkst… So entwickelst du ein Bewusstsein für deinen Körper und bei diesem Vorhaben passieren auch Fehler – sie gehören zu den besten Möglichkeiten, um zu lernen.

- Baseline setzen und los starten, sobald alle vier vorigen Punkte erledigt sind. Fang z.B. mit zwei Wochen an, in denen du deine Pläne voll durchziehst! Siehst du Tendenzen in die richtige Richtung – auch, wenn es nur Minischritte sind – mach weiter! Geht's in die falsche Richtung bzw. trittst du auf der Stelle, mach kleine Änderungen (keine Riesenschritte – denn das überfordert oftmals und führt zum Abbruch).

- Mit Rückschlägen rechnen: und deinen Plan so ändern, dass du wieder auf die Zielgerade kommst. Z.B. ständiger Hunger – die ersten paar Tage kann das normal sein, spätestens nach fünf Tagen solltest du darüber nachdenken, etwas zu ändern.

- Starte immer wieder neu, evtl. mit kleinen Änderungen. Jeder Start bringt dich einen Schritt weiter. Mach so lange so weiter, bis du dein Ziel erreicht hast! Du wirst nie wieder bei deiner schlechten Anfangsposition anfangen.

- Wenn du deinen Weg gefunden hast, der bei dir funktioniert, dann behalte ihn bei, egal, was andere dir sagen.

## *Wie funktioniert die Fettverbrennung?*

Die Fettverbrennung ist unerlässlich, um dir genügend Energie zu liefern. Denn auch, wenn du dich nicht bewegst, braucht der Körper Energie. Dies ist ein sehr komplexer Vorgang, bei dem die Wahl der Nahrungsmittel, deine Hormone und die Geschwindigkeit und Intensität, mit der du dich bewegst, mitentscheiden. Welche Nahrungsmittel dabei zuerst verbrannt werden, ist vorgegeben, denn hier gibt es eine Hierarchie:
1. Alkohol
2. Kohlenhydrate
3. Proteine
4. Fett
Welche Hormone dabei eine Rolle spielen, wirst du im weiteren Verlauf sehen.

## Wie findest du deine höchste Fettverbrennungszone?

Die höchste Fettverbrennungszone ist, wie alles andere, sehr individuell und hängt von vielen Faktoren ab. Bei gut trainierten Personen liegt diese sicher höher als bei untrainierten Personen. Sportler wie Radfahrer trainieren oft spezifisch ihre Fettverbrennung, um bei langen Ausdauerwettkämpfen möglichst lange ihre Kohlenhydratspeicher zu schonen.
Das geht mit der richtigen Ernährungsweise und dem richtigen Training.
Wie du deine individuelle Fettverbrennungszone herausfindet, beschreibt Asker Jeukendrup[5], ein sehr anerkannter Sporternährungsexperte aus den Niederlanden, der sehr viele interessante Studien zu dem Thema macht. Er sagt, es ist sehr schwierig, korrekte und aussagekräftige FatMax-Tests (maximale Fettverbrennungsrate) zu machen. Dazu benötigst du sehr geschultes Personal und ein sehr gut ausgestattetes Sportlabor.
Dennoch hat er durch viele Tests eine durchschnittliche maximale Fettverbrennungsrate ermitteln können. Wobei ich klar sagen muss: Nur durch individuelle Tests sind wirklich aussagekräftige Werte möglich. Dabei lässt sich erkennen, dass die maximale Fettverbrennung im Durchschnitt bei 65% der maximalen Herzfrequenz liegt, wobei du von einer guten Fettverbrennung zwischen 55% und 70% ausgehen kannst.
Bei sehr gut trainierten Sportlern kann die maximale Fettverbrennung laut Jeukendrup jedoch bis zu einer Intensität von 80% HRmax (maximale Herzfrequenz) ansteigen.

## Worauf musst du achten, wenn du Fett verbrennen willst?

Willst du dauerhaft Fett verbrennen und an Gewicht verlieren, hat es keinen Sinn, eine Diät zu machen, bei du sehr viele Kalorien einsparst, dich ständig hungrig fühlst. Denn das hat den Effekt, dass dein Gewicht bald wieder dort ist, wo es schon war oder du sogar mehr auf die Waage bringst (Jojo-Effekt). Willst du also abnehmen, ist es am sinnvollsten, darauf zu achten, genügend Proteine zu essen und etwas an Fett einzusparen, aber nie es wegzulassen. Viele versuchen auch die Low-Carb-Variante. Auch diese Form ist bei vielen wirkungsvoll. Für Personen, die an Wettkämpfen teilnehmen und sich gerade in einer Wettkampfphase befinden, würde ich jedoch diese Variante nur empfehlen, wenn sie sich in einer Vorbereitungsphase befinden und Gewicht reduzieren müssen. Es hat sich herausgestellt, dass die Gewichtsreduktion am einfachsten geht, indem du darauf achtest, mindestens 2 Gramm pro Kilogramm Körpergewicht (kg KG) an Proteinen verteilt über den Tag zu essen. Der Fettgehalt soll dabei auf unter 1 g/kg KG reduziert werden. Achte gleichzeitig darauf den Gemüseanteil, vor allem den mit niedrigem glykämischen Index, stark zu erhöhen.

Dabei isst du genügend, fühlst dich gesättigt und die Energie bleibt erhalten. Die Low-Carb-Version machen viele falsch: Sie essen oft zu viel Fett und sparen an Sättigungsbeilagen wie Gemüse aber ein. Du fühlst dich daher ständig hungrig und hast wenig Energie. Ansonsten ist es anzuraten, sich einen guten Trainer an die Seite zu holen, um wirklich gezielt und in der richtigen Form das Gewicht zu reduzieren.

## KOHLENHYDRATE – BRINGEN ENERGIE, LASSEN MUSKELN WACHSEN UND FETT VERSCHWINDEN

Kohlenhydrate haben hauptsächlich die Aufgabe der Deckung des Energiebedarfs. Sie bzw. Glukose sind der Treibstoff für Muskeln und Gehirn. Sie können nur in 1% der Körpermasse (ca. 400–600 g, bei gut trainierten Personen evtl. etwas mehr) in der Leber oder Muskulatur als Glykogen gespeichert werden. Werden über den notwendigen Energiebedarf hinaus Kohlenhydrate bzw. Zucker aufgenommen, so wird dieser in der Leber zu Triglyceride umgebaut und im Fettgewebe gelagert. Kohlenhydrate sollten hauptsächlich aus Obst, Gemüse, Getreide und Hülsenfrüchten verzehrt werden. Auf reichlich Ballaststoffzufuhr sollte geachtet werden. Denn Ballaststoffe sind Nahrungsbestandteile aus Kohlenhydraten, die du hauptsächlich in pflanzlichen Lebensmitteln findest. Sie quellen im Magen auf, erzeugen hier ein Sättigungsgefühl. Sie können von den Enzymen im Darm nicht zerlegt und somit nicht ins Blut aufgenommen werden. Durch ihr hohes Wasserbindungsvermögen sind sie in der Lage, Toxine und Stoffwechselabfallprodukte im Darm zu binden und so auszuscheiden. Was eben in den Vorbereitungsphasen oder in stressigen Situationen den Körper vor toxischen Überlastungen schützt und durch die erhöhte Darmtätigkeit die natürliche Reinigung unterstützt. Ballaststoffe kommen hauptsächlich in Getreide, Gemüse, Obst und Hülsenfrüchten vor.

*Was du noch alles über Kohlenhydrate wissen solltest:*

Kohlenhydrate sind nicht gleich Kohlenhydrate und Timing ist nicht gleich Timing. So wie auch Proteine aus unterschiedlichen Bausteinen bestehen, gibt es auch sehr unterschiedliche Kohlenhydrate, nämlich einfache und komplexe.

*Vorkommen in Nahrungsmittel*

Kohlenhydrate kommen vorwiegend in pflanzlichen Lebensmitteln als Stärke vor:
- Getreide: Brot, Nudeln, Reis, Gerste, Hafer, Roggen, Weizen, Dinkel, Quinoa...
- Gemüse: Kartoffel, Kürbis, Rüben, Karotten, Fenchel, Brokkoli...
- Obst: Bananen, Orangen, Birnen, Marillen, Apfel, Beeren...
- Hülsenfrüchte (enthalten auch viel Eiweiß und Ballaststoffe): Bohnen, Linsen, Erbsen...
- Zucker: Säfte, Kuchen, Kekse, Süßigkeiten, Eis, Cerealien, Fruchtjoghurt, Fertigdressings, Ketchup, Alkohol...
- Honig, Melasse

Ebenso wichtig wie die einzelnen Bestandteile ist auch die Aufnahme zum richtigen Zeitpunkt. Also vereinfacht gesagt: Isst du die falschen Kohlenhydrate zur falschen Zeit, nimmst du an Fett zu, die richtigen Kohlenhydrate gut getimt bringen optimale Leistung. Das heißt, isst du einfache Kohlenhydrate wie Zucker oder Produkte, die Zucker enthalten, oder Weißmehl oder sogar eine Kombination aus diesen beiden, wird schnell viel Energie freigesetzt. Wird diese aber nicht sofort genutzt, wird sie vorerst zu zwei Dritteln in der Muskulatur und zu einem Drittel in der Leber gespeichert. Gut gefüllte Glykogenspeicher halten ca. einen Tag, bei intensiven Belastungen ca. 90 Minuten. Sind diese Speicher voll, wird die überschüssige Energie in deinem unendlich großen Fettdepot gespeichert. Braucht dein Körper also Energie, greift er zu allererst auf den Zucker zurück, der sich gerade in deinem Blut befindet. Ist diese Quelle verbraucht, greift er die Glykogenspeicher im Muskel und in der Leber an, erst dann nimmt er Fett als Energiequelle her.

## *Wie helfen dir Kohlenhydrate für dein Training?*

Isst du etwas, steigt der Zuckergehalt im Blut an. Danach kommt ein wichtiges Hormon ins Spiel – Insulin. Je mehr Zucker bzw. einfacher Zucker gegessen wird, desto höher ist die Insulinausschüttung. Insulin sorgt dafür, dass dein Blutzuckerspiegel wieder gesenkt wird und transportiert den Zucker in die Zellen. Du benötigst also Insulin, wenn du Glukose und Protein aus deinem Blut in die Muskeln abziehen möchtest. Und das ist besonders nach einer harten Trainingseinheit von Bedeutung. Denn dann werden diese Nährstoffe zur Regeneration und zum Muskelaufbau benötigt.

## *Perfektes Timing:*

Es gibt zwei Zeitpunkte am Tag, an denen du Kohlenhydrate und Proteine optimal für deine Muskeln zur Verfügung stellen kannst:
1. Beim Frühstück, also bei deiner ersten Mahlzeit am Tag
2. Direkt nach einem intensiven Training bzw. Krafttraining, wenn du Masse aufbauen willst
Gerade, wenn du Muskeln aufbauen möchtest, solltest du diese beiden Gelegenheiten nutzen.

Schlecht ist es, wenn du schnell verwertbare Kohlenhydrate, also Zucker, Obst oder Weißmehl am Abend isst, da viel Insulin ausgeschüttet wird. Das heißt, zum Abbau ist Insulin einige Stunden im Körper. Das bedeutet wiederum: In dieser Zeit können gewisse Hormone wie Melatonin und Somatotropin nicht gebildet werden – das ist schlecht für Regeneration und fürs Abnehmen, da es deinen Schlaf und den Fettabbau beeinträchtigt. Viel wichtiger wären Proteine, Fett, Mineralstoffe und Vitamine, um die Muskulatur zu reparieren und optimal für den nächsten Tag vorzubereiten.

## So vermeidest du, von Kohlenhydraten dick zu werden:

Insulin ist ein Speicherhormon. Solange Insulin im Blut ist, wird nichts aus den Speichern herausgelassen. Daher solltest du die schnell verwertbare Kohlenhydrate zur falschen Zeit meiden. Schnelle Kohlenhydrate wie Bananen oder Rosinen sind grundsätzlich gut, solange du sie im Zeitfenster von bis zu einer Stunde nach dem Training oder nach sehr anstrengenden Arbeitsbelastungen isst. In dieser Stunde sind nicht nur Kohlenhydrate, sondern auch Proteine wichtig, um den Körper optimal zu versorgen und schnell zu regenerieren.

Zu jedem anderen Zeitpunkt solltest du nur Kohlenhydrate essen, die sehr langsam verdaut werden. Das sind besonders solche mit hohem Ballaststoffanteil wie Vollkorngetreide, Gemüse und Hülsenfrüchte. Weil komplexe Kohlenhydrate nur langsam ins Blut gehen, produziert der Körper deutlich weniger Insulin.

Die einfachste Möglichkeit, die Verdauung zu verlangsamen und damit auch die Insulinproduktion zu drosseln, ist, Fett und Proteine in jede Mahlzeit mit Kohlenhydraten mit einzubauen. Sie werden langsamer verbrannt und machen länger satt.

## Was sind nun die besten Quellen für Kohlenhydrate?

- Gemüse: Es liefert die beste Kohlenhydrat-Quelle, denn Gemüse enthält Ballaststoffe, Antioxidantien (bekämpfen krankmachende Chemikalien, so genannte freie Radikale), Anti-Karzinogene (helfen, Krebs zu vermeiden), wertvolle Enzyme, und sie halten den Säure-Basen-Haushalt im Gleichgewicht.
- Früchte: Sie haben ähnliche Wirkungen wie Gemüse, liefern aber mehr Energie und sollten nicht in allzu großen Mengen, dafür aber zum richtigen Zeitpunkt, also am Vormittag oder unmittelbar nach dem Training gegessen werden.
- Hülsenfrüchte: wenn sie vertragen werden
- Stärkehaltige Getreideprodukte: hauptsächlich aus Vollkornprodukten und richtig verarbeitet z.B. Sauerteigbrote ohne Zusatzstoffe oder Beschleuniger.

Jeder Mensch reagiert unterschiedlich auf Kohlenhydrate – dein Kollege kann z.B. genau so groß, genau so schwer und genau so trainiert sein wie du, doch ihr habt einen komplett unterschiedlichen Stoffwechsel. Das heißt, der eine kann Kohlenhydrate gut verwerten, der andere überhaupt nicht. Deshalb ist es wichtig, die richtige Menge für dich auszutesten. Bist du nach einer kohlenhydratreichen Mahlzeit müde oder fühlst du dich übervoll, hast du danach trotz des Völlegefühls Hunger auf Süßes, war das eindeutig zu viel an Kohlehydratenn für dich. Grundsätzlich wichtig ist: Du solltest immer sicherstellen, dass du mit ausreichend Proteinenund allen essentiellen Fettsäuren versorgt bist.

## *Die Auswirkung von Kohlenhydraten auf den Blutzucker*[56]

Kohlenhydrate beeinflussen deinen Blutzuckerspiegel. Die Höhe des Kohlenhydratanteils bestimmt, wie schnell und hoch der Blutzucker steigt. Dabei gibt es mehrere Bezeichnungen z.B. Glykämische Last (GL) und Glykämischen Index (GI). Doch beide sind nicht wirklich zuverlässig, und du solltest die Finger von diesem Zahlenspiel lassen. Es macht Stress und ist irgendwie undurchschaubar.

Eine kurze Erklärung dazu: Zucker gilt dabei als Referenzwert und wird mit 100 bemessen. Alle anderen Lebensmittel werden so mit diesem Wert verglichen. Misst du also gekochte Kartoffeln liegt der Wert bei ca. 65. Das heißt, diese Kartoffeln haben etwa zwei Drittel des Effektes auf den Blutzuckerspiegel, den purer Zucker hätte. Zumindest ist das bei der Bemessung des glykämischen Index der Fall. Doch diesen gemessenen Wert kannst du nicht in der Praxis verwenden. Denn hier werden nur die Kohlenhydrate im Lebensmittel berücksichtigt, nicht aber das ganze Lebensmittel.

Da aber in einer gekochten Kartoffel unter anderem auch Proteine und etwas Fett enthalten sind, kann dieser Wert (65) nicht als korrekt bezeichnet werden. Denn so hat er eine weitaus andere Wirkung auf den Blutzuckeranstieg und auch auf das Sättigungsgefühl wie Zucker. Da nicht jedes Lebensmittel den gleichen Kohlenhydratanteil hat, wurde ein Wert ermittelt, der dieses Problem lösen soll – die Glykämische Last. Dabei entsteht bei derselben Menge gekochter Kartoffeln somit ein Wert von 9,65. Doch auch diesem Wert kannst du nicht vollständig vertrauen, denn hier wird zwar auch die Kohlenhydratdichte berücksichtigt, jedoch nicht der Anteil von Fett und Proteinen, die ja bekanntlich den Blutzuckerspiegel an einem schnellen Anstieg hindern bzw. eine längere Sättigung bewirken. Somit würde ich allen abraten, sich auf diese Tabellen zu stürzen und lieber dem Gefühl vertrauen, ob dir ein Lebensmittel Energie gibt, ob du es gut verdauen kannst und ob es lange genug anhält.

## OBST UND GEMÜSE – SAISONALE UND REGIONALE LEBENSMITTEL[6]

Wir sind es gewohnt, dass unsere Supermärkte ein breites Angebot verschiedenster Lebensmittel, vor allem an Obst und Gemüse anbieten. Das ist sehr angenehm, aber wir vergessen gerne, dass dieses breite Angebot auf langen Transportwegen geliefert wird. Das heißt, es kommt nicht nur zu einem entsprechend hohen Energieverbrauch und Schadstoffausstoß, sondern die frischen Lebensmittel wie Obst und Gemüse verlieren an Vitaminen, Mineralstoffen und Geschmack. Zudem wissen viele Menschen oft nicht mehr, welche Obst- und Gemüsesorten zur jeweiligen Jahreszeit in unseren Breiten wachsen. Unser Obst und Gemüse in den Supermärkten kommt nicht nur aus Österreich, sondern mittlerweile aus vielen Ländern der ganzen Welt. Durch entsprechende Bewerbung wird es dem Konsumenten schmackhaft gemacht. Damit ist die Nachfrage nach ausländischen Lebensmitteln geschaffen. Aber auch regionales und saisonales Obst und Gemüse sollte das ganze Jahr über zu bekommen sein. Es denkt nur selten jemand darüber nach, ob Erdbeeren im Winter oder Weintrauben im April gerade in Österreich wachsen.

Manchmal sind allerdings auch Kompromisse erforderlich, denn Bananen oder Ananas wachsen auf natürliche Weise nun mal nicht in Europa. Dennoch solltest du darauf achten, nur das zu kaufen, was zur jeweiligen Jahreszeit bei uns frisch geerntet wird. Ansonsten müssen die Lebensmittel durch energieaufwändige Transporte, z.B. mit dem Flugzeug, die meist zusätzlich besonders umweltbelastend sind, erst hierher transportiert werden. Fast überall gibt es schon die Möglichkeit, frische, saisonale und regionale Produkte zu kaufen. Egal, ob Geschäfte oder Direktvermarktung einer Region durch Ab-Hof-Verkauf, Bauernmärkte, Abo-Kisten oder Lieferdienste. Alles trägt zur Existenzsicherung heimischer kleiner und mittlerer Landwirtschaftsbetriebe bei, unterstützt die bäuerliche Kulturlandschaftund hält uns gesund. Produkte aus dem Ausland hingegen müssen oft schon, bevor sie wirklich reif sind, geerntet werden, um den Transport und die Lagerzeiten zu überstehen. Regionale Produkte ersparen sich lange Transportwege und können reif geerntet werden.

Alle Gemüse- und Obstsorten enthalten sehr viele Vitamine, Mineralien, Ballaststoffe und sekundäre Pflanzenstoffe. Letztere haben sehr gesundheitsfördernde Eigenschaften. Sie wirken:

- Antimikrobiell: Gegen Krankheitserreger verschiedenster Art
- Antikanzerogen: Wirken gegen Krebserkrankungen und/oder hemmen die Krebsentwicklung
- Antioxidativ: Sie bekämpfen die freien Radikale, deine Zellgifte und wirken positiv auf dein Immunsystem.

All dies stärkt dein körpereigenes Abwehrsystem.

## HEIMISCHES GEMÜSE[7]:

Hier findest du wichtige Infos über die Inhaltsstoffe der Lebensmittel und deren Lagerung. Ist die optimale Lagerung nicht realisierbar, ist sicher die Lagerung im Gemüsefach des Kühlschrankes die beste Lösung für eine längere Haltbarkeit.

- **Bärlauch** enthält neben ätherischen Ölen Eisen, Mangan, Magnesium und Vitamin C. Er wird zur Aufbewahrung mit Wasser besprizt, in ein Gefäß gefüllt und im Kühlschrank gelagert.
- **Blattspinat** enthält Kalium, Kalzium, Vitamin A, B und C und sollte eigentlich möglichst frisch verzehrt oder in einem Gefäß nicht länger als zwei Tage im Kühlschrank gelagert werden.
- **Brokkoli** enthält Kalium, Phosphor und Vitamin C. Er hat einen hohen Sättigungswert, stärkt das Immunsystem, wirkt verdauungsfördernd und kann im Gemüsefach des Kühlschrankes gelagert werden.
- **Chicorée** enthält Eisen, Kalium, Magnesium, Vitamin A und Carotinoide. Er sollte beim Kauf keine grünen Blätter haben, denn das deutet auf zu viel Licht hin und schmeckt bitter. In Zeitungspapier eingewickelt hält er bis zu einer Woche im Kühlschrank.
- **Chinakohl** enthält Eisen, die wichtige Folsäure, Kalium, Kalzium und Vitamin C. Er wird in einem gut durchlüfteten, kühlen Kellerraum im Zeitungspapier gelagert.
- **Fenchel** enthält Kalium und Kalzium, Vitamin C und Vitamin K, fördert die Durchblutung und Verdauung. Er hält relativ lange und am besten in einem luftgefüllten Gefäß im Kühlschrank.
- **Frühlingszwiebeln** enthalten Kalium und Phosphor, Vitamin A, B und C. Sie sind appetitanregend und antibakteriell. Du kannst sie zusammen mit den Zwiebeln in einem offenen Korb, kühl und trocken lagern.
- **Gurken** enthalten Kalium, Vitamin A, B und E, sind harnsäurelösend, entwässernd und bestehen aus 96 Prozent Wasser. Du solltest sie auf keinen Fall im Kühlschrank aufbewahren, dort bekommen sie Druckstellen und trocknen aus. Am besten bei Zimmertemperatur lagern.
- **Karfiol** (Blumenkohl) enthält neben Kalium und Vitamin C auch seltene Spurenelemente wie Fluor, Jod, Kupfer und Zink. Ob der Karfiol noch frisch ist, kannst du am Geruch des Strunks erkennen. Er sollte im Gemüsefach des Kühlschrankes gelagert werden und hält nur für kurze Zeit.
- **Karotten** enthalten Eisen, Kalium, Magnesium, Phosphor und Zink. Für die Lagerung

schneidest du das Grün weg und deckst sie mit Sand zu. Der Lagerraum sollte im Idealfall sehr feucht sein und eine Temperatur von 1 – 5 °C haben.
- **Kartoffeln** sind reich an Kalium, Magnesium, Phosphor und Vitamin C. Die Kartoffeln halten am besten an einem kühlen, dunklen Ort in einem flachen Korb.
- **Kohl** enthält Kalium, Kalzium, Magnesium, Phosphor, Vitamin B1, B6, C, A Carotinoide, Vitamin E und sollte auf Holzregalen, dunkel und kühl gelagert werden.
- **Kohlrabi** enthält Kalium, Kalzium, Vitamin B, C und wird im Gemüsefach des Kühlschrankes, mit abgeschnittenen Kohlrabi-Blättern gelagert.
- **Kohlsprossen** enthalten Kalzium, Vitamin A, C und sollten im Gemüsefach des Kühlschrankes gelagert werden.
- **Kopfsalat** enthält Kalzium, Kalium, Vitamin B, C und wirkt gut bei Einschlafstörungen und nervöser Gereiztheit. Im Gemüsefach des Kühlschrankes hält er am längsten.
- **Kürbis** enthält Kalium und Eisen, wirkt wassertreibend, entzündungshemmend und wird je nach Sorte über mehrere Monate kühl und trocken gelagert.
- **Lauch** enthält Kalium, Kalzium, Vitamin A, C, wirkt harntreibend, abführend, infektionshemmend und kann entweder im Gemüsefach des Kühlschrankes oder an einem feuchten, kühlen Ort gelagert werden.
- **Mangold** enthält Eisen, Magnesium, Kalium, Kalzium, Vitamin A, B, C, E, hat eine beruhigende und verdauungsförderte Wirkung und sollte bei Nierenkranken aufgrund der hohen Oxalsäure nur vorsichtig genossen werden. Eingewickelt in ein feuchtes Tuch im Gemüsefach hält er am längsten.
- **Paprika** enthält Eisen, Folsäure, Kalium, Vitamin B, C, und kann das Vorbeugen von Herz-Kreislauferkrankungen unterstützen. Luftig auf Zeitungspapier gelegt ist er gut haltbar.
- **Radieschen** enthalten Kalium, Magnesium, Vitamin B, C und Karotin. Sie können die Reinigung bzw. Reinigung des Körpers unterstützen und wirken verdauungsanregend. Im Gemüsefach, eingewickelt in ein feuchtes Tuch, ohne die Blätter halten sie gut.
- **Rettich** enthält Kalium, Kalzium, Phosphor, Vitamin B, C, wirkt antibiotisch, regt die Gallen und Lebertätigkeit an und wird im Gemüsefach gelagert.
- **Rote Rüben** enthalten Eisen, Folsäure, Kalium, Magnesium, Phosphor, Vitamin C, wirken stärkend, appetitanregend und beugen Erkältungen vor. Sie können entweder im Gemüsefach oder mit samt dem Grünen (nur ein bisschen abreißen), mit feuchtem Sand bedeckt bei 1 – 5 °C gelagert werde
- **Schwarzwurzeln** enthalten Kalium, Magnesium, Phosphor, Vitamin B1, E und werden ebenfalls im kühlen Keller bei 1 – 5 °C in feuchtem Sand gelagert.

- **Sellerie** enthält Eisen, Kalium, Kalzium, Vitamin B, C und E. Er wirkt entwässernd, Kreislauf und stoffwechselanregend und wird im Gemüsefach oder zum Überwintern in einem kühlen Raum in Sand gelagert.
- **Spargel** enthält Kalium, Kalzium, Phosphor, Vitamin C, wirkt entwässernd, stoffwechselanregend, blutreinigend und sollte, in ein feuchtes Tuch gewickelt, im Gemüsefach gelagert werden.
- **Tomaten** enthalten Kalium und Vitamin C, regen die Bauchspeicheldrüse, den Magen und die Leber zur Arbeit an. Sie sollten kühl, dunkel, aber nicht im Kühlschrank gelagert werden.
- **Weißkraut** enthält Eisen, Kalium, Kalzium, Magnesium, Phosphor, Vitamin C, E und wird kühl und dunkel gelagert.
- **Zwiebel** enthalten Kalium, Phosphor, Vitamin C und wirken antibakteriell. Sie solltest du in einem offenen Korb im Abstellraum, kühl und dunkel lagern.

## HEIMISCHES OBST:

- **Äpfel** enthalten Eisen, Folsäure, Kalium und Vitamin C, wirken verdauungsfördernd, binden Stoffwechselabfälle im Darm, beugen Verstopfung vor und werden bei Zimmertemperatur in der Obstschüssel, nicht neben anderem Obst, da dieses sonst leichter faul wird, gelagert.
- **Birnen** enthalten Kalium, Kalzium, Magnesium, Vitamin C und B. Sie wirken auch antibakteriell, binden Stoffwechselabfälle und heben die Stimmung. Bei der Lagerung gilt das Gleiche wie bei Äpfeln. Außerdem gilt bei Birnen und Äpfeln: Je später sie reifen, desto länger kannst du sie lagern.
- **Brombeeren/Erdbeeren/Himbeeren** enthalten Kalium, Kalzium, Magnesium und Vitamin C, wirken ausgleichend auf das Immunsystem und können nicht gelagert werden. Sie sollten also gleich nach dem Pflücken gegessen oder verarbeitet werden.
- **Kirschen** enthalten Kalium und Vitamin A, haben eine blutreinigende Wirkung und beugen Arterienverkalkung vor. Sie sind nur kurz haltbar und sollten in einem gut verschlossenen Gefäß im Kühlschrank gelagert werden.
- **Marillen** (Aprikosen) enthalten Eisen, Kalium, Magnesium, Kieselsäure, Vitamin A und B. Sie haben eine sehr hohe entwässernde Wirkung und entlasten Herz- und Kreislaufsystem. Gelagert sollten sie in einen Papiersack an einem kühlen Ort werden.
- **Pfirsiche** enthalten Eisen, Kalium, Kalzium, Vitamin A und B, beruhigen die Nerven und heben die Stimmung. Sie können nur ganz kurz gelagert, sollten daher möglichst schnell verzehrt werden.

- **Rhabarber** enthält Kalium, Kalzium und Vitamin C, wirkt blutreinigend und verdauungsfördernd. Rhabarber sollte bei Nierenproblemen aufgrund der hohen Oxalsäure nur vorsichtig genossen werden. Eingewickelt in ein feuchtes Tuch kann er im Kühlschrank gelagert werden.
- **Ribisel** (Johannisbeeren), Eisen, Kalium, Magnesium, besonders die schwarzen, enthalten auch viel Vitamin C. Ribisel wirken entzündungshemmend und beruhigend. Sie werden kühl und dunkel gelagert, sollten aber wie fast alle anderen Früchte auch gleich verzehrt oder verarbeitet werden.
- **Ringlotten** enthalten Kalzium, Vitamin A, C und haben eine verdauungsfördernde Wirkung. Sie sind sehr empfindlich und sollten nicht länger als einen Tag kühl gelagert werden.
- **Schwarzbeeren** (Heidelbeeren) enthalten Flavonoide, Gerbstoffe, Vitamin C, wirken antibakteriell, schmerzlindernd und wirken gut bei leichten Durchfällen. Nur kurze Zeit kühl und dunkel lagern.
- **Stachelbeeren** enthalten Kalium, Kalzium, Phosphor, Vitamin A, C und E haben eine blutreinigende und kreislaufstärkende Wirkung und werden im Gemüsefach des Kühlschrankes gelagert.
- **Weintrauben** enthalten Kalium, Magnesium, Phosphor, Vitamin A, C, sind nierenreinigend und entschlackend, liefern durch den hohen Traubenzuckeranteil schnell Energie. Gelagert werden sie am besten kühl, dunkel und feucht.
- **Zwetschken** enthalten Eisen, Kupfer, Zink, Vitamin B, sind entzündungshemmend, wirken Gefäßerkrankungen entgegen und können im Gemüsefach des Kühlschrankes ohne weiteres bis zu zwei Wochen gelagert werden.

## *Was ich über biologische Lebensmittel wissen muss*[8]

Als Bio-Lebensmittel werden Lebensmittel aus der ökologischen Landwirtschaft bezeichnet. Das ist ein gesetzlich geschützter Begriff in der EU. So müssen Produkte, die das Kennzeichen „ökologisch" oder „biologisch" erhalten, gentechnikfrei sein. Dabei dürfen weder konventionelle Pestizide, Kunstdünger noch Abwasserschlamm verwendet werden. Tiere müssen artgerecht gehalten werden und sind in der Regel mit weniger Antibiotika oder Wachstumshormonen behandelt, wenngleich dies aber nicht komplett ausgeschlossen werden kann. Die Begriffe naturnah, chemiefrei, kontrolliert sind sogenannte „Pseudo-Bio-Produkte", erwecken nur den Anschein, Bio zu sein, und täuschen so den Konsumenten. Wer Bio-Lebensmittel kaufen will, den schrecken oft die höheren Preise ab. Doch wenn du genauer hinschaust, erkennst du, dass konventionell hergestellte Lebensmittel oft zu billig sind. Der größte Unterschied ist bei den Tierprodukten zu finden. Das liegt meist daran, dass vor allem bei Fleischprodukten am Platz für die Tiere gespart wird. Es ist ein Unterschied, ob fünf bis sieben Hennen in Käfighaltung auf engstem Raum ohne Licht zusammengequetscht werden, oder ob ein Bio-Huhn neben dem Stall noch zehn Quadratmeter Auslauf im Freien hat. Für Gemüse und Getreide wird bei konventioneller Landwirtschaft in Großbetrieben ein enormer Aufwand an Technik, oft chemisch-synthetischen Düngern und Pestiziden eingesetzt.

Die Folgekosten dieser Technik sind enorm. Diese Folgekosten findest du zwar nicht im Verkaufspreis, also in den direkten Kosten, sondern sie werden als indirekte Kosten ausgegeben, die du gar nicht gleich erkennst. Das sind z.B. Arztkosten, Medikamente oder auch teure Kosmetika, durch entstandene Hautprobleme wie Pickel oder Falten. Ernährst du dich hochwertig, gesund und ausgeglichen, kannst du dir vieles davon ersparen. Damit können also konventionelle Lebensmittel im Endeffekt teurer als biologische sein.

Zudem fällt bei ehrlichen und fairen Preisen, wie es bei biologischen Lebensmitteln der Fall ist, ein Handeln mit unerlaubten Methoden weg. Bio-Produkte können auch eine preiswerte Alternative sein, wenn du zur richtigen Zeit, sprich saisonal und regional, einkaufst. Wobei noch gesagt werden muss, dass in der konventionellen Landwirtschaft nicht zwingend Gentechnik verwendet und Pestizide eingesetzt werden, doch nur in der biologischen Landwirtschaft ist Gentechnikfrei verpflichtend.

## GETREIDE UND PSEUDOGETREIDE[9]

Als man die Möglichkeiten in der Verwendung von Getreide und die Sauerteigherstellung durch Zufall entdeckte, entstanden zwei Gruppen, die Breivölker und die Brotvölker. Im Gegensatz zu der europäischen Annahme isst heute nur ein Drittel der Menschheit Brot, die anderen sind beim Brei oder bei Fladen geblieben. Egal ob Hirse oder Reisgerichte aus Asien oder Afrika oder die vielen Fladenvarianten, die wir aus Mexiko, Schottland, Indien, China oder Äthiopien kennen. Brei und Fladen kennen die Menschen schon seit 5000 Jahren. Brot dagegen war ursprünglich nur eine Nahrung der Reichen.

Vollkorngetreide ist besonders hochwertig und hat neben seiner hohen Nährstoffdichte eine Vielzahl von Wirkstoffen. Das volle Korn besteht hauptsächlich aus Stärke (Vielfachzucker), wird aber dadurch langsam ins Blut aufgenommen und versorgt den Körper lange mit Energie. Es hält den Blutzuckerspiegel gleichmäßig hoch. Wer Vollkornprodukte nicht zu vertragen scheint, weil Blähungen die Folge sind, sollte versuchen, die süßen Teile der Mahlzeit wie Säfte, Obst, Honig, Marmelade, Schokoaufstrich wegzulassen. Zucker und Vollkornbrot passen zumindest im Darm nicht zusammen, da diese Kombination gärt. Beim

Brotbacken solltest du Gewürze wie Anis, Fenchel, Kardamom, Kümmel, Muskat, Ingwer und Zitronenschale verwenden, denn dadurch wird Getreide verdaulicher. So hemmt z.B. Kümmel das Pilzwachstum und damit eine mögliche Schimmelbildung.

Am besten wäre es, eine gut ausgesuchte Bäckerei zu suchen und dort sein Brot zu kaufen oder das Brot selbst zu backen, denn manche Brotmischungen ähneln eher einem Chemielabor. Beim Brotbacken dürfen über 100 Backhilfsmittel, vom Gesetzgeber genehmigt, also legal, verwendet werden. Drei Viertel davon müssen nicht deklariert werden. Dabei handelt es sich um Aroma- und Farbstoffe, Emulgatoren, Phosphate, Schimmelpilzenzyme. Oder z.B. E 150 Zuckerlikör, welches chemisch durch Erhitzung von Zucker mit Ammoniak und Schwefeldioxid gewonnen wird und für die schöne dunkle Vollkorn-Farbe sorgt. Natamycin, ein Antibiotikum gegen Fußpilz und Mundfäule, darf dem Käse auf den Käsestangen beigegeben werden, ebenso eine sehr lange Liste weiterer Zusatzstoffe. Außerdem wird eine Menge „schlechtes" Salz beigemischt. Ca. 34% unseres Salzkonsums nehmen wir durch Brot und Backwaren zu uns. Welche Auswirkung das auf deine Gesundheit haben kann, wird im Kapitel Salz auf Seite 81 genauer betrachtet.

## *Unser täglich Brot*

Beim Kauf von Brot kann – oder noch besser musst du auf einige Dinge achten: Das Beste wäre, bei einem guten Bäcker einzukaufen. Dort solltest du darauf achten, dass Brote, die Roggen enthalten, immer mit Sauerteig hergestellt wurden. Brotteige mit Hefe müssen mindestens ein paar Stunden (vier bis fünf) Zeit haben zu gehen, damit sich der Großteil der FODMAPs (niedermolekularer Zucker, der im Korn gespeichert ist und bei Nichtabbau Blähungen und Bauchschmerzen verursachen kann) abbauen kann. Weiters sind Brote mit nur wenigen gemischten Getreidesorten, bei empfindlichem Darm, besser verträglich. Denn jedes Getreide hat eine andere Aminosäure-Verbindung, die anders verdaut wird. Du solltest auch unterscheiden, ob das Brot mit Vollkornmehl oder Auszugsmehlen hergestellt wurde, denn nur Vollkornmehle enthalten die volle Wirkung und alle Mineralstoffe und Vitamine. Achte dabei aber auch auf Abwechslung, denn es ist nicht gut, sich nur von einer Sorte Getreide zu ernähren. Ist der Magen sehr empfindlich, empfiehlt sich eine Weizenvollkornsemmel vom Vortag (Achtung auf die richtige Verarbeitung!), die vor dem Verzehr nochmals aufgebacken oder getoastet wird.

## Getreidesorten deren Wirkung und Inhaltsstoffe[10]

Du solltest dir die gängigsten Getreidesorten und deren gesundheitlichen Nutzen einmal genauer anschauen. Damit du wirklich die ganze Vielfalt eines Getreidekorns ausnutzen kannst, ist wichtig, dass es sich um das volle Korn handelt und es richtig verarbeitet wird. Denn Getreide ist wesentlich verträglicher, wenn es entweder eingeweicht oder zumindest gut gewaschen wurde, gemahlen oder in Verbindung mit Sauerteig verarbeitet wird und genügend Zeit hat zu fermentieren (es macht Stoffe unschädlich und verändert das Aminosäureprofil zum Positiven).

- **Buchweizen** reinigt, kräftigt die Venen und Nerven. Er ist daher eine wichtige Gehirn- und Nervennahrung und verbessert die Lernfähigkeit.
  Inhaltsstoffe pro 100 g: 72 g Kohlenhydrate, 8,1 g Eiweiß, 1,6 g Fett, 3,2 g Ballaststoffe, Eisen, Kalium, viel Kalzium, Kieselsäure, Magnesium, Vitamin B1, B2, B3 und viel Vitamin E, aber auch Spuren von Kupfer und Kobalt. Zum Backen eignet sich Buchweizen nicht unbedingt (nur mit anderen Mehlen gemischt), weil er keinen Kleber (Gluten) enthält, außer du verwendest ihn in Kombination mit Ei, das den Kleber ersetzt. Isst du ihn als ganzes Korn, ist es sehr wichtig, ihn einzuweichen bzw. gut und heiß zu waschen. Denn die Schale des Buchweizens enthält einen roten Farbstoff, der Hautprobleme hervorrufen kann.

- **Dinkel** ist ausgezeichnet für Denker, Dichter und Rechner, denn er fördert das Denkvermögen und die Konzentration. Außerdem ist er günstig für Haut, Haare und Nägel.
  Inhaltsstoffe pro 100 g: 63,2 g Kohlenhydrate, 11,6 g Eiweiß, 2,7 g Fett und 2 g Mineralstoffe. Dinkel enthält ein sehr wertvolles Eiweiß, in welchem du alle essentiellen (lebensnotwendigen) Aminosäuren und ungesättigten Fettsäuren findest. Zudem enthält er mehr Mineralstoffe und Vitamine als der beste Weizen und hat einen hohen Klebergehalt. Er ist daher ideal zum Backen, aber wie auch der Weizen und der Roggen nicht geeignet bei Glutenunverträglichkeiten oder für Personen, die Darmprobleme haben. Grünkern ist übrigens nichts anderes als der unreife Dinkel.

- **Gerste** ersetzt einen halben Medizinschrank, denn sie ist antioxidativ, antiviral, senkt das Cholesterin, enthält mehrere Krebsschutzstoffe und hat Schleimstoffe, die zur Stärkung und als Heilmittel bei Magen- und Darmproblemen gilt.
  Inhaltsstoffe pro 100 g: 71 g Kohlenhydrate, 10,4 g Eiweiß, 21,4 g Fett, 4,6 g Ballaststoffe, Eisen, Kalium, Kupfer, Magnesium, Phosphor, beachtliche Mengen an

Kieselsäure und drei B-Vitamine, außerdem Folsäure und die wertvolle Pantothensäure. Gerstenmehl enthält zudem wenig Gluten und kann eine gute Alternative bei Glutensensitivität sei.

- **Hafer** ist sehr belebend, kein anderes Getreide kommt als Energiespender auch nur annähernd an ihn heran. Jedoch macht er auch quirlig und ist für Kinder, die unter ADHS leiden, nicht geeignet, da er sie noch unruhiger macht. In diesem Zusammenhang wird oft das Sprichwort „vom Hafer gestochen" verwendet.
  Inhaltsstoffe pro 100 g: 58,7 g Kohlenhydrate und rund 13 g Eiweiß. Dadurch ist der Hafer nicht nur das proteinreichste Getreide, sondern hat eine höhere biologische Wertigkeit im Vergleich zu allen anderen Körnern. Dazu enthält der Hafer viel mehr Eisen, Kalzium, Mangan, Silizium und Zink als andere Getreidesorten und reichlich Magnesium. Auch zu beachten ist der hohe Gehalt an B-Vitaminen, besonders Folsäure, Pantothensäure und Vitamin E. Er enthält sechs bis acht essentielle Aminosäuren, so dass er mit Zugabe von Milch oder Rahm eine noch höhere biologische Wertigkeit erhält. Gleichzeitig ist er ganz besonders leicht verdaulich, wird rasch ins Blut aufgenommen und ist ideal für Kleinkinder und Kranke. Da er eine rasche Energiequelle darstellt und die Muskelkraft stärkt, kann man ihn als „natürliches Doping-Mittel" sehen. Hafer ist ein Muntermacher, wirkt ausgleichend und hilft, gute Laune zu bekommen. Den Hafer, wenn möglich, frisch quetschen und für mindestens 30 Minuten einweichen. So kann er die benötigte Flüssigkeit gleich aufzusaugen. Machst du das nicht, holt der Hafer das Wasser aus dem Körper und entzieht ihm somit wichtige Flüssigkeit. Zum Backen ist er nur bedingt zusammen mit anderen Getreidesorten geeignet, da er fast kein Gluten enthält. Hafer isst du am besten zum Frühstück, denn das darin enthaltene Eiweiß und Fett ist die beste Kraftnahrung für den Tag. Aber auch nachmittags als Hafer-Müsli oder Hafer-Snack ist er ideal für Schulkinder oder nach dem Sport.

- **Hirse** sind goldene Körner, die stark, kreativ und schön machen. Sie haben gute Reparaturkräfte, angefangen bei Haarausfall, brüchigen Fingernägeln, mangelnder Durchblutung, Erschlaffung der Haut, bis zu chronischer Müdigkeit, Schwindel, Ohrensausen oder Schlaflosigkeit.
  Inhaltsstoffe pro 100 g: Ca. 69 g Kohlenhydrate, der Eiweißgehalt schwankt zwischen 5 und 15 g. Hirse ist aber nicht sehr vollwertig, da Aminosäuren fehlen, sie sollte daher mit Eiern, Milch, Rahm oder sonstigem Eiweiß kombiniert werden. Hirse hat zusammen mit Hafer den höchsten Fettgehalt von 3 bis 4 g. Dabei sind es fast 80% ungesättigte Fette, wobei die gute Linolsäure überwiegt. Der Ballaststoffgehalt liegt unter den Werten der

anderen Getreidesorten. Beim Vitamingehalt ist die Hirse nicht herausragend, dafür aber bei den Mineralstoffen. Sie hat dreimal so viel Eisen wie Weizen, ist reich an natürlichem Fluor, sowie an Kieselsäure. Vor der Zubereitung sollte sie unbedingt mit heißem Wasser gewaschen und die Flocken nicht ohne Keim gegessen werden. Gekocht wird sie wie Reis: ein Teil Hirse mit zwei Teilen Wasser aufkochen und dann noch ca. 20 Minuten nachquellen lassen.

- **Mais** ist eine Heil- und Nährpflanze und gut bei Darm- und Nierenproblemen. Für Menschen, die an Zöliakie erkrankt sind oder an Glutenunverträglichkeit leiden, ist Mais neben Reis, Buchweizen, Hirse, Amaranth und Quinoa die Alternative, da er kein Gluten enthält. Indianer waren davon überzeugt, dass Mais eine reinigende Wirkung auf Niere und Blase hat. Aus den Barthaaren von Mais kannst du einen Tee zubereiten, der bei Nieren und Blasenproblemen, z.B. bei Harnverhaltung, helfen kann. Außerdem begünstigt Mais die Ausscheidung von Harn auf natürliche Art und kann somit über längeren Zeitraum gegessen werden.
Inhaltsstoffe pro 100 g: 65-73 g Kohlenhydrate, ca. 9 g Eiweiß, 1-4 g Fett, 5-10 g Ballaststoffe und 1,3 g Mineralstoffe. Er ist ärmer an Mineralstoffen als anderes Getreide, hat relativ wenig essentielle Aminosäuren. Es fehlen wesentliche Nährstoffe, wie das lebenswichtige B-Vitamin Niacin, er kann aber in Kombination mit anderen Lebensmitteln durch deren Aminosäuren und Mineralstoffe aufgewertet werden. Dafür wiederum enthält er als einziges Getreide größere Mengen an Carotinoiden. Maiskeim ist reich an Vitamin E und enthält auch etwas vom seltenen Vitamin K, das wichtig für die Blutgerinnung ist. Zur Information, Cornflakes aus Mais sind gar nicht so schlecht, wenn sie nicht mit Zucker, Honig oder Sonstigem überzogen sind. Sie enthalten sogar noch Vitamine.

- **Reis** reinigt, entwässert und senkt den Bluthochdruck. Der braune Reis, auch Cargo genannt, wird im Gegensatz zum weißen Reis nur entspelzt und enthält noch die Kornschale, das Silberhäutchen und den Keimling. Nur dieser Reis kann als Vollkorn bezeichnet werden und enthält alle Vitamine und Mineralstoffe.
Inhaltsstoffe pro 100 g: Brauner Reis enthält 74 g Kohlenhydrate, bis zu 7,7 g Eiweiß, 2,2 g Fett, 2-4 g Ballaststoffe und 1,2 g Mineralstoffe. Neben allen acht essentiellen Aminosäuren enthält der braune Reis große Mengen an B-Vitaminen und Vitamin A und K. Du solltest versuchen, einen Reis zu bekommen, der garantiert naturbelassen und frei von Chemie ist. Zuchtreis ist heutzutage leider oft stark mit Cadmium und Pestiziden belastet. Wiederum hat weißer Reis nicht mehr viel mit Gesundheitskost zu tun, sondern dient nur mehr der Energieversorgung. Parboiled Reis ist von Experten etwas umstritten, da durch

den heißen Dampf und hohen Druck wahrscheinlich nicht mehr viele Vitamine und Mineralien enthalten bleiben. Schnellkochreis ist uninteressant vom Vollwert-Standpunkt aus, aber dafür unangemessen teuer. Wilder Reis besteht eigentlich aus den Samen eines Rispengrases und wird heutzutage oft mit Naturreis gemischt. Er hat fast die gleichen Inhaltsstoffe wie Naturreis, ist aber bis zu zehn Mal teurer. Brauner Reis ist für Haare, Zähne, Nägel, Muskeln und Knochen gut und wird als Heilnahrung bei Darmkrankheiten und als Reisschleim sogar bei Cholerapatienten verwendet.

- **Roggen** kräftigt die Knochen, Muskeln, das Gebiss und ist gut für den Darm. Roggenmehl ist nur in Verbindung mit Sauerteig für den Darm verträglich. Die Sauerteigherstellung braucht einige Stunden, aber die Milch- und Essigsäure, die neben anderen Gärungsprodukten im Sauerteig entsteht, ist reine Medizin. Was du wissen solltest ist, dass Sauerteigbrote, ähnlich wie Käse, nach der Herstellung mindestens drei bis acht Tage liegen bleiben müssen. So kann das Brot seine inneren Kräfte erst so richtig entfalten. Alle, die behaupten, Roggenbrot sei nur sehr schwer verdaulich, sollten einige Dinge beachten:
  - Nur gut abgelagertes, feingemahlenes, Roggenbrot essen
  - Kräuter wie Kümmel, Fenchel, Koriander sorgen außerdem für eine entblähend Wirkung.
  
  Inhaltsstoffe pro 100 g: Als Roggenvollkornmehl enthält er 59 g Kohlenhydrate, 10,8 g Eiweiß mit einer sehr hohen biologischen Wertigkeit und viel der essentiellen Aminosäure Lysin, wovon in anderen Getreiden nur sehr wenig enthalten ist. Lysin ist aber sehr wichtig für das Knochenwachstum und die Stärkung des Immunsystems. Roggen ist außerdem der Hauptlieferant der Spurenelemente, der B-Vitamine, von Eisen, Kalium, Magnesium, Mangan und Zink. Außerdem enthält Roggen zahlreiche sekundäre Pflanzenstoffe, die als Herz- und Krebsschutz dienen.

- **Weizen** ist gut als Gehirn- und Nervennahrung, Antistress-Medizin und Darmanreger. Es ist eigentlich ein hochwertiges Nahrungsmittel und hat hervorragende Backeigenschaften. Durch die hochgradige Raffination, bei der nur mehr leere Kalorien übrigbleiben, und zusätzlicher Verarbeitung mit viel Zucker und Fett, wird Weizen zu einem Getreide mit wenig Gesundheitswert. Seine gesunden Eigenschaften sind vorwiegend auf die Randschichten des Korns beschränkt und er ist daher nur als Vollkorn zu empfehlen. Inhaltsstoffe pro 100 g: Vollkornmehl enthält ca. 60 g Kohlenhydrate, 12 - 14 g Eiweiß, 2 g Fett, 11,7 g Ballaststoffe und 1,8 g Mineralstoffe. Vollkornweizen ist reich an B-Vitaminen, Beta-Carotin, Biotin, Vitamin E, Folsäure und Pantothensäure. Weiters enthält Weizen Kalzium, Phosphor, reichlich Eisen, Magnesium, Kieselsäure, überdurchschnittlich viel Kalium, etwas Kupfer, Schwefel, Jod und Selen. Auch Phytoöstrogene sind im Vollweizen enthalten. Hervorzuheben sind die guten Klebeeigenschaften: Weizen kann die dreifache Menge seines Gewichtes an Wasser binden. Das erklärt auch die schnelle Gewichtszunahme bei zu hohem Verzehr von Weizenprodukten. Kleie und Weizenkeime werden zuerst entfernt und dann meist für viel Geld wiederverkauft. Dabei wäre es Zeit und geldsparender, Vollkornprodukte zu kaufen. Es sei noch erwähnt: Bulgur und Couscous sind uralte, aber wieder neuenddeckte Formen von geschrotetem und vorgekochtem Hartweizen.

- **Amaranth** ist wie Quinoa und Buchweizen im eigentlichen Sinne kein Getreide und wird auch als Pseudogetreide bezeichnet. Amaranth verzögert das Altern, stärkt das Gedächtnis und spendet Kraft für die Nerven. Es wirkt antiseptisch und entzündungshemmend. Bei Virusinfektionen wie zum Bespiel Herpes wird es zur Unterstützung eingesetzt.
Inhaltsstoffe pro 100 g: Die ca. 15 g Eiweiß und die bis zu 75% ungesättigten Fettsäuren sind ebenso beachtlich wie das Vitamin C, das es enthält. Auch Vitamin B12, das du selten im Getreide findest, ist vertreten. Amaranth hat neben dem hohen Kalium-, Kalzium- und Phosphor- auch einen hohen Ballaststoffanteil. Man hat ausgerechnet, dass ein Kilogramm Amaranth soviel Eiweiß enthält wie 21 Hot Dogs oder 22 Eier oder neun Hühnerbeine oder 15 Tassen Milch. Gut, soviel isst keiner auf einmal, aber dennoch sehr beachtlich. Durch seinen hohen Eisenanteil gilt es auch als Frauenkraut. Beim Backen solltest du es mit Weizen vermischen, da es fast keinen Kleber enthält und so eine biologische Wertigkeit von fast 100% erhält. Oft findest du Amaranth gepoppt, wodurch es sich in dieser Form gut im Müsli verwenden lässt. Wenn es nicht gepoppt ist, wird es, wie Reis, mit der zwei bis dreifachen Menge an Wasser – aber nur eine Viertelstunde – gekocht.

- **Quinoa** ist, wie bereits erwähnt, kein richtiges Getreide. Sie ist eine krautige Pflanze und gehört zur Familie der Fuchsschwanzgewächse. Quinoa ist sehr fettarm und gut als Diätkost geeignet. Sie enthält kein Gluten und ist für Zöliakie-Kranke geeignet. Du kannst sie als Vollkorn, gepoppt oder gemahlen verwenden. Aus ökologischer Sicht ist Quinoa aber sehr fraglich, da es oft mit Pestiziden belastet ist und von weit weg her transportiert werden muss.
Inhaltsstoffe pro 100 g: Sie enthält ca. 14 g Eiweiß, davon sehr viel der essentiellen Aminosäure Lysin, einen sehr hohen Anteil an ungesättigten Fettsäuren, Ballaststoffen, Eisen, Kalium, Kalzium und Magnesium. Zudem kommen noch B-Vitamine, Vitamin C, E und Carotin hinzu.

## HÜLSENFRÜCHTE[11]

Bohnen, Erbsen und Linsen sind sehr wertvolle Lebensmittel, die vor allem im Winter, wenn du nur wenig frisches Obst und Gemüse bekommst, ideal für eine vollwertige Ernährung sind. Du kannst sie das ganze Jahr über in stets unveränderter Qualität kaufen. Sie sind gute Eiweißlieferanten und enthalten pro 100 g zwischen 20 und 37 g Eiweiß. Der Fettgehalt pro 100 g reicht von 1 g bei Linsen, Erbsen und Bohnen bis 18 g bei Sojabohnen. Weiters enthalten sie Stärke und komplexe Kohlenhydrate, sodass nach dem Essen der Blutzuckerspiegel nur langsam ansteigt. Außerdem sind sie reich an Vitaminen, insbesondere Vitamin B1, B2, B6, Folsäure und Mineralstoffen wie Kalium, Kalzium, Phosphor und Eisen. Die meisten Hülsenfrüchte enthalten giftige Stoffe (Stickstoffverbindung Phasin) und müssen daher vorher eingeweicht bzw. gekocht, gekeimt oder gemahlen werden. Eine Ausnahme sind rote Linsen und Erdnüsse.

Bohnen stammen eigentlich aus den Anden, werden aber mittlerweile auch mit mehr als hundert Sorten bei uns angebaut und zählen zu den nitratärmsten Gemüsearten. Bohnen gibt es frisch oder in getrockneter Form. Getrocknete Bohnen müssen über Nacht pro einer Tasse Hülsenfrüchte in vier Tassen Wasser eingeweicht werden. Danach das Einweichwasser wegschütten und mit frischem Wasser und ohne Salz kochen, bis sie weich sind. Das kann zwischen 45 Minuten und zwei Stunden dauern, je nach Größe der Bohne. Du kannst die Bohnen auch im Dampfdruck Kochtopf kochen, dann brauchst du weniger als die Hälfte der Zeit, bis die Bohnen weich sind.

Vier Personen benötigen für eine Hauptmahlzeit, z.B. Bohneneintopf mit Gemüse, ca. 300 bis 350 g Hülsenfrüchte. Die lange Einweichzeit lässt sich aber verkürzen, indem du, wie oben erwähnt, die Menge an Wasser nimmst, aufkochst und die gewaschenen Hülsenfrüchte dazugibst. Das Ganze bei offenem Topf zwei Minuten kochen und dann bei ausgeschaltetem Herd eine Stunde zugedeckt stehen lassen. Um Blähungen vorzubeugen, helfen Kräuter und Gewürze wie Fenchel, Ingwerpulver, Koriander, Kümmel, Liebstöckel, Rosmarin oder Thymian. Hülsenfrüchte werden mit Gemüse kombiniert und sind eine ideale fleischlose Proteinquelle. Wem das allein nicht schmeckt, der kann natürlich auch ein paar Würste oder Speck in guter Qualität dazuschneiden und schon schmeckt es auch den Fleischessern. Auf jeden Fall sorgen Hülsenfrüchte, egal ob Kichererbsen, Bohnen, Erbsen oder Linsen, für einen guten Ausgleich im Speiseplan. Sie sind zudem sehr preiswert und fördern durch den hohen Ballaststoffanteil die Verdauung.

# LEBENSMITTELNÄHRWERTE IM VERGLEICH[12]

Um die Zahlen der einzelnen Lebensmittel besser anschaulich zu machen, habe ihr dir hier einen Vergleich mit den gängigsten erstellt, die du hier immer wieder im Buch, oder auch weiter hinten, im Rezeptteil findest.
Du musst nur bedenken, dass es sich hier immer um 100 g pro Lebensmittel handelt. Bei Fleisch isst du pro Mahlzeit sicher schnell um die 150 g, bei z.B. Leinsamen sind diese 100 g wiederum sehr viel.

**Tab. 1: Vergleich der Nährwerte von ausgewählten Lebensmittel**

| Lebensmittel | Kohlenhydrate | Eiweiß(Protein) | Fett | Ballaststoffe |
|---|---|---|---|---|
| Buchweizen, Grütze | 72,7 g | 8,1 g | 1,6 g | 3,2 g |
| Dinkel Vollkorn | 63,2 g | 11,6 g | 2,7 g | 8,8 g |
| Gerste, Graupen | 71,0 g | 10,4 g | 1,4 g | 4,6 g |
| Hafer, Flocken (Vollkorn) | 58,7 g | 12,5 g | 7,0 g | 10,0 g |
| Hirse, Korn, entspelzt | 68,8 g | 9,8 g | 3,9 g | 3,8 g |
| Mais, Grieß (Polenta) | 73,5 g | 8,8 g | 1,1 g | 5,0 g |
| Reis, Korn, Naturreis, entspelzt | 74,1 g | 7,7 g | 2,2 g | 2,2 g |
| Roggen Vollkornmehl | 59,0 g | 10,8 g | 1,5 g | 13,9 g |
| Weizen Vollkornmehl | 59,7 g | 12,1 g | 2,0 g | 11,7 g |
| Amaranth | 56,8 g | 14,6 g | 8,8 g | 10,3 g |
| Quinoa | 58,5 g | 13,8 g | 5,0 g | 6,6 g |
| Kidneybohnen, in Dosen | 17,8 g | 6,9 g | 0,6 g | 6,2 g |
| Kichererbsen | 44,3 g | 19,0 g | 5,9 g | 15,5 g |
| Linsen | 40,6 g | 23,5 g | 1,5 g | 17,0 g |
| Erbsen, reif | 41,2 g | 22,9 g | 1,4 g | 16,6 g |
| weiße Bohnen, reif | 34,7 g | 21,1 g | 1,6 g | 23,2 g |
| Erdnuss | 7,5 g | 15,3 g | 48,1 g | 11,7 g |
| Walnuss | 10,6 g | 14,4 g | 62,5 g | 6,1 g |
| Leinsamen, ungeschält | 0,0 g | 24,4 g | 30,9 g | 35,0 g |
| Cashewnuss | 30,5 g | 17,2 g | 42,2 g | 2,9 g |
| Mandel, süß | 13,1 g | 18,7 g | 54,1 g | 13,5 g |

# BASIS ERNÄHRUNG - GRUNDLAGEN MIT AHA- EFFEKT

| Lebensmittel | Kohlenhydrate | Eiweiß(Protein) | Ballaststoffe |
|---|---|---|---|
| Hühnerei mittelgroß (58 g) | 0,4 g | 6,7 g | 5,9 g |
| Hackfleisch (halb Schwein, halb Rind) | | 20,0 g | 20,0 g |
| Schinkenspeck, geräuchert | | 20,7 g | 7,7 g |
| Schwein, Filet | | 21,5 g | 2,0 g |
| Rindfleisch, Filet | | 21,2 g | 4,0 g |
| Kalb, Schnitzel | | 20,7 g | 1,8 g |
| Hühnerbrust, mit Haut | | 22,2 g | 6,2 g |
| Putenbrust, ohne Haut | | 24,1 g | 1,0 g |
| Lachs, geräuchert | | 28,5 g | 19,4 g |
| Lachs | | 19,9 g | 13,6 g |
| Forelle (Bachforelle) | | 19,5 g | 2,7 g |
| Zander | | 19,2 g | 0,7 g |
| Thunfisch | | 21,5 g | 15,5 g |
| Dorsch | | 17,7 g | 0,6 g |
| Garnelen (Speisekrabbe) | | 18,6 g | 1,4 g |
| Emmentaler Käse, 45% Fett i. Tr. | | 28,9 g | 31,2 g |
| Parmesan | | 35,6 g | 25,8 g |
| Mozzarella | | 18,6 g | 19,8 g |
| Feta, 40% Fett i. Tr. | | 18,4 g | 16,0 g |
| Topfen/Quark, mager | | 13,5 g | 0,3 g |
| Kuhmilch (Rohmilch) | | 3,3 g | 3,8 g |

## Unseren täglichen Zucker gib uns heute, oder gibt es auch Alternativen?

Zuckerkonsum ist zu einem weit verbreiteten Gesundheitsrisiko geworden. Seitdem es Zucker gibt, gibt es auch viele neue Probleme und Krankheiten. Dabei sind nicht nur physische Probleme gemeint, nein, auch die psychischen Probleme haben immens zugenommen. Laut William Dufty, der in seinem Buch „Zucker Blues" genauestens die

Entstehung und die Auswirkungen von Zucker auf uns Menschen beschreibt, begann die Geschichte des Zuckers schon gegen Ende des siebzehnten Jahrhunderts. In Großbritannien stieg dort innerhalb von kürzester Zeit der Konsum von einem Minimum (Zucker war am Anfang ja nur den Reichen vorbehalten) auf große Mengen. Zu diesem Zeitpunkt wurden nicht mehr nur „gestörte Seelen" in die Irrenanstalt eingeliefert, sondern auch diejenigen, die zu viel an Zucker gegessen hatten. Denn die Pioniere der orthomolekularen Medizin gaben zu, dass Geisteskrankheiten nicht nur ein Mythos sind, sondern Störungen, die nicht selten die ersten Symptome des menschlichen Körpers sind, dass er den Zuckerbelastungen hilflos ausgeliefert ist.[13] Das hat damit zu tun, dass der Körper übersäuert und ständig damit beschäftig ist, diese Säuren auszugleichen. Somit verbraucht er, je nach Zuckerverzehr, große Mengen an basischen Mineralstoffen und Vitaminen, um diese auszugleichen. Das wirkt sich dann durch Mängel an diesen Stoffen aus und führt so zu diversen Problemen.

Doch ganz verteufeln darfst du den Zucker auch nicht. Wir brauchen Zucker nicht nur, um dem Körper schnell Energie zu liefern, z.B. bei langen Ausdauerwettkämpfen, oder wenn du kurzfristig vollste Konzentration brauchst. Auch zum Konservieren von gesunden Produkten wie zur Marmeladenerzeugung, wird er benötigt. Doch hier gibt es wie überall Unterschiede, denn es kommt auf die Menge, die Qualität und die Verarbeitungsschritte an, ob Zucker dir hilft, in Schwung zu kommen, oder ob er dich krank macht. Deshalb solltest du die wichtigsten Informationen dazu kennen. Aber eins sei gleich gesagt: Puren Zucker brauchst du nicht, denn dein Körper kann komplexe Kohlenhydrate auch zu Zucker umwandeln.

## Was du über Zucker noch wissen musst

Je weiter vorne Zucker auf einer Zutatenliste zu finden ist, desto mehr Zucker ist enthalten. Findest du Zucker an erster Stelle, kannst du davon ausgehen, dass dieses Produkt fast ausschließlich aus diesem puren Zucker besteht. Aber Achtung, denn Zucker hat viele Namen, und fast alle enden auf -ose. Zum Beispiel Fruktose, Laktose, Maltose, Saccharose, Dextrose.

Zucker wird in natürlicher Form aus Zuckerrohr oder Zuckerrüben gewonnen. Dabei wird zum Beispiel vom Zuckerrohr mittels Walzen der Saft ausgepresst. Du unterscheidest wieder zwischen raffiniertem und unraffiniertem Zucker, wobei du dich immer für letzteren entscheiden solltest. Dort bleiben Vitamine und Mineralstoffe weitestgehend erhalten.

## Weißer Zucker, Vollrohrzucker, Rohrohrzucker oder brauner Zucker?

Beim weißen Zucker wird der Zuckersaft in großen Kesseln erhitzt und Kalk zugesetzt, um Verunreinigungen zu beseitigen. Im Anschluss wird der geklärte Zuckersaft nochmals erhitzt und eingedämpft. Dabei entstehen Zuckerkristalle und Melasse. Um dann den richtigen Kristallzucker zu gewinnen, werden die braune Melasse und damit auch die Mineralstoffe abgetrennt. Zum Schluss wird mit einer Zentrifuge und mit Hilfe von Wasser die Raffination einmal oder mehrmals durchgeführt. Du erkennst es an der Helligkeit des Zuckers: je weißer, desto mehr Raffination wurde vorgenommen, manchmal auch mit Hilfe von Laugen und anderen Hilfsstoffen.

Beim Vollrohrzucker sind einige Schritte weniger nötig, und sowohl der Mineralstoff- als auch der Vitamingehalt bleiben nahezu erhalten. Dabei wird, nachdem der Zuckerrohrsaft gepresst wurde, nur noch der Saft eingedickt.

Du unterscheidest weiters zwischen Vollrohrzucker, Rohrohrzucker und braunem Zucker. Der Unterschied liegt darin, dass beim Vollrohrzucker noch viele Vitamine und Mineralien enthalten und nur wenige Arbeitsschritte nötig sind.

Beim Rohrohrzucker werden nach dem Erhitzen und Eindampfen Zuckerkristalle dazu gemischt und mit Wasser raffiniert. Diese Form der Zuckergewinnung senkt den Vitamin- und Mineralstoffgehalt – zwar nicht so stark wie beim weißen Zucker, aber doch um einiges. Beim braunen Zucker handelt es sich, nicht wie oft angenommen, um die gesündere Variante des Zuckers, sondern um einen bereits stark raffinierten weißen Zucker, der wieder mit Melasse versetzt wird.[14]

## Alternative Süßungsmittel, Zuckeraustauschstoffe und Süßstoffe[15]

Zu den alternativen Süßungsmittel gehören unter anderem Honig, Sirup, Fruchtdicksäfte oder Kokosblütenzucker. Sie enthalten neben Ein- und Zweifachzucker, zwar geringfügig, aber doch, Mineralstoffe und sekundäre Pflanzenstoffe.

- **Honig:** Besteht hauptsächlich aus Einfachzucker (Fruktose und Glukose), max. 20% aus Wasser, und rund 8% Mehrfachzucker. Du findest in kleinsten Mengen auch Fett, Enzyme und Vitamine.

- **Kokosblütenzucker oder Gula Java:** Ist der nachhaltigste Zucker der Welt. Er wird unter Fairtrade-Bedingungen erzeugt und hat einen hohen antioxidativen Wert. Er besitzt einen cremigen, süßen und karamellartigen Geschmack, ist aber sehr teuer. Es gibt ihn in flüssiger Form oder in kristalliner Form.

- **Fruchtdicksäfte**, Agavendicksaft, Apfel- und Birnenkraut (Sirup aus Früchten mit Gewürzzusätzen), Zuckerrübensirup, Ahornsirup sind weitere aber nicht alle guten Alternativen.
  Der Fruktoseanteil ist z.B. bei Agavendicksaft sehr hoch und bildet ein ungünstiges Verhältnis zur Glukose.

- **Zuckeraustauschstoffe:** Sind etwas weniger süß und haben einen geringeren Kaloriengehalt als Zucker. Dazu zählen Fruchtzucker, Sorbit, Xylit, Mannit, Maltit, Laktit, Erythrit und Isomalt. Der Nachteil der ZuckeraustauschstoffeZuckeraustauschstoffe ist, dass sie zu Blähungen und Durchfall führen können. Sie haben im Gegensatz zu künstlichen Süßstoffen jedoch auch Vorteile. Xylit etwa führt zu einer Verbesserung der Zahngesundheit, Erythrit ist gut zum Kochen und Backen geeignet und ist vermutlich der einzige Zuckeralkohol, den der Darm zu 90 bis 95% aufnehmen kann. Doch hier ist etwas Vorsicht geboten, denn diese Zuckerarten werden oft in Sportgetränke, Riegel und Gels gemischt. Bei empfindlichem Darm oder Magen kann das zu starken Verdauungsproblemen, vor allem bei anaeroben Einheiten und Wettkämpfen, führen

- **Künstliche Süßstoffe:** Zu den künstlichen Süßstoffen zählen Saccharin, Cyclamat, Aspartam, Acesulfam K, Neohespiridin-Dihydrochalcon, Sucralose und Neotam.
  Diesen Stoffen wird krebsfördernde Wirkung nachgesagt, außerdem senden sie falsche Signale ans Gehirn, denn sie spielen ihm durch den süßen Geschmack vor, Glucose zu bekommen. Aber dabei bleibt das Gehirn unzufrieden, fühlt sich betrogen und fordert erneut Zucker. Du bist also ständig hungrig und isst so viel mehr, als du eigentlich brauchst. Mit Süßstoffen kannst du nicht nur deinen Tee oder Kaffee süßen, sie sind auch in diversen Light-Produkten vorhanden. Light-Produkte, die mit Süßstoffen anstelle von Zucker hergestellt werden, versprechen, dass sie satt, aber nicht dick machen. Dein Bauch lässt sich aber nicht betrügen, denn sobald deine Zunge süß schmeckt, schüttet die Bauchspeicheldrüse etwas Insulin aus. Bekommst du den angekündigten Zucker aber nicht, stürzt sich das Insulin auf all deinen Zucker, den es noch im Blut finden kann. Darauf sinkt der Blutzuckerspiegel dramatisch ab, und es kommt zu Hungergefühlen. Dadurch stellt sich ein unstillbares Verlangen nach Süßem ein und du greifst ständig zu Schokolade und Keksen.

- **Stevia:** Ist auch als Honigkraut bekannt und wird seit über 500 Jahren in Argentinien, Brasilien und Paraguay zum Süßen von Tee verwendet. Auch wird es in der Monokultur in vielen Ländern Asiens angebaut. Die Blätter sind 30 bis 40 Mal so süß wie Zucker. Sie enthalten einen süßenden Stoff, Steviosid, der in seiner reinen Form sogar bis zu 300 Mal süßer ist als Zucker. Bis vor kurzem war Stevia allgemein in Österreich aufgrund von Sicherheitsbedenken verboten. Seit 2. Dezember 2011 wurde der Süßstoff Steviolglycosid (E960) in die Liste der zugelassenen Süßungsmittel aufgenommen. Doch dieser Stoff (Steviolglycosid) ist alles andere als ein natürliches Süßungsmittel. Das Pulver wird in aufwendigen Prozessen durch Extraktion von der pharmazeutisch-chemischen Industrie erzeugt. Die Steviablätter werden konzentriert, gereinigt und (meistens) sprühgetrocknet. Dabei werden Lösungsmittel und andere Chemikalien, die Farbstoffe und weitere unerwünschte Substanzen herausholen, verwendet. Das Endprodukt, das daraus entsteht, ist ein weißes bis leicht gelbliches, kristallines, geruchsarmes und wasserlösliches Puder. Dabei bleibt nicht mehr viel Natur erhalten. Doch seltsam ist, dass die Zulassung von Stevia-Blättern an sich oder Granulaten aus getrockneten Stevia-Blättern weiterhin verboten ist. Ernährungswissenschaftler Sven-David Müller denkt, Verbraucher werden mit der Zulassung von Steviolglycosiden anstatt Stevia-Blättern regelrecht hinters Licht geführt. Das heißt, Natur pur gilt nur für Stevia-Blätter, nicht für das daraus mit diversen chemischen Mitteln und Vorgängen gewonnene Steviolglycosid.

# EIWEIß – MEHR GESUNDHEIT, WENIGER GEWICHTSPROBLEME

Eiweiß kommt in zirka 20% der Körpermasse vor und ist in all deinen Körperzellen vorhanden. Ohne Eiweiß gibt es kein Leben. Es gibt 20 verschiedene Aminosäuren, acht davon sind für Erwachsene essentiell, das heißt lebensnotwendig. Bei Kindern sind es 10 Aminosäuren. Dein Körper kann diese acht Aminosäuren nicht selbst aufbauen, er muss sie täglich mit der Nahrung aufnehmen.

Eiweiß hat wichtige Aufgaben in deinem Körper. Es ist notwendig für dein Wachstum und die Instandhaltung, für die Struktur deines Körpers, deiner Haut, Haare, Knorpel, Sehnen, Muskeln und Knochen. Weiters ist es Bestandteil von Enzymen, wichtig fürs Immunsystem, als kontraktile Elemente im Muskelgewebe (Aktin und Myosin), fördert die Wundheilung, ist Bestandteil von Hormonen, dient als Energiequelle in Notsituationen und hat noch viele weitere Aufgaben.

Aber auch hier gilt: Bei einem Eiweißüberschuss wird das Eiweiß in Fett umgewandelt und gespeichert. In Notsituationen, in denen dein Körper schnell Energie braucht, können Aminosäuren als Energiequelle herangezogen werden.

## *Wo ist Eiweiß enthalten?*

### FISCH[16]

Fisch ist mittlerweile ein beliebtes Lebensmittel, auch bei uns. Jedoch kommt es dadurch immer häufiger zu Überfischung, ökologischem Raubbau und bedrohten Fischarten. Dem kann entgegengewirkt werden, indem du Fisch bewusster isst, nur Fisch kaufst, der aus gesunden Beständen mit schonenden Methoden gefangen wurde.

Ein weiteres Problem ist der Beifang wie zum Beispiel junge Fische, Seesterne oder sogar Schildkröten. Einen Ausweg sucht man daher in der Aquakultur. Rund die Hälfte unseres Fischbedarfs werden bereits durch Aquakultur gedeckt. Doch wie viel besser ist die Aquakultur gegenüber dem Wildfang? Ein großes Problem, das sich dabei stellt, ist, dass viele Fische andere Fische fressen und die Aquakultur damit ebenfalls zur Überfischung beiträgt. Das heißt, für rund 1 kg Lachs benötigt man rund 4 kg Fischmehl.

Auch kommen bei vielen Aquakulturen einige Chemikalien und Antibiotika zum Einsatz. Grundsätzlich solltest du bedenken, dass Fische aus verschmutzen Gewässern und Flüssen, aus Küstenregionen und Binnenmeeren sowie aus der Ostsee mehr Schadstoffe enthalten als Fische aus dem offenen Ozean. Ware aus Aquakulturen weist oft Rückstände von Antibiotika und Pestiziden auf. Wer sich darüber ein Bild machen will, braucht sich nur ein paar Videos im Internet anzusehen. Ich wette, danach achtest du noch genauer auf die Deklarierung. Übrigens: Da Schadstoffe im Fett gespeichert werden, enthalten fettige Fische wie Lachs, Aal, Thunfisch oder Hering zwar viel gutes Jod und Omega-3-Fettsäuren, aber auch eine höhere Konzentration an Schadstoffen. Daher sollten schwangere oder stillende Frauen weniger davon essen. Damit du aus den unzähligen Produkten im Supermarkt einen Überblick bekommst, benötigst du einige Informationen. Greenpeace bewertet jedes Jahr einzelne Fischbestände und Fischereien. Für genauere Informationen kannst du dir auf deren Website jährlich den neuesten Fischratgeber downloaden.

*Kaufst du dir Fisch im Geschäft, sollten folgende Angaben auf dem Produkt stehen:*

- Handelsname und lateinischer Name
- Fischart, z.B. Kabeljau (Gadus morhua)
- Fanggebiet der Welternährungsorganisation FAO, z.B. Nordostatlantik
- Sub-Fanggebiet, z.B. Norwegische See
- Fangmethode, z.B. Ringwade
- Abkürzungen: WF Wildfang, AK Aquakultur, gef. gefangen, zertif. Zertifiziert

Nach meinen Recherchen sind folgende Fische vertretbar zu kaufen: heimische Arten wie Karpfen, Hering, Regenbogen- oder Bachforelle. Alle anderen nur mit Einschränkungen, je nachdem, wo sie gefangen wurden.

## WURST, WELCHES FLEISCH ICH ESSE?[17]

Tierische Lebensmittel wie Fleisch tragen zur lebenswichtigen Versorgung mit Nährstoffen bei. Doch der hohe Verzehr, oft in schlechter Qualität, trägt hierzulande auch zu Problemen bei, da Salz, Purine, Cholesterin und gesättigte Fettsäuren in großen Mengen enthalten sind und Zusatzstoffe wie Nitrit-Pökelsalz, Phosphate, Geschmacksverstärker und Emulgatoren vor allem bei Fleischerzeugnissen beigemischt werden. Wobei ich dazu sagen muss, dass dabei vielmehr die Wurstprodukte die Übeltäter sind. Es sollte zwischen Fleisch und Wurstwaren unterschieden werden. Denn bei Wurst handelt es sich meist um ein sehr hochgradig und oft schlecht verarbeitetes Fleischprodukt. Dennoch muss bei Fleisch und

Wurstwaren, ebenso bei Milch, Milchprodukten und Eiern auf gute Qualität geachtet werden. Auch wenn du es im Kühlregal oft anders siehst, tierische Produkte sollten keine billige Massenware sein. Artgerechte Tierhaltung, ökologische Haltung und Fütterung haben ihren Preis, damit die Bauern für ihre aufwendige Arbeit auch dementsprechend entlohnt werden. Artgerechte Tierhaltung ist auch aus anderen Gründen wichtig, denn Gewebe speichert Emotionen. Diese Erkenntnis wurde aus der Organtransplantation beim Menschen gewonnen. Jene Übertragung von Emotionen geschieht auch, wenn du Fleisch und Organe von Tieren isst. Wird also das Tier gequält oder steht durch Massentierhaltung ständig unter Stress und wird qualvoll geschlachtet, dann werden diese Emotionen und Gefühle im Gewebe des Tieres gespeichert. Deshalb ist es wichtig, auf gute Qualität beim Fleisch, aber auch bei Wurstwaren zu achten.

# DIE WAHRHEIT ÜBER SOJA[18]

Soja, so hört man, hat positive, präventive Effekte auf Brust, Darm, Blase und Prostata. Studien aus Asien sollen zeigen, dass dort hormonabhängige Erkrankungen selten auftreten und der häufige Verzehr von Sojaprodukten dafür verantwortlich ist. Doch diese Behauptungen sind schlichtweg falsch und können in diversen Studien nicht gestützt werden. Denn Soja an sich ist eine Pflanze, die so viele Abwehrstoffe gegen Feinde entwickelt hat, dass sie absolut giftig ist, würdest du sie roh verzehren. Asiaten essen im Gegensatz zu unserer westlichen Welt kaum Sojaprodukte, wie wir sie kennen. Sie verzehren fast ausschließlich nur fermentierte Sojaprodukte wie Sojasauce. Im Gegensatz zu Erbsen, Bohnen und Linsen versuchte man erst gar nicht, besser bekömmliche Sorten zu züchten, sondern versuchte durch Gärung und Fermentation die Pflanze verdaulich zu machen. Dabei baut man nicht nur Abwehrstoffe ab, sondern erhöht gleichzeitig Nährwert und Geschmack. Das Gleiche macht man hierzulande mit Brot, Wein und Käse.

*Doch wie kam es zu diesem Märchen, dass Soja gesund ist?*

Die Sojaindustrie kam erst gegen Anfang des 19. Jahrhunderts in Fahrt. Damals wurde es in Japan viel benutzt. Doch nicht, um damit Sojamilch oder Tofu zu erzeugen, sondern um Dünger, Viehfutter (was nicht sehr gut funktionierte) und Seife zu erzeugen. Und ab und zu wurde Sojaöl gepresst. Doch wenn du es genau betrachtest: Wer würde ein hochwertiges, gesundes Lebensmittel als Dünger verwenden? Etwas später kam die Sojaindustrie dann in die USA. Dort wurde Soja vorerst ebenfalls nicht in der Küche eingebaut, sondern in Plastik umgewandelt und für die Herstellung von Autokarosserien, Badewannen oder Toiletten benutzt. Doch dann kam das billigere Erdöl und verdrängte das Sojaplastik. So musste eine neue Verwendung für Soja gefunden werden. In weiterer Folge kam es zur Verbreitung von Sojaprodukten, in der Lebensmittelbranche.

Phytoöstrogene, die in Soja enthalten sind, verhalten sich wie Hormone, beeinflussen unseren Hormonhaushalt und können sogar zur Unfruchtbarkeit und Krebs führen.

Viele der positiven Eigenschaften, die uns die Industrie erzählt, stützen sich nur auf Vermutungen, negative Eigenschaften werden verschwiegen. Negative Eigenschaften sind z.B., dass große Mengen von Phytinsäure in der Sojabohne die Aufnahme von Eisen, Kalzium, Kupfer, Magnesium und Zink hemmen. Phytoöstrogene unterbrechen die hormonelle Wirkung an verschiedenen Stellen und können zu diversen Krankheiten führen. Tofu lässt laut einer Studie mit 8000 Teilnehmern das Gehirn und seine Leistung schrumpfen, und dieser Effekt zeigt sich schon nach zwei Portionen pro Woche an verzehrtem Tofu.

Ein weiterer negativer Punkt ist der Anbau inkl. der Verwendung von Pestiziden, die Schädlinge bekämpfen sollen. Es wird meist nur von den armen Tieren gesprochen, die oftmals qualvolles erleben müssen, damit sie uns später als billige Nahrung dienen können. Doch selten redet man über die armen Menschen, die in den Soja-Anbauregionen leben. In Argentinien z.B. fliegt man mit Flugzeugen, beladen mit diesen Pestiziden, und verteilt es nicht nur auf den Feldern, sondern überfliegt damit auch Dörfer und Schulen. Kinder sterben, an den Auswirkungen dieser Gifte, Erwachsene kämpfen mit Tumoren, Babys kommen mit Missbildungen zur Welt. Darüber solltest du dir auf jeden Fall im Klaren sein, wenn du Lebensmittel, die aus Soja hergestellt oder Fleisch von Tieren isst, die damit gefüttert wurden.

# EIER

Eier haben einen sehr hohen Nährstoffgehalt und enthalten, ähnlich wie Muttermilch, relativ viel Cholesterin. Deswegen werden bzw. wurden sie auch für die steigenden Zahlen an erhöhten Cholesterinwerten und damit verbundenen Problemen verantwortlich gemacht. Ein Mann, der das widerlegen konnte, erlangte damit Berühmtheit, indem er über 15 Jahre nachweislich jeden Tag zwei Dutzend Eier verspeiste. Doch sein Cholesterinspiegel lag trotzdem unter 200 Milligramm pro Deziliter Blut. Weitere Forschungsgruppen kamen in diversen Studien zum gleichen Ergebnis. Doch so leicht lässt sich die Pharmaindustrie von solchen Studien, die ihnen das Geschäft mit der Angst nehmen, nicht verderben. Also führten sie selbst einige groß angelegte Studien durch, z.B. die Nurses Health Studie mit mehr als 120.000 Krankenschwestern, oder die Health-Professional-Follow-Up Studie, an der über 50.000 Männer aus verschiedenen Gesundheitsberufen teilnahmen. Doch auch hier kam man leider wieder zum selben Ergebnis und zwar: Eier allein haben keinen cholesterinhebenden Effekt, und wer sich ausschließlich cholesterinarm ernährt, gefährdet sogar seine Gesundheit.[19]

Zu welchen Eiern du greifen solltest oder von welchen du lieber die Finger lässt, kannst du in unserer Gegend mittlerweile gut unterscheiden. Dafür gibt es Kennzeichnungen, die auf den Eiern aufgedruckt werden müssen bzw. auch die Verpackung gibt Aufschluss über die Qualität. Dort werden oft die Futtermittel angegeben, die Region oder der Bauer und die Haltungsart der Hühner. Auf den Eiern selbst werden Nummern und Zahlen abgebildet, die folgendes bedeuten:

- Die erste Nummer: 0 = Bio-Freilandhaltung, 1 = Freilandhaltung, 2 = Bodenhaltung, 3 = Käfighaltung. Davon gibt es aus meiner Sicht nur zwei Arten, die ich kaufen würde: 0 oder 1. Wenn du siehst, wie eng die Hühner bei der 2. oder 3. Haltungsart zusammengepresst werden, vergeht dir wahrscheinlich der Appetit auf Eier oder generell auf Hühner.
- Je mehr Eier du verzehrst, desto mehr solltest du auf die Qualität achten. Ein Ei bzw. der Dotter enthält immerhin alle lebensnotwendigen Aminosäuren.
- Die zwei Buchstaben nach der Ziffer geben Auskunft auf das Herkunftsland z.B. AT für Österreich
- Die weiteren Zahlen sind eine Kennzeichnung, um zu erkennen, um welchen Betrieb es sich handelt.

Eier sind so vielseitig einsetzbar, egal ob als Frühstücksei, in Süßspeisen oder als Bindemittel in Teigen, dass es sich lohnt, ab und zu eins zu essen. Wie überall entscheidet Qualität und Menge über Nutzen und Schaden. Es muss nicht immer Bio sein, auch der Nachbarbauer produziert eventuell auch ohne Bio-Siegel gute Qualität. Wichtig ist meiner Meinung nach, dass die Tiere genügend Auslauf bekommen und nicht mit Soja gefüttert werden.
Und für diejenigen, die nur das Eiweiß essen, weil sie glauben, dass dort mehr Proteine enthalten sind – das stimmt nicht. Im Dotter findest du nicht nur mehr Proteine, sondern wie bereits erwähnt auch alle lebensnotwendigen Aminosäuren.

# MILCH UND MILCHPRODUKTE

Milch und Milchprodukte enthalten viel Eiweiß, viele wichtige Vitamine wie B-Vitamine und Mineralstoffe wie Kalzium. Milch ist ein Thema, über das sehr kontrovers diskutiert wird. Es gibt sicher viele Bevölkerungsgruppen, die Milch und Milchprodukte nicht vertragen, auch in unseren Regionen leiden viele an Milchunverträglichkeit mit der wissenschaftlichen Bezeichnung „Laktose-Intoleranz." Diese Menschen fühlen sich nach dem Verzehr von Milch und Milchprodukten oft sehr unwohl, bekommen Bauchschmerzen, Blähungen, dünnem Stuhl oder Durchfall. Milch enthält den sogenannten Milchzucker (Laktose), und dieser führt hin und wieder zu Problemen. Denn um diesen Milchzucker verwerten zu können, benötigst du das Enzym Laktase. Eigentlich produziert jeder Mensch bzw. jedes Baby Laktase so lange, bis es entwöhnt wird, sprich, keine Muttermilch mehr benötigt. Doch warum vertragen es einige doch? Ich denke, das hängt damit zusammen, dass sie nie aufhören, Milch zu trinken. Und das eigentliche Problem in einer kaputten Darmflora liegt darin, dass du dir vielleicht schon über die Jahre durch schlechte Ernährung und Gewohnheiten ein schlechtes Milieu erarbeitet hast. Testest du dich auf Laktoseinteroleranz und es kommt zu keinem Ergebnis, hast aber dennoch mit Problemen nach dem Verzehr in Milchprodukten zu kämpfen, könnte auch das Milcheiweiß (Kasein) das Problem sein. Hier gilt es zum einen, die Allergene zu meiden, um nicht noch mehr Schaden anzurichten, und zum anderen, die Darmflora wieder zu sanieren, um im besten Fall bald alles wieder genießen zu können.

Die Argumente, warum du Milchprodukte generell meiden solltest, obwohl du keine Probleme damit hast, halte ich für völligen Schwachsinn. Zum Beispiel hörst du vielleicht oft, dass Kuhmilch nur für die Kälber sein sollte, hingegen Ziegen- oder Schafmilch seien teilweise in Ordnung.

Udo Pollmer, ein deutscher Lebensmittelchemiker und Autor, hat dazu noch einen guten Vergleich aufgestellt. Warum sollst du Kuhmilch vermeiden und Honig ist okay? Ist das nicht irgendwie das gleiche? Honigbienen produzieren ihren Honig nicht wie oft angenommen für die Menschen, er dient vielmehr als Überlebensgrundlage für die Bienen, vor allem in den kalten Wintermonaten. Honig wird sogar als sehr gesund angepriesen. Ich denke, hier sollte jeder selbst entscheiden, ob es einem gut tut oder nicht, und falls nicht, die Ursache des wirklichen Problems finden. Außerdem macht, wie immer, die Qualität den Unterschied. Auch für diejenigen, die Milch vertragen, gilt es, darauf zu achten, ob die z.B. Milch vom Bauern direkt kommt, der den Kühen nur natürliche Nahrung füttert, oder ob es sich um eine hochverarbeitete Haltbarmilch aus Massentierhaltung handelt.

## *Fakten über Milch und Milchprodukte, die du kennen solltest:*

- Laktose ist auch in Schokolade, Fertigsuppen, Süß- und Backwaren und Medikamenten enthalten. Es macht also keinen Sinn, nur Milch an sich zu vermeiden. Hier musst du schon etwas genauer hinsehen.

- Willst du Käse ohne Laktose verzehren, nimmst du einfach einen, der über drei Monate gereift ist und ersparst dir somit einiges an Geld. Denn die Käsesorten, die extra als „laktosefrei" ausgewiesen sind, sind oft überteuert und enthalten vielleicht noch sinnlose Zusatzstoffe.
- Milchprodukte wie Topfen, Cottagecheese oder Harzer Käse (Magermilchkäse) enthalten den höchsten Proteinanteil.
- Fermentierte Produkte wie Joghurt, Kefir oder Sauerrahm werden oft besser vertragen.
- Geht es nur um den Kalziumgehalt, der durch die Milch aufgefüllt werden soll, gibt es Lebensmittel, die weitaus mehr Kalzium enthalten. 100 g Mohn zum Beispiel enthält mehr als doppelt so viel Kalzium wie ein halber Liter Milch.
- Auch bei Milch und Milchprodukten machen Qualität (also Fütterung und Haltung der Tiere), Verarbeitung und Menge den Unterschied, ob es gesund oder ungesund für deinen Körper ist.

## SPROSSEN UND KEIME

Angekeimte Samen enthalten lebenswichtige Vitamine, Mineralstoffe, Spurenelemente, hochwertige Proteine, leicht verdauliche Kohlenhydrate und sind reich an verdauungsfördernden Ballaststoffen. Sobald ein Samenkern zu keimen beginnt, tritt ein enzymatischer Umwandlungsprozess in Gang, der in späteren Wachstumsphasen nicht wieder erreicht wird. Der Vitamingehalt steigert sich dadurch enorm. Angekeimte Saaten tragen wesentlich zur Deckung des Tagesbedarfs an Vitaminen und Mineralstoffen, vor allem Eisen und Magnesium bei, und haben einen sehr hohen Proteingehalt. Sie würden also ideal die vegetarische Kost ergänzen.

Zum Keimen eignen sich Getreidekörner und sämtliche Samen, vor allem Pflanzen, welche wir essen, mit Ausnahme der Nachtschattengewächse, wie z.B. Tomate, Kartoffel, Paprika und Aubergine.

Am besten schmecken meiner Meinung nach Radieschen. Sie solltest du auch bei anderen Sprossen dazumischen, denn dann schimmeln diese nicht so schnell. Bei Radieschen bildet sich nach ca. zwei bis drei Tagen ein Flaum, der zwar aussieht wie Schimmel – das gehört zum Keimprozess dazu – aber keiner ist.

Beim Kauf von Keimgut ist besonders darauf zu achten, dass es speziell zum Keimen angeboten wird, das heißt, dass es aus biologischem Anbau stammt, nicht chemisch behandelt wurde und voll keimfähig ist.

Erhältlich ist Keimgut in Drogerien, Reformhäusern, Naturkostläden und in Naturkost-Abteilungen des Lebensmittelhandels.

## Sprossen selber keimen – Anleitung und wichtige Infos

**Voraussetzung für einen guten Erfolg ist:**
- Wasser: Zum Aufquellen der Körner
- Licht: Keime dürfen nicht zu dunkel stehen. „Leben braucht Licht!" – Sie sollten aber der direkten Sonnenbestrahlung nicht ausgesetzt werden.
- Temperatur: die günstigste Keimtemperatur beträgt 19 bis 21° C.
- Luft: Luftzirkulation ist wichtig, da während des Keimprozesses Gase frei werden.

**Keimvorgang:**
- Zuerst das Keimgut unter fließendem Wasser waschen und anschließend vier bis zwölf Stunden (Hülsenfrüchte bis zu 36 Stunden) in Wasser einweichen. Am besten eignet sich dafür ein spezielles Keimglas. Das ist einfach eine Art Marmeladeglas mit einem siebartigen Schraubverschluss, damit das Wasser abfließen kann und die Keime genügend Luft bekommen.
- Achte darauf, dass das Sieb nicht im Wasser steht (evtl. auf einen Teller stellen). Die Keime morgens und abends spülen. Gutes, gründliches Spülen ist besonders wichtig, denn durch diese mechanische Reinigung kannst du Fäulnis, Schimmel und Ersticken der Keimsprossen verhindern.
- Bei Zugabe von Rettichkörner kann Schimmelbildung unterbunden werden.
- Die Ernte ist abhängig von Sorte und Temperatur und kann nach zwei bis sieben Tagen erfolgen.

**Lagerung:**
- Keimgut: Dunkel und trocken lagern
- Fertige Keime und Sprossen können im Kühlschrank zwei bis drei Tage aufbewahrt werden.
- Vor Gebrauch die Keimlinge gründlich durchsehen: verdorbene, schimmlige Keimlinge sofort entfernen!

Die Sprossen können das Essen sowohl optisch als auch in Hinsicht auf die Nährstoffe aufwerten. Du kannst sie zum Beispiel über Salate, Suppen, vegetarische Speisen oder diverse Eiervariationen geben.

# FETTE – MEHR FETT, BITTE!

Unser Körper besteht durchschnittlich aus ca. 12 bis 30% Fett, wobei Frauen einen höheren Körperfettanteil haben als Männer. Bei sehr gut trainierten Personen liegt der Anteil meist noch etwas niedriger. Dazu gibt es vom American Council on Excercise (ACE) eine Tabelle, die du oft im Fitnessbereich findet.

## Fettanteil von Frauen und Männern

Hier wird zwar unterteilt nach Frauen und Männern, nicht aber nach Alter. Dennoch ist es eine gute Richtwerttabelle, die eine ungefähre Einschätzung zulässt.

**Tab. 2: Fettanteil Aufteilung nach ACE**

| Klassifikation | Frauen | Männer |
| --- | --- | --- |
| Untergewicht | 10 - 13 % | 2 - 5 % |
| Athletisch | 14 - 20 % | 6 - 13 % |
| Fit | 21 - 24 % | 14 - 17 % |
| Durchschnittlich | 25 - 31 % | 18 - 24 % |
| Fettleibig | > 32 % | > 25 % |

Der Untergewichtswert beschreibt den minimalsten, aber essentiellsten Fettanteil. Mit weniger wärst du nicht mehr gesund. Damit das System noch einigermaßen funktioniert, darf dieser Wert nicht unterschritten werden.[20]

## Alles, was du über Fett noch wissen musst, um es richtig einzusetzen[21]

Fett ist neben dem Eiweiß der allerwichtigste Stoff für den Körper. Es liefert pro Gramm doppelt so viel Energie wie Kohlenhydrate und Eiweiße. Es ist besonders wichtig, wenn Wärmeenergie gebraucht wird. Menschen in kalten Ländern brauchen daher mehr Fett als Menschen in warmen Regionen, im Winter mehr als im Sommer. Doch sitzen wir mittlerweile meistens viel in beheizten Räumen und brauchen nicht viel mehr Fett als im Sommer. Das heißt, Fett wird zwar täglich in jeder Mahlzeit benötigt, nur solltest du es nicht im Übermaß verzehren. Fett ist wichtig für die fettlöslichen Vitamine A, D, E und K, dient als Schutz und Stoßdämpfer für deine Organe und, wie bereits erwähnt, als Wärmeisolator. Fett verweilt am längsten im Magen, hat daher einen hohen Sättigungswert und ist ein guter und langanhaltender Energielieferant.

Deine Ernährung beeinflusst deine Gesundheit. Je mehr du von den natürlichen Lebensmittel unserer Vorfahren abkommst, desto mehr verschlechterst du deinen Gesundheitszustand. Dafür wird eine ganze Reihe von Gründen verantwortlich gemacht, wovon sich einige wahrscheinlich vermeiden hätten lassen können. In den 1950er-Jahren stellte der Ernährungsforscher Ancel Keys die Fett-Hypothese auf. Er behauptete, dass es in Ländern, in denen vermehrt gesättigte Fettsäuren konsumiert werden, mehr Herz-Kreislauf-Erkrankte gibt. Da sich das bei seinen Forschungen aber nicht bestätigte, fälschte er die vorliegenden Daten, um seine These zu stützen. Die Behauptung wurde zwar von vielen Forschern widerlegt, trotzdem hält sich dieser Gedanke bis heute. Da von diesem Zeitpunkt an die gesättigten Fettsäuren wie Butter, Kokosöl oder Fleisch als ungesund galten (da sie hoch an gesättigten Fettsäuren sind), stürzte man sich auf die mehrfach ungesättigten Pflanzenöle. Dabei tauchten aber einige Probleme auf. Ungesättigte Fettsäuren werden schnell ranzig, sind bei niedrigen Temperaturen flüssig, das heißt, du kannst sie nicht aufs Brot streichen, und zudem lassen sie sich kaum erhitzen. Die Lösung, die sich die Nahrungsmittelindustrie dafür ausdachte, war, die Pflanzenöle künstlich zu härten.

Vereinfacht gesagt: Man stellte aus den Teilen des Pflanzenöls, die ungesättigt waren, also als gesund gelten, eine gesättigte Variante des Öls her, um die gewünschten Eigenschaften zu erhalten. Und so wurde aus dem gesunden Fett eine künstliche Form von dem, was man vorher angeprangert hat.

Den Konsumenten wurde das jedoch nicht erzählt. Diese Fette wären ja im Grunde genommen nicht unbedingt schlecht, würden bei dieser künstlichen Herstellung nicht sehr ungesunde Stoffe entstehen – die sogenannten Transfette. Mittlerweile weiß man, wie ungesund Transfette sind. In einigen Ländern wurde die Verwendung bereits verboten oder sehr eingeschränkt. Sie entstehen bei künstlicher Härtung ungesättigter Fettsäuren, z.B. von Pflanzenölen, oder wenn diese zu stark erhitzt werden. Sie sind überall dort enthalten, wo „künstlich gehärtet" oder „teilweise gehärtet" auf der Verpackung zu lesen ist, z.B. in Margarine, Ceres, Keksen, Pommes, Chips, frittierten Lebensmitteln, Fertigsuppen, Nuss-Nugat-Aufstrich, Schmelzkäse, Fertiggerichte und Junk Food. Sie entstehen aber auch beim Anbraten, also bei zu stark erhitzten Pflanzenölen, z.B. Sonnenblumenöl. Außerdem kommt hinzu, dass Transfette sehr langsam vom Körper abgebaut werden. Nach 51 Tagen ist im Körper immer noch die Hälfte der Transfette, du heute zu dir nimmst, enthalten. Nach 102 Tagen immer noch ein Viertel. Entsprechend lange richten sie im Körper auch Schaden an. Die Weltgesundheitsorganisation (WHO) warnte schon 1978 vor diesen gefährlichen Fetten, doch die Pflanzenölindustrie hatte keine günstige Alternative, und die Öffentlichkeit wurde weiter fehlinformiert.

Öle enthalten von Natur aus verschiedene Mischungen an Fettsäuren. Wichtig zu wissen ist, dass die Eigenschaften einer Fettsäure von ihrer Länge abhängig sind, d.h. ob sie kurz-, mittel- oder langkettig sind. Je länger also die Fettsäuren sind, desto mehr Energie auf kleinem Raum können sie speichern. Weiters unterscheidest du zwischen der Sättigung einer Fettsäure. Je höher der Anteil an gesättigten Fettsäuren, desto höher kann das Fett erhitzt werden, ohne zu einem schädlichen Transfett zu werden.

## OMEGA-6- UND OMEGA-3-FETTSÄUREN

Ungesättigte Fettsäuren sind essentiell, also lebensnotwendig, und du musst sie mit der Nahrung täglich zuführen, da der Körper sie nicht selbst herstellen kann. Das sind Omega-3- und Omega-6-Fettsäuren. Ungesättigte Fettsäuren gelten in unserer Gesellschaft als sehr gesund, daher ist man der Meinung, ganz viel davon zu benötigen und sie für alles zu verwenden. Sei es für Salate, zum Kochen oder ins Müsli. Jedoch brauchst du nur kleine Mengen im richtigen Verhältnis von Omega 3 zu Omega 6, das heißt, 1:1 bis maximal 1:5.

*Doch aus einigen Gründen musst du mit ungesättigten Fettsäuren auch vorsichtig sein:*

- Sie werden schnell „ranzig" und neigen dann zur Bildung schädlicher Transfette
- Durch Erhitzung z.B. beim Braten entsteht schädliches HNE (4-Hydroxynonenal). Diese führt zur Zellschädigung und letztendlich zum Absterben von Zellen
- Durch falsche Lagerung neigen sie zur Bildung gefährlicher freier Radikale, die ebenfalls Zellen schädigen und an diversen Krankheiten beteiligt sind. Sie schädigen die Haut, schwächen das Immunsystem, zerstören Enzyme, Eiweiße, schädigen Gene und die Mitochondrien.
- Ein Überschuss an Omega 6 unterdrückt die Verwertung von Schilddrüsenhormonen.

Ungesättigte Fettsäuren, besonders die mehrfach ungesättigten, sind sehr empfindlich gegenüber äußeren Einflüssen. Durch Einwirkung von Sauerstoff, Hitze, Licht und anderen Faktoren können sie leicht oxidieren und erzeugen so sehr viele freie Radikale. Diese sind schädlich für unsere Zellen und an der Entstehung von Krebs und Arteriosklerose beteiligt. Eine der besten Quellen für Omega 3 ist Meeresfisch wie z.B. Lachs, aber auch Bio-Eier, oder für Veganer, Algen bzw. Leinöl oder Hanföl stellen gute Quellen dar. Wobei die Bioverfügbarkeit bei letzteren wesentlich schlechter ist.

## TRANSFETTE

Transfette sind ungesättigte Fettsäuren die vor allem durch lebensmitteltechnologische Prozesse in eine schädliche Substanz umgewandelt werden, ohne jeglichen, positiven Nutzen für deinen Organismus. Transfette entstehen durch zu starkes Erhitzen von ungesättigten Fettsäuren, beim Frittieren oder bei der chemischen Härtung von Ölen. Liest du also auf Verpackungen „gehärtet" oder „teilweise gehärtete Pflanzenfette", kannst du davon ausgehen, dass es sich um schädliche Transfette handelt. Sie sind vor allem enthalten in Keksen, Chips, Instantsuppen, Frittiertem, Margarine, Pommes, Nuss-Nugat-Aufstrichen, Backwaren, Schmelzkäse, Fertiggerichten, aber auch in der pasteurisierten ultrahocherhitzten Milch oder Milchprodukten.

Das hat folgenden Grund: Normalerweise haben Fettsäuren chemisch gesehen eine natürliche Cis-Form (weil sie wie ein umgekehrtes C aussehen). Doch durch die oben genannten Gründe verändert sich die Form. So werden sie für den Organismus ein Fremdkörper, den er nicht einordnen kann. Sie müssen daher irgendwie eingelagert und unschädlich gemacht werden. Diese Einlagerung bewirkt, dass es dreimal so lange dauert, bis solch eine Fettsäure wieder abgebaut wird. Sie richtet also dementsprechend lange Schaden an. So machen Transfette Zellwände durchlässiger, es entstehen freie Radikale, sie fördern Entzündungen und Übergewicht und viele andere gesundheitliche Probleme.

## KOCH- UND SPEISEFETTE

Egal ob Koch- oder Speisefette: Wichtig ist, auf eine gute Qualität zu achten. Nicht alle Fette und Öle eignen sich zum Kochen. Ideal sind diejenigen mit einem hohen Anteil an gesättigten Fettsäuren wie Butterschmalz oder Virgin Coconut Oil, da sie sehr hitzestabil sind. Olivenöl ist nur bedingt zum Kochen geeignet. Da es sehr viele einfach ungesättigte Fettsäuren enthält und nur wenige gesättigte, kannst du es zwar erwärmen, aber nicht erhitzen. Es ist also zum Anbraten von z.B. Fleisch ungeeignet, da dabei das Fett ziemlich hoch erhitzt werden muss. Andere Öle wie Rapsöl oder Sonnenblumenöl sind nur dann geeignet, wenn sie stark raffiniert wurden, doch dann haben sie überhaupt keinen gesundheitlichen Nutzen mehr. Im Gegenteil, sie sind eher schädlich, da sie trotzdem noch einen höheren Anteil an ungesättigten Fettsäuren enthalten, die einfach nicht zum Kochen verwendet werden sollten.

# BUTTERSCHMALZ

Butterschmalz hat eigentlich die gleichen Eigenschaften wie z.B. Schweineschmalz. Es wird aber nicht aus Schlachtfett, sondern aus Kuhmilch erzeugt. Es wird aus Butter gewonnen, nachdem dieser Wasser, Milcheiweiß und Milchzucker entzogen wurde. Übrig bleibt somit nur noch das reine Butterfett.
Durch das Entziehen von Wasser bleibt es auch länger haltbar. Im Kühlschrank kann es somit mehrere Monate gelagert werden, ohne ranzig zu werden. Du solltest jedoch nur einen sauberen Löffel zum Herausschöpfen verwenden. Butterschmalz kann auch leicht selbst hergestellt werden.

## *Butterschmalz selbst herstellen:*

Butter wird (damit sich der Aufwand lohnt, mindestens 1 Kilogramm verwenden) in einem großen Topf auf kleiner bis mittlerer Flamme erwärmt. Es bildet sich immer wieder Schaum, welcher abgeschöpft, aber nicht weggeschüttet werden muss. Der abgeschöpfte Milchanteil kann ein paar Tage in einem Glas im Kühlschrank aufbewahrt und zum Verfeinern von Suppen und Saucen und anderen Gerichten verwendet werden. Das Fett muss so lange warmgehalten und abgeschöpft werden, bis sich eine goldgelbe Flüssigkeit bildet, bei der du bis zum Bodentopf siehst. Du musst jedoch achtgeben, dass die Butter nicht anbrennt. Zum Schluss solltest du das Fett noch einmal durch ein feines Sieb gießen, in Einmachgläsern abfüllen und im Kühlschrank lagern.

# VIRGIN COCONUT OIL

Aus dem Kokosfleisch wird das Kokosöl gewonnen, das zu ca. 35% aus Öl besteht. Der Rest ist Wasser, Eiweiß, Kohlenhydrate (Zucker und Ballaststoffe), Vitamine und Mineralien. Kokosöl besteht aus 92% gesättigten, 8% ungesättigten und davon nur 2% mehrfach ungesättigten Fettsäuren.
Es gibt verschiedene Qualitätsstufen bei der Herstellung von Kokosöl. Beim Kauf dieses Öls sollte darauf geachtet werden, dass es sich um VCO-Öl oder Virgin Coconut Oil (ich bezeichne es hier einfach als Kokosöl) handelt. Hierbei wird das Öl aus frisch geöffneten Nüssen gewonnen und innerhalb kürzester Zeit durch möglichst schonende Methoden verarbeitet. Dabei ist jedoch nicht das Öl aus dem Supermarkt gemeint, das sich Ceres nennt. Das ist eine künstlich gehärtete Form und enthält daher Transfettsäure.
Das Kokosöl ist nicht sehr empfindlich, sehr gut haltbar und kann bei Raumtemperatur

aufbewahrt werden. Im Kühlschrank ist es fest, bei Raumtemperatur wird es weich und bei einer Temperatur über 25 °C ist es flüssig.

Kokosöl ist laut mittlerweile vieler Studien nicht nur in der Lage, viele Krankheiten zu beseitigen bzw. zu lindern, sondern es ist auch noch gesund. Die mittelkettigen Fettsäuren haben im Gegensatz zu den langkettigen, aus denen die meisten anderen Öle bestehen, eine völlig andere Wirkung.

Langkettige Fette werden an Lipoproteine gebunden und zu den Zellen befördert. Mittelkettige Fette werden ungebunden direkt zur Leber geschickt und stehen so zur schnellen Energiegewinnung bereit. Die Leber kann aber auch mittelkettige Fettsäuren zu Ketone umwandeln.

Unser Gehirn verbraucht ca. 20% unserer Energie. Zur Energieproduktion kann das Gehirn kein Fett benutzen – es braucht also Kohlenhydrate. Das Gehirn könnte sich die Energie auch aus den Eiweißen im Muskel holen, was auf Dauer schädlich sein kann. Daher gibt es noch eine andere Variante. Das Gehirn kann Energie auch aus Ketone beziehen. Sie produzieren 25% mehr Energie als Kohlenhydrate und sind daher auch leistungssteigernd. Außerdem können mittelkettige Fettsäuren ohne Probleme ins Zellinnere gelangen und brauchen nicht wie die Glukose Insulin, um in die Zelle eingeschleust zu werden. Das ist bei Krankheiten wie Diabetes Typ 2 wichtig zu wissen, da hier zu wenige Rezeptoren vorhanden sind und die Zelle nicht mehr ausreichend mit Energie versorgt werden kann. Es gibt zwar auch insulinunabhängige Mechanismen, die im Notfall zur Anwendung kommen, doch das ist wieder ein anderes Thema, das genauer beschrieben werden müsste.

Aufgrund seiner außergewöhnlichen Eigenschaften wirkt das Kokosöl sich in sehr vielen Bereichen positiv auf den Körper aus.

Kokosöl enthält sehr viel Laurin- und Caprylsäure und kann somit dem Körper bei der Abwehr von Keimen (Bakterien, Viren, Pilze und Parasiten) unterstützen. Weil Laurinsäure so gut gegen Krankheitskeime wirkt, ist sie auch in der Muttermilch vorhanden. Sie schützt das noch nicht ausgebildete Immunsystem des Säuglings.

Kokosöl ist auch bei Haut und Haar gut einsetzbar. In den meisten Hautcremen ist vor allem Wasser enthalten, das die Haut aufquellen und die Falten verschwinden lässt. Doch verlässt das Wasser die Haut auch schnell wieder und die Falten kommen wieder hervor. Die Prozedur muss dann ständig wiederholt werden. Besteht die Creme nicht nur aus Wasser, dann meist aus Pflanzenölen, die aber bei Wärme und Licht wieder freie Radikale bilden und eigentlich das Gegenteil vom Gewollten passiert. Kokosöl wäre dagegen eine günstige

Alternative. Es dringt fast gleich schnell in die Haut ein wie Wasser, bleibt dort aber länger und bildet, da es hitze- und lichtunempfindlich ist, kaum freie Radikale. Selbst bei trockener Haut und Hautkrankheiten wird von positiven Ergebnissen berichtet.

Das Kokosöl kann sich auf der Haut aber erst dann positiv auswirken, wenn die Fettsäuren aufgespalten werden. Das geschieht mit Hilfe der Bakterien, die weitgehend nützlich für uns sind, da ja die Haut kein steriler Ort ist. Auch zur Haarpflege kann Kokosöl herangezogen werden. Das Öl wird einfach ins gewaschene Haar einmassiert, dort sollte es mindestens ein paar Stunden oder über Nacht einwirken und danach ausgewaschen werden. Es wirkt auch gegen Kopfhautschuppen. Kokosöl vereint so viele positive Eigenschaften für deine Gesundheit, dass es sicher keinen Nachteil bringt, es auszuprobieren.

## Warum solltest du Kokosöl verwenden?

Da gibt es viele Gründe, eins jedoch sei gleich gesagt: Kokosöl ist nicht gleich Kokosöl. Wir sprechen hier nur von unraffiniertem, kaltgepresstem „Virgin Coconut Oil", kurz VCO Kokosöl bzw. Nativ (extra) Kokosöl.

Im Kokosöl sind, wie auch in anderen Kochölen, hauptsächlich gesättigte Fettsäuren enthalten. Und das ist, wie du schon weißt, auch gut so. Manche glauben zwar immer noch an den Mythos, dass diese Form der Fette gefährlich für unser Herz ist. Es gibt aber mittlerweile viele Studien, die besagen, dass Kokosöl und besonders die darin enthaltenen mittelkettigen Fettsäuren (MCT) sehr gesund sind, sofern du sie wie alle anderen Quellen nicht im Übermaß isst. Mittelkettige Fettsäuren bestehen aus acht bis zehn Kohlenstoffatomen und sind der Muttermilch sehr ähnlich. Außerdem sind sie wesentlich besser in Wasser lösbar als langkettige Fettsäuren. Dadurch benötigen MCT so gut wie keine Enzyme aus der Bauchspeicheldrüse und keine Gallensäure für die Verdauung. Das heißt, die Fettsäuren werden direkt von der Leber absorbiert und leicht aufgenommen. Sie erhöhen dadurch die geistige Leistungsfähigkeit, weil sie auch im Gehirn als schneller Energielieferant zur Verfügung stehen. Ansonsten ist ja nur Zucker in der Lage, dem Gehirn Energie zu geben.

## So wirkt sich Kokosöl auf den Körper aus:

- Kokosöl verbessert die Cholesterinzusammensetzung und schafft so ein besseres Verhältnis von HDL- zu LDL-Werten (siehe Cholesterin auf Seite 152).
- Kokosöl dient als gute Energiequelle vor allem bei anabolen oder ketogenen Diäten, da sie die Bildung von Ketonkörper unterstützt. Ketone versorgen den Körper nicht nur auf

natürliche Weise mit Energie, sie gelten auch als gute Quelle für den Fettabbau. Da unser Körper nur Ketone beim Fasten oder dem Verzehr von MCTs produziert, ist Kokosöl eine perfekte Unterstützung beim Gewichtsmanagment.
- Beim Sport entstehen vermehrt freie Radikale, die bekanntlich unsere Zellen schädigen. Im Gegenzug dazu benötigt unser Körper genügend Antioxidantien (Radikalfänger), um dem entgegenzuwirken. Diese sind vor allem in Obst und Gemüse zu finden. Aber laut einer im Jahr 2006 veröffentlichten Studie in der Zeitschrift Food Chemistry soll der regelmäßige Verzehr von Kokosöl die antioxidative Enzymaktivität deutlich erhöhen. Wobei ich jedoch anmerken muss, dass freie Radikale auch notwendig für eine effektive Anpassung des Trainings und daher in gewisser Menge unbedingt erforderlich sind. Hier ist aber ein guter Ausgleich von großer Bedeutung.
- Ein weiterer Pluspunkt für Kokosöl ist, dass es unser Immunsystem dabei unterstützt, sich Viren, Bakterien und Pilze vom Leib zu halten bzw. diese zu bekämpfen. Zudem unterstützt Kokosöl äußerlich angewendet die natürliche Barrierefunktion der Haut.

## OLIVENÖL

In der EU gibt es verschiedene Güteklasseneinteilungen für Olivenöl. Am qualitativ hochwertigsten ist das Native Olivenöl extra. Es wird kaltgepresst und darf keine Zusätze von anderen Ölen oder sonstigen Raffinationsprozessen enthalten. Danach kommt Natives Olivenöl und zum Schluss das reine Olivenöl. Letzteres ist ein Gemisch aus kaltgepresstem und raffiniertem Öl und ist daher nicht zu empfehlen[22]. Es ist wirklich wichtig, das Etikett genauestens zu lesen, um sich nicht von der Verpackung täuschen zu lassen.

Die Olivenfrucht besteht aus Schale, Fruchtfleisch und Kern. Eine Olive besteht aus rund 15 bis 25% Öl, 19% Kohlenhydraten, ca.1,6% Eiweiß und 6% Faserstoffen. Doch was den Unterschied zu anderen Ölen ausmacht, ist die Fettsäurezusammensetzung, die zu drei Vierteln aus einfach ungesättigter Fettsäure besteht. Laut heutigem Wissensstand gilt die einfach ungesättigte Fettsäure als sehr gesund, da sie eine besondere Schutzwirkung auf das Blut hat, beim Zellaufbau von Kleinkindern eine wichtige Rolle spielt und sich auf eine gute Lernfähigkeit auswirkt.

Es gibt zwar immer widersprüchliche Ergebnisse bezüglich den Cholesterinwerten, jedoch gilt es als gesichert, dass sich Olivenöl positiv auf den schlechten LDL-Cholesterinwert auswirken soll. Außerdem ist Olivenöl ein hervorragendes Mittel zur Anregung des Gallensaftes und bei Magenbeschwerden zu empfehlen. Ein Gemisch aus Olivenöl und Zitronensaft soll nicht nur bei Verstopfung helfen, sondern ebenso einen Sonnenbrand mildern. Bei diversen Hautproblemen kommen Olivenöl, Olivenölseife oder Produkte aus Olivenöl zum Einsatz. [23]

# RAPSÖL

*Die Lebensmittelindustrie sagt zu uns:*
"Rapsöl ist ein gesundes Salatöl und eignet sich bestens zum Kochen.
Rapsöl hat eine einzigartige Fettsäurezusammensetzung. Es ist reich an der einfach ungesättigten Ölsäure, enthält wenig gesättigte Fettsäuren und einen signifikanten Anteil an mehrfach ungesättigten Fettsäuren. Darunter auch die herzschützenden Omega-3-Fettsäuren."

*Was jedoch wirklich der Fall ist, ist:*
Ursprünglich wurde Rapsöl nicht zum Essen, sondern als Lampenöl, Schmiermittel oder zur Seifenherstellung verwendet. Rapssaat ist eigentlich giftig, weil es große Mengen der giftigen Erucasäure enthält. Seit der Züchtung von Sorten, in denen nur noch Spuren der Erucasäure enthalten sind, hat es sich zu dem entwickelt, was es heute ist. Forscher, die sich sehr mit Rapsöl beschäftigen – etwa Sally Fallon oder Mary G. Enig sagen, dass es z.B. das chemische Mittel Senfgas und andere Chemikalien enthält, das unter anderem zur Verklumpung der Blutzellen und vielen weiteren unangenehmen Folgen führt.

*Also was kannst du nun glauben?*
Mitte der 1980er-Jahre hatte die Lebensmittelindustrie ein großes Problem. Auf der einen Seite wurden mehrfach ungesättigte Fettsäuren als sehr gesund angepriesen. Wobei man später zur Kenntnis kam, dass gerade Kornöl und Sojaöl Ursache für viele gesundheitliche Probleme, speziell Krebs, sind. Auf der anderen Seite waren gesättigte Fettsäuren schon als schlecht beschimpft worden. Dadurch war man in der Zwickmühle:
Die Industrie konnte aufgrund der Tatsachen diese flüssigen, mehrfach ungesättigten Fettsäuren nicht mehr schön reden, auf der anderen Seite die gesättigten Fettsäuren wie Butter, Kokosöl oder Schmalz nicht wieder als gut darstellen, ohne einen Aufruhr zu verursachen – abgesehen von den Kosten, die dadurch entstanden wären. All das wurde in geheimer Absprache mit der Amerikanischen Herzgesellschaft, vielen Politikern und den Ernährungsabteilungen vereinbart. Jetzt blieb nichts mehr anderes übrig als sich der einfach ungesättigten Fettsäuren wie Rapsöl und Olivenöl anzunehmen.[24] Doch wie schon erwähnt und wenn du logisch darüber nachdenkst, eignen sich nur die gesättigten Fettsäuren, auf keinen Fall mehrfach ungesättigte Fettsäuren zum Kochen und Braten. Doch gerade dafür

wird Rapsöl meistens verwendet. Schon allein aus diesem Grund solltest du Rapsöl meiden. Als Salatöl kann es verwendet werden, jedoch nur stark raffiniert, denn unraffiniert wäre es ungenießbar.

## LEINÖL

Leinsamen gibt es schon sehr lange Zeit, und ihr gesundheitlicher Nutzen durch den hohen Anteil an den entzündungshemmenden Omega-3-Fettsäuren ist bereits bekannt.

*Was du aber beim Kauf beachten musst, um eine gute Qualität des Öls zu erhalten, ist:*
- dass es kalt und vor allem möglichst frisch gepresst wurde.
- dass es im Geschäft nicht einfach im Regal gelagert, sondern immer gekühlt wird.
- dass es in einer dunklen Flasche abgefüllt ist.
- Weiters solltest du darauf achten, sobald das Leinöl geöffnet wurde, es so schnell wie möglich zu verbrauchen.
- Leinöl darf nie erhitzt werden, denn es ist nicht hitzebeständig. Daher sollte es auch im Kühlschrank kühl, trocken und dunkel gelagert werden.

Das Öl ist sehr empfindlich gegenüber Licht, Luft und Wärme und wird daher bei Unterbrechung der Kühlkette und durch das Licht schnell ranzig. Das schmeckt dann weder gut, noch ist es gesund.
Die positive Wirkung des Leinöls verstärkt sich in Kombination mit Eiweiß. Deswegen sind Erdäpfel mit Kräutertopfen und Leinöl eine gesundheitliche Wohltat, sowie der aus der Krebsbekämpfung stammende Budwigtopfen von Dr. Johanna Budwig (siehe Rezeptteil unter „Kaltes Frühstück").

Weitere gute Speiseöle sind Hanföl, welches ebenfalls viele gute Omega-3-Fettsäuren enthält sowie echtes Kürbiskernöl, Sesamöl und weitere Geschmacksöle. Geschmacksöle sollten aber wirklich nur als Geschmacksträger verwendet werden, also in kleinsten Mengen, da sie viele Omega-6-Fettsäuren enthalten und diese bei übermäßigem Verzehr entzündungsfördernd wirken.

## WASSER UND SALZ – DIE QUELLEN DES LEBENS

Wasser ist chemisch betrachtet ein Lösungs-, Transport- und Reinigungsmittel. Es fördert die Entschlackung, hält den osmotischen Druck aufrecht, das heißt, es reguliert deinen Wasserhaushalt in den Zellen, reguliert die Körpertemperatur und transportiert die Nährstoffe im Körper. Deine Stoffwechselvorgänge können nur mit Hilfe von Wasser funktionieren. In der Regel gilt: 30 Milliliter Wasser pro Kilogramm Körpergewicht. Wobei sich dies bei Sport, Krankheit oder sonstigen Abläufen, bei denen mehr Wasser benötigt wird, erhöht. Wichtig dabei ist, auf die Qualität des Wassers zu achten sowie genügend Flüssigkeit in Form von gutem Leitungswasser oder kohlensäurefreiem Wasser zu sich zu nehmen. Kohlensäurehaltiges Mineralwasser ist eher zu meiden, denn dort können keine Schadstoffe mehr gebunden werden, da es bereits durch die Kohlensäure gesättigt ist. Trinkst du zu wenig, sterben die Zellen ab und der Alterungsprozess wird rasant beschleunigt.
Doch Wasser hat noch eine weitere wichtige Aufgabe. Es ist Träger und Vermittler von Energie und kann diese an deinen Körper weitergeben. Die Wasserstruktur hat ein elektromagnetisches Frequenzmuster. Dieses ermöglicht bestimmte Informationen zu speichern.
Man hat herausgefunden, dass Wasser eine Art Erinnerungsvermögen haben muss. Der japanische Wissenschafter Dr. Masaru Emoto hat dazu einige interessante Experimente durchgeführt. Wasser ist also mehr als nur die Formel $H2O$. Es kommt nicht nur auf deine Taten, sondern auch auf deine Gedanken und Worte an, denn schließlich besteht der Mensch zu rund 70% aus Wasser.
„Sie sind nicht krank, sondern durstig", so lautet ein Satz aus dem Buch des Arztes Faridum Batmanghelidj. Du solltest 15 bis 30 Minuten vor und ungefähr eine Stunde nach jeder Hauptmahlzeit trinken. Während der Mahlzeiten nur so wenig wie unbedingt nötig, da sonst die Verdauungsenzyme im Magen verdünnt werden und es dadurch zur Gärung und Fäulnis im Darm kommt.
Wasser solltest du allerdings nicht aus Plastikflaschen, sondern aus Glasflaschen trinken. Plastik ist zwar auch eine Materie, aber eine schädliche, dem Körper unbekannte Materie und kann dadurch keine Resonanz erzeugen, sondern eher schaden. Wasser ist leider oft mit Pestiziden belastet oder die Struktur wird durch den Druck in den Wasserleitungen zerstört. Es ist zwar nicht wissenschaftlich belegt, aber es wird angenommen, dass die Verwendung von Quarzkristallen als effektive und günstige Methode gilt, um Wasser wiederzubeleben. Du legst z.B. am Vortag Quarzkristalle wie Bergkristall, Rosenquarz oder Amethyst in eine Glaskaraffe und befüllst sie mit so viel Leitungswasser, wie du am nächsten Tag trinken möchtest.

## RAFFINIERT VS. UNRAFFINIERT[25]

Der Unterschied zwischen diesen beiden Begriffen ist sehr wichtig für die Gesundheit. Sie werden vor allem für Salz, Zucker, Getreidemehle und bei Ölen verwendet.
**„Raffiniert"** bedeutet, dass ein eigentlich natürliches Lebensmittel in mehr oder weniger vielen Arbeitsschritten verändert wird. Sei es die zu starke Erhitzung bei der Ölgewinnung, das Abtrennen von wichtigen Mineralstoffen bei Salz und Zucker oder das Entfernen von Nährstoffen bei der Mehlherstellung. Bei diesen verarbeiteten Produkten ist es fraglich, ob noch lebensnotwendige, für die Gesundheit wichtige Inhaltsstoffe vorhanden bleiben.
Als **„unraffiniert"** hingegen bezeichnet man ein Lebensmittel, das (abgesehen von ein paar Schritten, z.B. Salz, das in der Sonne trocknet, bevor es abgepackt werden kann) nicht verändert wird. So bleiben alle natürlichen Stoffe erhalten.

Bei Salz handelt es sich neben Wasser, um einen essentiellen Nährstoff für deinen Körper. Deshalb hier ein paar wichtige Fakten:

Wer in der heutigen Zeit glaubt, richtiges Salz zu essen, der denkt mit Sicherheit falsch. Was du teilweise bekommst, ist nichts anderes als Natriumchlorid. Richtiges Salz, wie es in der Ursprungsform, also unraffiniert (Ursalz) vorkommt, besteht aus über 80 Elementen. Salz ist für uns lebensnotwendig, doch so, wie wir es angeboten bekommen, sei es in Gasthäusern, Brot, Fleisch, Wurst, Käse und wo es sonst noch so enthalten ist, schadet es uns eher. Denn von den ursprünglich über 80 Elementen, die im Salz natürlich vorkommen, sind heute zum Teil nur noch 2 Elemente vorhanden – Natrium und Chlorid. Salz besteht hauptsächlich aus diesen beiden Elementen, die auch sehr wichtig für den Körper sind. Sie regulieren den Wasserhaushalt, sind für die Erregbarkeit von Muskeln und Nerven wichtig, regulieren den Säure- und Basenhaushalt. Der Rest, der aber für den Körper ebenso sehr wichtig wäre, wird von der Industrie als Verunreinigung betrachtet und herausraffiniert. Mit Hilfe vieler Chemikalien werden wichtige Elemente im Salz abgespalten. Du könntest sagen, ist ja nicht so schlimm, 97% (also Natriumchlorid) bleiben ja erhalten. Doch es geht um das Zusammenspiel der Elemente und deren Wirkung. Das isolierte Natriumchlorid (NaCl) muss vom Organismus abgebaut werden. Dafür benötigt er aber Wasser, und zwar nicht irgendein Wasser, sondern dein Zellwasser. Denn nur dort kann NaCl gelagert werden, ohne Schaden anzurichten. Für jedes Gramm NaCl benötigst du die 23-fache Menge an Zellwasser. Die Zellen sind aber ohne ihr Zellwasser nicht lebensfähig, sterben ab und der Körper trocknet aus. Körperlicher und geistiger Verfall, trockene Haut sowie Faltenbildung sind die Folge. Es kann aber aufgrund der Bindung des Wassers mit NaCl auch zu Wasseransammlungen, Cellulite und Übergewicht kommen.

***Wichtig ist, dass du beim Einkaufen auf folgende Dinge achtest:***
- Es sollte, wenn möglich, „unraffiniert" bzw. „nicht raffiniert" auf der Packung stehen. Oft findest du aber auch nur die Bezeichnung „naturrein" oder „naturbelassen", wobei es sich hier nicht um geschützte Begriffe handelt und daher Vorsicht geboten ist.
- Weiters sollten keine Zusatzstoffe wie Jod oder Fluor enthalten sein, um den Körper nicht noch mehr mit künstlichen Stoffen zu belasten.
- Manche Zusatzstoffe (E-Nummern) sind leider nicht deklarierungspflichtig, wie Konservierungsmittel oder Trennmittel, die dafür sorgen, dass das Salz nicht verklumpt.

# SALZARTEN

Du unterscheidest zwischen normalem Kochsalz/Tafelsalz, Steinsalz/Kristallsalz und Meersalz.
- Bei **Kochsalz** aus dem Supermarkt handelt es sich meist um raffiniertes Tafelsalz bzw. NaCl, dem teilweise noch chemisches Jod, Fluor oder Rieselhilfen beigefügt werden.
- **Meersalz**, das unraffiniert ist, ist zwar durch die Verschmutzung der Meere etwas problematisch, doch hast du eine gute Quelle gefunden, hat Meersalz sicher den größten Gesundheitswert. Mittlerweile gibt es Abbauquellen oder Methoden, die wesentlich zur Reinlichkeit des Meersalzes beitragen. Dabei wird das Salz in einem Salzgarten (ein unterirdisches Wasserbecken) aufgefangen, das vorher durch eine Barriere aus Quarzsand, Muschelkalk und Ton natürlich gefiltert wurde.
- **Steinsalz/Kristallsalz** entstand vor Jahrmillionen durch die Austrocknung und liegt nun tief unter der Erde. Hier gilt das Gleiche wie beim Meersalz: unraffiniert und von einer guten Quelle.
- **Jodsalz:** Jod ist eigentlich in natürlicher Weise im Salz enthalten, doch wird es oft durch chemische Vorgänge abgespalten. Jod wird also künstlich wieder zugesetzt, um einer angeblichen Mangelversorgung vorzubeugen. Hier gehen die Meinungen weit auseinander. Manche sagen, wir leben im Jodmangelgebiet (Mitteleuropa) und müssen es künstlich zusetzen. Andere sagen, diese chemisch isolierte Form des zugesetzten Jods ist gesundheitsschädlich. Das Zusetzen von Jod war vielleicht früher sinnvoll, da wir Mitteleuropäer schwer zu jodhaltigen Lebensmitteln kamen. Doch mittlerweile werden wir mit diesem künstlichen Jod überschüttet (Brot, Wurst, Käse, Salz, Fleisch, Konserven...) Ich bin der Meinung, du solltest dich bemühen, so oft es geht, unraffiniertes Meersalz (eventuell sogar mit Algenzusatz) zu verwenden, Brot mit diesem Salz selbst herstellen und Käse, Wurst und Co. so weit es geht zu vermindern. Zusätzlich wäre es ideal Meeresfisch,

Meeresfrüchte und eventuell Algen regelmäßig in den Speiseplan einbauen. Leidet jemand wirklich stark unter einem Jodmangel bzw. an Schilddrüsenproblemen, muss er vielleicht zusätzlich etwas dafür einnehmen. Was das genau bedeutet, findest du beim Thema Hormone auf Seite 153.

- **Pökelsalz:** In Fleisch- und Wurstwaren ist auf fast jedem Etikett Pökelsalz (E 250) oder Nitritpökelsalz zu lesen. Das sorgt einerseits für eine bessere Haltbarkeit, andererseits für die schöne rote Färbung. Wird Fleisch erhitzt, verfärbt es sich normalerweise graubraun. Und eigentlich möchte keiner graubraunes Fleisch essen. Also wird das betreffende Fleisch mit Pökelsalz behandelt. Leider können sich aus Nitraten und Nitriten in Verbindung mit Eiweißbausteinen sogenannte Nitrosamine bilden. Diese gehören zu den aggressivsten Krebsauslösern unserer Zeit. Deshalb solltest du bei Fleisch und Fleischprodukten darauf achten, nur jene zu kaufen, die ohne Pökelsalz bzw. Nitritpökelsalz behandelt wurden. Das hat zwar eine gräulichere Farbe und ist nicht so lange haltbar, aber es ist aus gesundheitlicher Sicht auf jeden Fall empfehlenswerter.

## DIE WAHRHEIT ÜBER KALORIEN

„Es sind nicht die Kalorien, die zählen, du brauchst keine Kalorien zählen. Dein Gehirn zählt deine Kalorien für dich", sagt Jonathan Bailor[26], der in seinem Buch die *The Calorie Myth* genau erklärt, warum wir über Kalorien denken, was wir denken. Die Kalorienmythen, die du so kennst und beigebracht bekommen hast, sind schlichtweg falsch. Zwischen Kalorien und Kalorien gibt es erhebliche Unterschiede, und egal ob du viel Sport betreibst, viele Kalorien verbrennst, ist es trotzdem ein Unterschied, in welcher Form du diese verlorenen Kalorien wieder zuführst. Bailor wertete tausende von Studien aus, die beweisen, dass es beim Thema Kalorien einigen Aufklärungsbedarf gibt. Hier das Wichtigste zusammengefasst: Schon von klein auf hast du wahrscheinlich gelernt, der Körper ist in einem Steady State (Gleichgewicht), wenn du gleich viele Kalorien verbrennst, wie du dir zuführst. So nimmst du weder ab noch zu. Diese mathematische Gleichung ist einfach falsch.
Es kommt nicht unbedingt darauf an, was du isst, sondern welche Qualität dein Essen hat. Viele Studien, die Jonathan Bailor in seinem Buch beschreibt (er hat über 1200 wissenschaftliche Studien ausgewertet), zeigen, dass mehr Kalorien aufnehmen als verbrennen sogar zur Gewichtsreduktion führen kann, solange es sich um ausgezeichnete Qualität der zugeführten Lebensmittel handelt.
Damit es bei hochwertigem Essen nicht zur Zunahme kommt, gibt es ein Regelsystem im Körper: dein Gehirn und deine Hormone. Das Hunger-Kontrollzentrum in deinem Gehirn, der

Hypothalamus, reguliert dein Gewicht, überprüft, was du isst, also auch welche Qualität deine Lebensmittel haben, die Energie, die du verbrauchst und was dein Köper einlagern kann, um für Notfälle gerüstet zu sein.

Jeder Mensch hat ein Optimalgewicht, der sogenannte Set Point. Das ist das Gewicht, das ein Mensch bei optimaler Stärke und Gesundheit hat. Jeder hat diesen Set Point und das entscheidet, ob einer eher dünn und schlaksig aussieht oder muskulös und stämmig. Doch dieses Sollgewicht kannst du durch falsche Ernährung, falsche Bewegung oder schlechte Angewohnheiten erhöhen oder verringern.

Zudem gibt es Menschen mit einem schnellen Stoffwechsel und welche mit einem langsamen Stoffwechsel, doch für all das ist kein Kalorienzählen notwendig. Der Körper kann das selbst regulieren. Vorausgesetzt, du ernährst dich dem Stoffwechsel entsprechend richtig, mit natürlicher, saisonaler Nahrung, genug Wasser und betreibst dazu die richtige Bewegung.

Denk daran, dass der Körper nicht einmal ansatzweise weiß, was eine Kalorie ist. Bis vor 200 Jahren gab es das Wort nicht mal.

Wenn du dir jetzt die Frage stellst, „zählen dann Kalorien überhaupt?", ist die Antwort: Ja, aber... richtig zählen kannst du sie nicht. Überlass das deinem Körper besser selber, wie viel er braucht. Solange du Lebensmittel in hoher Qualität isst, ihm immer gibst, soviel er braucht und wann er es braucht und weglässt, wenn er es gerade nicht braucht, ist es kein Problem, den Körper im Gleichgewicht zu halten.

Egal, wie viel du isst oder trainierst. Der Körper versucht immer eine Homoöstase (Gleichgewicht) herzustellen. Wenn deinem Körper warm ist, schwitzt er, wenn du zu viel trinkst, musst du öfters auf die Toilette. Kalorien zählen ist daher sinnlos. Trainierst du mehr, hast du mehr Hunger, weniger Training, weniger Hunger. Was wichtig ist, ist die richtige Hormonbalance und die richtige Qualität des Essens.

## FAST FOOD, ZUSATZSTOFFE, LIGHT PRODUKTE – WARUM WIR WIRKLICH DICK UND KRANK WERDEN[27]

Gerade auf Kindern, aber auch auf Erwachsene hat Fast Food oft fatale Auswirkungen. Grippale Infekte und Allergien werden immer häufiger. Fastfood, Fertigprodukte und Softdrinks enthalten sehr viel Zucker, aber auch Zuckeraustauschstoffe, eine Menge an Geschmacksverstärkern und Fett. Da diese vielen chemischen Zusatzstoffe für den Körper fremd sind, kann er sie nur schwer verdauen. Ein Lebensmittel sollte eigentlich Energie bringen, leider passiert bei diesen Produkten das Gegenteil. Der Körper nimmt Unmengen an leeren Nahrungsmitteln auf, braucht dann aber zusätzlich Energie, um diese Nahrung überhaupt zu verdauen. Kein Wunder, dass du dadurch müde, unkonzentriert und antriebslos wirst.

## GESCHMACKSVERSTÄRKER

Geschmacksverstärker werden von der Industrie geschickt eingesetzt. Sie rufen einen gewissen Gewöhnungseffekt hervor, lösen Glücksgefühle aus, sie regen den Speichelfluss an, du isst mehr, als du möchtest, und die Nahrungsmittelindustrie verdient dabei viel Geld. Oft beklagen sich Leute über Kopfschmerzen, geschwollene Finger, leichte Übelkeit und phasenweise Schwindel nach dem Essen. Auch Symptome wie Gelenksschmerzen, Durchfälle, Hautausschläge, chronische Müdigkeit und in schweren Fällen allergische Reaktionen bis hin zum Schock kommen vor. All diese Symptome können teilweise auf den Geschmacksverstärker Glutamat zurückgeführt werden. Eigentlich kommt Glutamat in natürlicher Form als Bestandteil einer Aminosäure vor und ist ein wichtiger Botenstoff im Zentralnervensystem. Glutamat wird als pikant und würzig definiert und als „Umami" bezeichnet, eine weitere Geschmacksrichtung. Ursprünglich wurde Glutamat aus Algenextrakten gewonnen, mittlerweile aus billigem Weizeneiweiß. Wie schädlich es wirklich für unsere Gesundheit ist, wird laufend diskutiert. Auf jeden Fall wird es nicht nur in der Gastronomie häufig verwendet, sondern ist auch in vielen Nahrungsmitteln enthalten. Leider ist Glutamat nicht immer klar ersichtlich, denn es wird auch als E 621 deklariert oder die Bezeichnungen wie Würze, Aroma, Glutaminsäure und viele weitere Begriffe dafür verwendet. Auch in biologisch hergestellten Lebensmitteln wird Glutamat in Form von Hefeextrakt zugesetzt. Leider ist dieser Geschmacksverstärker schon in sehr vielen Produkten enthalten, z.B. in Suppenwürfeln, Gewürzmischungen, Fertiggerichten, Tiefkühlkost oder Joghurt. Eine interessante Studie mit Tierversuchen hat gezeigt, dass es durch den vermehrten Verzehr von Glutamat neben Unfruchtbarkeit und Kleinwuchs auch zum vermehrten Fettansatz kommt. Die Fettpolster kamen aber nicht durch vermehrtes Fressen, sondern wie man bereits herausgefunden hat, greift der Geschmacksverstärker in den Hormonstoffwechsel ein und kann zu einer vermehrten Ausschüttung von Stresshormonen führen. Geschmacksverstärker sind nicht nur in Burgern, Pommes, Hot Dogs oder Tiefkühl-Pizza enthalten, auch in den Grundnahrungsmitteln wie Wurst, Käse oder Brot findest sie. Diese Produkte enthalten dann nicht nur Geschmacksverstärker wie Glutamat, sondern auch viel Fett, und Fett ist bekanntlich ein Geschmacksträger.

Ein weiterer Geschmacksmanipulator ist Molke. Sie fällt durch die Herstellung von Milchprodukten wie Käse in riesigen Mengen an und wurde früher hauptsächlich als Schweinefutter verwendet. Der Rest wurde in den Abflusskanal geschüttet. Da Molke die Gewässer belastet, wurde ein Wasserschutzgesetz dagegen beschlossen. Heute wird Molke als Zusatzstoff in Fertigprodukten eingesetzt. Man verwendet sie als Milch-Ersatz in Emulgatoren, zum Eindicken von Fertigsuppen und Saucen, in Backmitteln und vielem mehr. Man kann dadurch Milchprodukte sehr billig imitieren und z.B. „Kunstkäse" herstellen, der länger haltbar ist und als kalorienarm verkauft werden kann.

## ZUSATZSTOFFE UND E-NUMMERN

In der EU werden Zusatzstoffe als E-Nummern bezeichnet. Von der Europäischen Behörde für Lebensmittelsicherheit erfolgt eine Bewertung und auf Basis dieser Bewertung eine Zulassung. Für die Zulassung von Zusatzstoffen werden dann ADI-Werte (acceptable daily intake) festgelegt. Das ist die Menge, die du täglich aufnehmen kannst, ohne akut daran zu erkranken. Du unterscheidest verschiedene Zusatzstoffe, die in Gruppen definiert werden:

- E 100 – Farbstoffe
- E 200 – Konservierungsstoffe
- E 300 – Antioxidantien und Säuerungsmittel
- E 400 – Emulgatoren
- E 500 – Salze der Mineralstoffe
- E 600 – Geschmacksverstärker
- E 900 – Süßungsmittel
- E 1400 – unter anderem modifizierte Stärke

Diese Einteilung ist aber nicht immer nur auf eine Funktion zuordenbar. Z.B. ist Kaliumcarbonat (E 170) als Farbstoff, Füllstoff, Säureregulator, aber auch als Mineralstoff verwendbar.

Manche E-Nummern haben sehr gesundheitsschädigende Wirkungen, z.B. Farbstoffe, die einfach für eine bessere Farbe des Nahrungsmittels sorgen sollen, wie die Verwendung des umstrittenen Azofarbstoffes, der vor allem in Erfrischungsgetränken, Speiseeis, Süßwaren (also in Naschereien für Kinder) und feinen Backwaren enthalten ist. Ursprünglich wurde dieser Stoff zum Färben von Benzin, Heizöl und Papier verwendet. Weil er aber zu Erbgut-Schädigungen führt und krebserregend ist, wurde er in vielen Ländern bereits verboten, nicht aber in der EU. Azofarbstoffe sind z.B. in Gumminaschzeug, Pudding, Senf, Käserinde, Amaranth, Bitter Soda, Lakritze oder in Lachsersatz enthalten.

Wobei man sagen muss: Nicht alle Nahrungsmittel, die Zusatzstoffe enthalten, sind so gesundheitsschädigend wie Azofarbstoffe. Aber wie Paracelsus schon sagte: Die Dosis macht das Gift. Doch alles in allem kommen oft viele Zusatzstoffe in verschiedensten Nahrungsmitteln zusammen. Fast jeder weiß, wie man zu Hause Weihnachtskekse herstellt. Da man diese aber eben nur zu Weihnachten backt, werden unterm Jahr Unmengen an Kekse gekauft. Habt ihr schon einmal genauer auf die Rückseite der Packungen geachtet?

**Dazu ein Beispiel – Haselnuss-Zimt-Gebäck:**
Haselnüsse 38%, Zucker, Stabilisatoren: Sorbitsirup, Weizenstärke, Glucosesirup, Apfelsinenschalen, Glukose-Fruktose-Sirup, pflanzliches Fett, Trockeneiweiß, Karamellzuckersirup, Zimt, Invertzuckersirup, Backtriebmittel: Dinatriumdiphosphat und Natriumhydrogencarbonat, Emulgator: Lecithine (Soja), Süßmolkepulver.

**Im Vergleich dazu selbst hergestellte Haselnuss-Zimt-Kekse:**
Haselnüsse, Butter, Zucker, frische Eier, Zimt, Mehl, Salz, Backpulver, eventuell Schokoraspeln.

## *Lightprodukte machen uns nicht leichter*

Um den Kaloriengehalt von Nahrungsmitteln zu reduzieren, werden Lightprodukte hergestellt. Dabei unterscheidest du zwischen Fettersatzstoffen und Fettaustauschstoffen, die dazu verwendet werden.
Fettersatzstoffe können nicht verdaut werden, du scheidest sie einfach wieder aus. Daher kannst du sie als kalorienfrei bezeichnen. Dein Körper ist aber schlau genug, um zu merken, dass er nicht die Energie bekommt, die er braucht und reagiert mit einer Appetitsteigerung. Du bekommst einen unstillbaren Heißhunger auf Kohlenhydrate, also Zucker und Stärke. Das heißt, schlussendlich kannst du dadurch nie abnehmen, sondern bewirkst eher das Gegenteil damit. Daher ist auch das Lesen der Kalorien auf der Packung sinnlos, denn Fett hat nun mal mehr Kalorien. Der Körper wird aber durch ein Nahrungsmittel, in dem der ursprünglich normale Fettgehalt erhalten bleibt, schneller satt und du hast weniger Süßgelüste. Wichtig ist daher auf die Zusatzstoffe in einem Nahrungsmittel zu achten, nicht auf die Kalorien. Ein weiterer Kritikpunkt der Lightprodukte ist die schlechte Aufnahme fettlöslicher Vitamine und essentieller, also lebensnotwendiger, Fettsäuren.
Fettaustauschstoffe gelten angeblich als gesundheitlich unbedenklich. Sie werden aus natürlichen Ausgangsprodukten wie Eiweiß oder Kohlenhydraten gewonnen und müssen auf dem Etikett nicht gekennzeichnet sein.

# THERMISCHE WIRKUNG – WISSEN AUS ALTEN ZEITEN, NEU ENTDECKT

Für eine ausgewogene Ernährung ist es wichtig auch auf die thermische Wirkung der Lebensmittel bzw. auf die richtige Zubereitung zu achten. In der traditionell chinesischen Medizin (TCM) ist dies schon seit tausenden von Jahren erprobt und wird heute noch den Generationen als fundamentales Wissen weitergegeben.

**Heiße Lebensmittel** stärken die Energie, sie wärmen den Körper und die Organe, wirken anregend, aktivieren das Abwehrsystem bzw. Immunsystem, können aber bei vermehrtem Verzehr auch schädigend und austrocknend wirken und sind bei Leuten, die sowieso schon an Hitzesymptomen wie Entzündungen leiden, nicht zu empfehlen.
**Warme Lebensmittel** stärken ebenfalls die Energie, unterstützen die Organe in ihrer Funktion und vertreiben kältebedingte Probleme wie steifen Nacken, Schnupfen oder Erkältungskrankheiten.
**Neutrale Lebensmittel** kann eigentlich immer gegessen werden. Es stärkt die Energie, erhält das Gleichgewicht und unterstützt die Bildung von Körperflüssigkeiten.
**Kühle Lebensmittel** wirken hitzebedingten Problemen entgegen, bauen auch Körperflüssigkeiten auf, wirken aber deaktivierend und machen etwas müde. Gestresste Personen oder diejenigen, die viele Entzündungsprobleme haben, können solche Lebensmittel vermehrt einsetzen.
**Kalte Lebensmittel** beruhigen den Geist, verlangsamt Körperprozesse, erzeugen Kälte im Körper und fördern so die Bildung von Feuchtigkeit und Schleim.

## *Wirkung einzelner Lebensmittelgruppen:*
- Getreide gibt Kraft, hat eine leicht befeuchtende Wirkung und ist neutral bis kühlend.
- Hülsenfrüchte sind ebenfalls neutral und sind vom Geschmack her süßlich.
- Fische sind vom Temperaturempfinden neutral bis wärmend.
- Fleisch ist neutral. Je roter es ist, desto wärmender wirkt es auf den Körper.
- Nüsse sind neutral und wirken befeuchtend.
- Gewürze, die es bei uns gibt, sind wärmend bis heiß, mit Ausnahme von Salz, das kalt auf unseren Körper wirkt.
- Pilze sind neutral bis leicht kühlend und befeuchten Lunge und Darm.
- Alle Obstsorten sind eher kühlend bis kalt, aber auch hier gibt es Ausnahmen wie Marillen, Pfirsich und Kirschen, die leicht wärmend sind. Sie haben auch einen befeuchtenden Charakter und produzieren Körpersäfte.

# BASIS ERNÄHRUNG - GRUNDLAGEN MIT AHA- EFFEKT

- Bei Gemüse ist das Temperaturverhalten unterschiedlich. Scharfschmeckendes Gemüse wie Zwiebel, Knoblauch, Rettich usw. wirkt eher wärmend, erdiges Gemüse wie Kartoffeln, Karotten, Fenchel ist neutral, als Rohkost gegessen kühlend. Kürbisgemüse ist neutral bis wärmend. Kühlendes Gemüse ist oft weich und biegsam, etwa Salate, Spinat oder Löwenzahn. Gurken und Tomaten sind zu Gemüsesorten, die stark kühlen, ebenso wie Milchprodukte.

Generell gilt für Gemüse und Obst, saisonal zu essen, denn das Gemüse bzw. Obst, das du zur jeweiligen Jahreszeit brauchst, wächst auch um diese Zeit bei uns. Das heißt, Tomaten wachsen bei uns im Winter nicht, denn da werden sie vom Körper und den sowieso kalten Temperaturen nicht benötigt.

Wie die einzelnen Lebensmittel nach Temperaturen zugeordnet werden, findest du in zahlreichen Tabellen in TCM-Büchern oder im Internet

# BASIS-EINKAUFSLISTE

**Tab. 3: Einkaufsliste mit den wichtigsten Lebensmitteln für deine Gesundheit**

| Lebensmittel | Produktinfos | Zusatzinfos |
|---|---|---|
| Salz | Ursalz, nicht raffiniertes Meersalz oder Steinsalz ohne Zusatzstoffe, E-Nummern oder Rieselhilfen | Himalayasalz, Fleur de Sel, unraff. Steinsalz |
| Kochöle | Butterschmalz, Virgin Coconut Oil, evtl. gutes Schweineschmalz (wenn du weißt, woher) | Gibt es bereits in jedem Supermarkt |
| Speiseöle | Extra Natives Olivenöl, Gekühltes Bio-Leinöl, evtl. Avocadoöl, Walnussöl | Achte genau auf die Etikettierung |
| Geschmacksöle | Steirisches Kürbiskernöl, Bio-Sesamöl | Kürbiskerne kommen oft aus China |
| Süßungsmittel | Vollrohrzucker oder Rohrohrzucker, Honig, Ahornsirup | Auf gute Qualität achten |
| Getreide mit Gluten | Getreidekörner oder Mehl in Bio Qualität, sehr abwechslungsreich, z.B. Weizen, Dinkel, Hafer, Gerste | Je nach Geschmack auch deren Produkte, z.B. Haferflocken oder Kamut. Aber achte auf die Verarbeitung! |
| Pseudogetreide ohne Gluten | Hirse, Maisgrieß, Buchweizen, Naturreis, Quinoa, Amaranth | auf Bioqualität achten |
| Hülsenfrüchte | Linsen, Erbsen, Bohnen, ungesalzene Erdnüsse, Bio-Tamari oder Bio-Shoyu-Sojasauce | Roh oder in der Dose bzw. im Glas, wenn du dir die Arbeit nicht antun willst |
| Eier | Bio- oder Freilandeier oder Eier vom Bauern des Vertrauens direkt | Achte auf Herkunft, Fütterung und Haltung |
| Fisch | Aus heimischen Gewässern oder Meerfisch mit Zertifikaten | MSC- oder ASC-zertifiziert |
| Fleisch | Biologische Qualität, zertifiziertes heimisches Fleisch oder vom Bauern des Vertrauens direkt | AMA-Gütesiegel |
| Milch und Milchprodukte | Auf Zusatzstoffe achten, möglichst Vollfettgehalt, evtl. Bio oder direkt vom Bauern | keine Haltbarmilch |
| Obst und Gemüse | Auf Saisonalität und Regionalität achten | |

| Lebensmittel | Produktinfos | Zusatzinfos |
|---|---|---|
| Kräuter und Gewürze | Viel und abwechslungsreich, eventuell aus dem eigenen Garten oder möglichst biologische Qualität | |
| Nüsse und Samen | In biologischer Qualität, möglichst nicht geschält oder bereits gerieben | Gefahr von Schimmel! |

Um dir den Start in eine gesunde Ernährung zu erleichtern und um das gelernte Wissen gleich in die Praxis umzusetzen, habe ich dir hier diese Liste mit den Lebensmitteln zusammengestellt, die du immer zu Hause haben sollst. Vielleicht hast du ja schon das eine oder andere gekauft, dann kannst du es abhaken und dich um die anderen Sachen kümmern. Ich bin der Meinung, dass du mit dieser Liste eine ausgezeichnete Basis für einen guten Start in ein gesundes Leben in der Hand hältst. Versuche dabei möglichst oft in den einzelnen Kategorien abzuwechseln. So wird auch eine gesunde Ernährung nie langweilig. Zudem liefern dir diese Lebensmittel von allem, was du brauchst, etwas. Seien es Kohlenhydrate, Eiweiß, Fett, Mineralstoffe, Vitamine, Ballaststoffe oder sekundäre Pflanzenstoffe.

# VITAMINE UND MINERALSTOFFE – DAS ABC DER VITALITÄT[57,61]

## *Nährstoffbedarf*

Es ist sehr wichtig, dass einem klar ist, dass jeder Mensch einen unterschiedlichen Nährstoffbedarf hat und unterschiedliche Vitamine und Mineralstoffe benötigt, um optimal zu funktionieren. Das ist abhängig vom Alter, Geschlecht, Erbanlagen, Gesundheitszustand, Trainingsumfang… Deshalb ist es nie ratsam, sich in vorgegebene Ernährungsschemen stecken zu lassen. Es bedarf viel Aufmerksamkeit, Selbstbeobachtung und Wissen, um den für sich idealen Bedarf herauszufinden.

Ohne ausreichende Mikronährstoffversorgung ist die Aufrechterhaltung der Gesundheit und der sportlichen Leistungsfähigkeit nicht möglich. Durch den erhöhten Verbrauch bei sehr sportlichen Personen oder Menschen, die sehr viel leisten oder Stress haben, muss ausreichend nachgefüllt werden. In erster Linie durch die Nahrung, und erst, wenn das nicht mehr möglich ist, über Ergänzungen. Es geht mit dem Schweiß und der Atmung viel an Mineralstoffen und Vitaminen verloren. Dein Körper muss ständig Gewebe reparieren und wieder aufbauen. Schon allein durch den Schweiß verlierst du neben den Elektrolyten (Chlorid, Kalium, Kalzium, Magnesium, Natrium) auch Eisen, Selen und Zink.

Zudem brauchen sportliche Leute vermehrt Vitamin D, vor allem bei Indoorsportarten oder in den Wintermonaten von Oktober bis März, aber auch B-Vitamine, Vitamin A, C und E darfst du nicht vergessen.

Die Vitamine sind sehr wichtig, werden aber meist bei standard-medizinischen Tests aus Kostengründen nicht untersucht und daher oft auch bei der Wiederauffüllung vernachlässigt. Um sich ein besseres Bild über die Mikronährstoffe und deren Wichtigkeit machen zu können, hier ein kleiner Überblick:

## MINERALSTOFFE

## KALIUM

Kalium ist ein Mineralstoff, das in größeren Mengen im Körper vorkommt, hier vor allem im Zellinneren. Kalium ist der Gegenspieler von Natrium und reguliert den Wasserhaushalt, das Säure-Basen-Gleichgewicht, sorgt für eine normale Erregbarkeit von Muskeln und Nerven und ist Teil von zellulären Enzymsystemen.

Kaliummangel kann mehrere Ursachen haben. Bei Sporttreibenden ist es oft das viele

Schwitzen, das die Ausscheidung dieser beiden (Kalium und Natrium) Mineralstoffe fördert. Erkennen kannst du es meist durch Müdigkeit, Verstopfung, Veränderungen der Herztätigkeit (Arrhythmien), Sockenränder an den Fußknöcheln durch Wassereinlagerungen, Muskelschwäche...

Doch Vorsicht, denn bei Kaliumeinnahme durch Präparate kann es schnell zur Überdosierung kommen und dies kann wiederum zu Problemen mit dem Herzen führen. Hier würde ich wirklich auf eine vollwertige Ernährung aus genügend Obst und Ballaststoffen setzen, um den Haushalt wieder aufzufüllen. Denn durch eine natürliche Frischkost ist eine Überdosierung nicht möglich.

**Vorkommen:**
Kalium kommt in größeren Mengen in Obst, vor allem Bananen, Aprikosen, Orangen, Trockenfrüchten, Fruchtsäften, sowie in Tomaten, weißen Bohnen, Linsen und Kartoffeln, aber auch in Fisch und im Fleisch vor.

# KALZIUM

Im Skelett eines Erwachsenen ist ca. 1 kg Kalzium vorhanden. Herzmuskel und Skelettmuskeln sind in ihrer Funktion abhängig von einem Gleichgewicht aus verschiedenen Mineralstoffen wie Kalium und Magnesium. Magnesium und Kalzium beispielsweise versuchen sich gegenseitig auszugleichen. Ist zu wenig Magnesium vorhanden, muss das Kalzium dieses Defizit ausgleichen, um vor allem die lebenswichtigen Organsysteme in einem harmonischen Verhältnis zu halten. Das wiederum heißt, Kalzium wird an „unwichtigeren" Stellen wie z.B. den Zähnen entzogen, um das Gleichgewicht wiederherzustellen. Kalziummangel kann aber auch durch einen Überschuss von Mineralstoffen oder durch Verdauungsstörungen entstehen. Der zu hohe Verzehr von proteinhaltigen Lebensmitteln, die über die Nieren wieder ausgeschieden werden müssen, können ebenso zu einem Kalizummangel führen. Phytinsäure im falsch verarbeiteten Getreide oder ein zu hoher Kaffeekonsum können auch ein Defizit an Kalzium verursachen.

Um Mängel wieder auffüllen zu können, sind hier Präparate im richtigen Verhältnis wichtig. Kalzium sollte immer in Kombination mit Magnesium, am besten im Verhältnis 2:1, eingenommen werden. Vitamin D fördert zusätzlich die Aufnahme von Kalzium. Doch im Vordergrund sollte immer ein ausgewogenes Ernährungsangebot stehen.

**Vorkommen:**
Milch und Milchprodukte, Mohn, grünes Gemüse wie Grünkohl, Fenchel, Brokkoli, Lauch oder auch Orangen sowie richtig verarbeitete Weizenvollkornprodukte.

# MAGNESIUM

Magnesium kommt zu 60% in unseren Knochen vor, zu rund 30% im Bindegewebe, hier vor allem in der Leber und Muskulatur, und nur 2% sind in unseren Körperflüssigkeiten zu finden. Doch Magnesium kommt immer da vor, wo auch Kalzium benötigt wird. Es ist bei allen Reaktionen im Stoffwechsel beteiligt, bei dem Substrate wie ATP (Adenosintriphosphat) eine Rolle spielen. Eine niedrige Magnesiumkonzentration in der Zelle bedeutet also eine verlangsamte Energiebereitstellung. Frauen haben durch die Einnahme der Pille und die Menstruation nochmals einen höheren Bedarf.

Weiters ist Magnesium für die Wärmeregulation wichtig. Wenn ausreichend Magnesium vorhanden ist, werden vermehrt fettabbauende Enzyme produziert, die natürlich beim Abnehmen helfen. In natürlicher Form über die Nahrung und über natürliche Ergänzungen kann es am besten aufgenommen werden. Zum Beispiel mit dem Pulver der Sango Meereskoralle, in der reichlich Magnesium im richtigen Verhältnis zu Kalzium vorhanden ist. Dies kann bis zu 90% (im Gegensatz zu durchschnittlich 20–40% bei chemisch hergestelltem Magnesium) aufgenommen werden[28]. Eine Überdosierung von Magnesiumpräparaten ist nur schwer möglich, da ein Zuviel abführend wirkt und sich mit Durchfall äußert.

**Vorkommen:**
Unpolierte Gerste oder Reis, Sonnenblumenkerne, Schokolade mit hohem Kakaoanteil, Linsen, Weizenvollkornbrot, Walnüsse, Haselnüsse, Mandeln, Erdnüsse, magnesiumhaltiges Mineralwasser, Spinat.

Jeder braucht Magnesium, um sich fit zu fühlen, um gut schlafen zu können, damit sich die Muskulatur entspannt. Magnesium wirkt entzündungshemmend, ist wichtig für die Knochen und ist an so vielen Vorgängen im Körper beteiligt, dass ich lange brauchen würde, um alles aufzuzählen. Sehr viele leiden an einem Magnesiummangel, ohne es zu wissen. Gerade auch im Sport spielt dieser Mineralstoff eine wichtige Rolle.

Tägliches Training, vor allem Krafttraining und Schweißverluste führen zum Verlust von Magnesium. Da gerade Frauen oft ein Problem mit dem Gewicht haben, trinken sie den ganzen Tag „nur" Wasser und das vor allem auch während des Trainings.

Langsam und schleichend leeren sich dann die Elektrolytspeicher. Das kann über Jahre gehen, bis die Speicher immer weniger werden und die Schmerzen und Probleme immer mehr. Du wunderst dich dann, warum es dir schlechter geht, warum du plötzlich zunimmst, obwohl du so viel Sport betreibst. Gut, das hat mehrere Gründe, z.B. dass viel zu intensiv Trainieren. Damit entleerst du deine Kohlenhydratspeicher und steigerst das Hungergefühl.

Zudem belohnst du dich vielleicht oft durch Süßigkeiten und vermehrtes Essen von ungesunden Nahrungsmitteln – du hast ja Sport betrieben. Doch du leerst die Magnesiumspeicher, ohne diese entsprechend nachzufüllen.

Meist merkst du das erst, wenn du unter folgenden Symptomen leidest, falls du die Ursache überhaupt rausfindest:

Muskelkrämpfe, unter anderem Lidzucken, Muskelzucken, nächtliche Wadenkrämpfe, innere Unruhe und Gespanntheit, Reizbarkeit, Müdigkeit, Schlafstörungen, Ängste und Phobien, Herzjagen, kalte Füße, Kopfschmerzen, Gliederschmerzen, Kreuz- und Rückenschmerzen, Taubheitsgefühl in den Händen und Füßen, Menstruationsbeschwerden, Übersäuerung und, und, und. Magnesiummangel ist im Blut leider nicht so leicht erkennbar, da sich dort nur 1 Prozent des Magnesiums befindet. Liegt der Magnesiumanteil im Serumblut noch im Normbereich bzw. schon an der unteren Grenze, herrscht daher höchstwahrscheinlich schon ein Mangel.

## Was kannst du dagegen tun, um den Magnesiumanteil wieder zu erhöhen bzw. ihn zu erhalten?

Ich würde als erstes ein Elektrolytgetränk ohne viel Zucker und Zusatzstoffe zum Training empfehlen. Dieses sollte Kalium, Kalzium, Magnesium, Natrium, Vitamin B, Vitamin C enthalten.

Wenn du keine Sportgetränke hast oder magst, würde schon eine Messerspitze unraffiniertes Salz (Ursalz), z.B. Himalayasalz oder Meersalz, viel bewirken. Hast du jedoch schon einen Mangel bzw. eines der oben genannten Symptome, wird die Sache schon etwas komplizierter. Nimmst du Magnesiumpräparate in Kapsel- oder Pulverform ein, ergeben sich folgende Probleme: Zum einen nimmt der Körper nur wenig davon auf. Zum anderen enthalten die Präparate oft Fruktose, welche aber viele nicht vertragen. Zudem bekommst du von der Einnahme von zu vielen Magnesiumtabletten schnell Durchfall. Leidest du schon an Mangelsymptomen, würde es mit der Einnahme von Präparaten wahrscheinlich mehrere Jahre dauern, die Speicher wieder zu füllen.

Es gibt jedoch eine Möglichkeit, welche ich selbst getestet habe, nachdem ich durch das viele Training für den Wasalauf in Schweden an Mangelerscheinungen litt.

Magnesiumchlorid-Hexahydrat oder Magnesiumöl[29]: Das ist Salz, das durch Verdampfen von Meerwasser oder Solequellen gewonnen wird. Dabei wird der Natriumchloridanteil entfernt, übrig bleibt Magnesiumchlorid. Schon 1 TL (6 g) Magnesiumchlorid-Hexahydrat

enthält 717 mg reines Magnesium. Der Unterschied liegt darin, dass dieses Magnesium nicht getrunken, sondern über die Haut (Fußbäder) aufgenommen wird. Das heißt, das Magnesium muss nicht durch den Verdauungstrakt und kann somit direkt aufgenommen werden.
Es gibt auch die Möglichkeit, es mit Wasser zu mischen und als Magnesiumöl auf betroffene oder schmerzende Stellen zu reiben.

## Wie wird es angewendet?

Erstens braucht ihr Magnesiumchlorid-Hexahydrat (sieht aus wie grobes Salz), oder ihr kauft gleich die fertige Form als Magnesiumöl in der Apotheke, im Reformhaus oder im Internet. Beides hat seine Vor- und Nachteile. Kaufe ich das Öl fertig, kann ich keine Fußbäder machen, um mein Defizit schnellst möglich aufzufüllen und es ist zudem teurer. Der Vorteil ist die Zeitersparnis. Kaufe ich Magnesiumchlorid-Hexahydrat (MgCl *6 H2O, Lebensmittelzusatz E 511), ist das Magnesiumchlorid gemischt mit Wasser (wesentlich billiger als die reine Form). Das bekommst du in der Apotheke oder im Internet. Sollte für 1 kg nicht mehr als 15 Euro kosten, aber muss Pharma-Qualität haben.
Damit kann ich zum einen Fußbäder machen, zum anderen ganz leicht selbst mein Magnesiumöl zum Einreiben herstellen, oder es aber auch mit der richtigen Wassermischung trinken.

## Wie das funktioniert?

Du mischst das Magnesiumchlorid-Hexahydrat mit Wasser. Dabei entsteht eine wässrige Konsistenz, die sich auf der Haut ein bisschen wie Öl anfühlt. Daher auch der Name Magnesiumöl.

- Für ein Fußbad mischst du ca. 1 Tl (6 g) in ca. 37 °C warmes Wasser (ca. 4 l). So nimmt der Körper nahezu das ganze darin enthaltene Magnesium auf. Das sind ca. 717 mg reines Magnesium. Das kannst du mit Trinken gar nicht schaffen, ohne dabei Durchfall zu bekommen. Mehr würde ich nicht nehmen, denn dann kann es zu Juckreiz an den Beinen führen oder dem Gefühl der „restless Legs" (nervöse Beine).
- Als Alternative kannst du dir eine Flasche Magnesiumöl zum Besprühen, falls du unterwegs bist, mixen. Das geht so: 30 – 33 g Magnesiumchlorid-Hexahydrat mit 1 Liter Wasser mischen und einen Teil davon in eine Sprühflasche schütten. Diese nimmst du dann mit, oder, wenn es zu Hause mal schnell gehen soll, z.B. nach dem Sport, besprühst du deinen ganzen Körper bzw. schmerzende oder verhärtete Muskeln damit.

Anschließend reibst du das Öl in die Haut, bis es etwas klebrig wird. Mittlerweile benutzen sogar Masseure dieses Öl, um die Muskulatur zu lockern.
- Als dritte Alternative mischst du dir max. 1 TL Magnesiumchlorid mit 2 Litern Wasser und trinkst das über den Tag verteilt. Das wird zwar weniger gut aufgenommen als über die Haut, aber es hilft ebenfalls, die Magnesiumspeicher wieder zu füllen.

Die Verträglichkeit ist sehr gut. Ich habe bisher nur positive Erfahrungen damit gemacht. Du kannst versuchen hier deine individuelle Wohlfühlmenge an Magnesiumchlorid beim Fußbad zu verwenden. Bei zu hoher Dosierung kann es zu Hautreizungen, Jucken und rötlichen Punkten kommen. Setzt du dann ein paar Tage aus, normalisiert sich die Haut in der Regel schnell wieder. Jeder, der Probleme mit Magnesiummangelsymptomen, viele Entzündungen, Krämpfe oder Schlafprobleme hat, sollte das einmal versuchen und sehen, wie gut es dem Körper tut.

## NATRIUM

Natrium ist wichtig für die Übertragung und Weiterleitung von Nervenreizungen, für die Glukoseaufnahme sowie den Transport anderer Nährstoffe. Zudem spielt es eine wichtige Rolle bei der Regulation des Wasserhaushaltes extrazellulär (Kalium intrazellulär) und bei der Aufrechterhaltung des Säure-Basen-Haushaltes. Störungen führen zu einem niedrigen Blutdruck, Verwirrung, Schwindel oder auch Krämpfen. Da sehr viele Lebensmittel Salz enthalten, ist die Wahrscheinlichkeit eher gering, Mangelerscheinungen zu bekommen.

## SPURENELEMENTE

## EISEN

Besteht ein Defizit an diesem Element (der Ferritinwert sollte nicht unter 50 µg/l fallen), beginnt der menschliche Organismus zuerst diejenigen seiner eisenabhängigen Funktionen zu drosseln, auf die er am ehesten verzichten kann. Dabei können jedoch vielfältige Mangelsymptome auftreten, wie Erschöpfungszustände, Konzentrationsstörungen, psychische Labilität, Schlafprobleme, Nackenverspannungen, Kopfschmerzen, Schwindel, Haarausfall, Nagelbrüchigkeit und all das, ohne dass die Blutbildung auch nur im Ansatz heruntergefahren wird. Eisen findest du im menschlichen Körper hauptsächlich in den roten Blutkörperchen, als zentralen Bestandteil des Blutfarbstoffs Hämoglobin. Hämoglobin ist das

Protein im Blut, das nur mit Hilfe von Eisen all unsere Organe mit Sauerstoff versorgen kann. Bei einem Mangel an Eisen oder Hämoglobin – bei der so genannten Anämie oder Blutarmut – ist deshalb die geistige und körperliche Leistungsfähigkeit oft stark negativ beeinträchtigt.

**Folgende Gründe, die für einen niedrigen Eisenspiegel bzw. eine Blutarmut verantwortlich seinen können, sollten im Vorfeld abgeklärt werden, um bestmöglich darauf zu reagieren:**

- Wie hoch ist die Zufuhr mit der Nahrung?
- Besteht die Möglichkeit von hohen Eisenverlusten durch Menstruation, Blutungen oder Blutspenden?
- Liegt ein höherer Verbrauch durch Sport (Schweißverlust oder Zerstörung von Erythrozyten in den Füßen beim Laufsport), Wachstum… vor?
- Kommt es zu einer verminderten Aufnahme z.B. durch Magen-Darm-Erkrankungen, Zöliakie, Heliobacter Pylpori…?
- Liegt eine Störung der Eisenaufnahme durch die Aufnahme von zu vielen Phosphaten, Gerbstoffen (in Tees, Kaffee) und Phytinsäure (in Getreiden) vor? Deshalb sollte jedes Getreide vor dem Verzehr eigentlich über Nacht mit 1 EL Apfelessig und genügend Wasser eingeweicht werden.

**Vorkommen:**
Fleisch, Leber, Meeresfrüchte wie Austern, Linsen, weiße Bohnen, getrocknetes Gemüse, Eigelb, getrocknete Aprikosen, Mandeln, Haselnüsse, Löwenzahn, frische Petersilie, getrocknete Datteln, getrocknete Pflaumen, Hirse, Haferflocken

Vitamin C spielt bei der verbesserten Aufnahme von Eisen eine große Rolle, aber auch Zink. Es wirkt außerdem als Antioxidans (verlangsamt z.B Alterungsprozesse und vermindert Schäden an zellulären Strukturen des menschlichen Organismus) und verhindert so das Übersäuern des Körpers. Vitamin A und E haben ebenfalls die gleiche Wirkung. Deshalb ist es ratsam, Früchte und Gemüse, die viel Vitamin C haben, zu bevorzugen und zusammen mit Fleisch zu verzehren (Mittelmeerküche oder viel grünes Blattgemüse, frische Kräuter, Kresse, Acerola, Sanddorn, Hagebutte, Paprika). Virgin Coconut Oil ist ebenso zu empfehlen, da darin viel Vitamin E enthalten ist.

Die Eisenaufnahme wird hingegen durch Kalzium, Tee und Kaffee gehemmt. Deshalb sollten Milchprodukte nicht im Übermaß und nicht gleichzeitig mit eisenhaltigen Lebensmitteln verzehrt werden, sondern in einem zeitlichen Abstand von ein bis zwei Stunden.

Aber Achtung! Ein über einen längeren Zeitraum bestehender Eisenmangel, der mit Tabletten oder Infusionen nicht aufgefüllt werden kann bzw. schnell wieder absinkt, kann auch einen Hinweis auf eine Infektion geben. Jutta Muth und Udo Pollmer schreiben in ihrem Artikel im Magazin „Eulenspiegel" dazu Folgendes: „Wenn ein ‚Mangel' also nicht mit Eisengaben zu therapieren ist, kann dies auch als Hinweis auf das Vorhandensein eines latenten Infektionsherdes gewertet werden."[30]

Deshalb ist es sehr wichtig, immer das gesamte Bild anzusehen, nicht nur den sonst so wichtigen Ferritinwert. Eine Eisenverabreichung wäre in diesem Fall nämlich nachteilig.

**Hinweis: Dieser Teil ist sehr medizinisch, du kannst ihn daher überfliegen, wenn du mit Eisen keine Probleme hast. Doch für diejenigen, die schon länger mit Problemen zu tun haben, ist dieser Teil vielleicht hilfreich und kann so mit Hilfe eines Arztes oder mit einem Ernährungsberater genau besprochen werden.**

Anders ist es, wenn Serum-Eisen und Hämoglobin in der Norm sind, der Ferritinwert jedoch niedrig und Symptome eines Eisenmangels vorhanden sind. Hier kannst du davon ausgehen, dass es sich um einen Mangel durch eisenarme Ernährung, Diäten oder einen vermehrten Verbrauch durch Sport handelt. Eine Supplementation (Ergänzung) inklusive Ernährungsumstellung kann dabei sehr gut helfen.

Sind Eisenwerte, Transferrin, Transferrinsättigung und der Ferritinwert niedrig, aber keine Anzeichen von einer Entzündung vorhanden, handelt es sich um einen klassischen Eisenmangel, und es können, je nach Werten, entsprechende Maßnahmen zur Aufbesserung der Eisenwerte gesetzt werden.

Sind aber Ferritinwert und Entzündungswerte erhöht, die anderen Werte zu nieder, wäre eine Supplementierung oder gar Infusion des Eisens fatal. Denn hier müsstest du meist nur die Entzündung behandeln, um wieder zu normalen Werten zu kommen.

## *Rotes Blutbild verbessern bzw. die Eisenspeicher füllen:*

- Ist der Ferritinwert über 100 ng/ml, bist du ideal versorgt.
- Bei Werten zwischen 50 und 100 ng/ml wirkt Kräuterblutsaft in anstrengenden Zeiten, um die Werte zu halten.
- Bei Werten zwischen 30 und 50 ng/ml macht eine gelegentliche Supplementation Sinn, um nicht in eine Blutarmut zu rutschen.

- Unter 30 ng/ml ist neben der entsprechenden Ernährung inkl. Eisen-Substitution gelegentlich sogar eine intravenöse Eisen-Substitution notwendig.

Ein kleiner Geheimtipp, um den Eisenstatus zu erhöhen, ist das Essen von einer Scheibe Blutwurst (wenn möglich täglich, bis der Wert wieder dort ist, wo er sein sollte).

Eisenreiche Essensbeispiele findest du im Anhang auf Seite 260

## JOD

Jod ist ein Element, das in der Natur kaum in reiner Form vorkommt, sondern meist als Salz oder in Verbindungen. Es ist ein Bestandteil der Schilddrüsenhormone Thyroxin (T4) und Triiodthyronin (T3), die eine wichtige Rolle im Stoffwechsel spielen. Der größte Teil des im Körper enthaltenen Jods findet sich dort, der Rest in kleinsten Mengen in jeder Zelle. Am Tag fließt das Blut oft durch die Schilddrüse und versorgt sie, sofern genug vorhanden ist, mit ausreichend Jod. Trotz einer ausreichenden Aufnahme von Jod spielen noch andere Faktoren beim Verbrauch eine Rolle. Das sind die sogenannten Halogene wie Chlor in Trinkwasser und Bädern oder Fluor in Wasser und Zahnpasta sowie Brom. Brom ist so wie Chlorid aus dem raffinierten Salz ein Gegenspieler von Jod und behindert somit die Jodaufnahme. Brom ist auch vorhanden in Auszugsmehlen und deren Produkten. Damit die Schilddrüse und alle Zellen im Körper also optimal funktionieren können, brauchst du eine ausreichende Jodversorgung ohne viel zusätzlichen Jodverlust.

### *Welche Aufgaben und Wirkung hat Jod im Körper noch?*

Gerd Gutemann[31] beschreibt dabei die wichtigsten Aufgaben, Vorkommen, Nebenwirkungen, Einnahmevorschläge…
- Es fördert die Regeneration und verbessert den Schlaf durch das Lösen von Nervenanspannungen.
- Es stärkt das Immunsystem und wirkt antibakteriell. Es vernichtet sofort schwache Keime im Blut, stärkere Keime gelangen zuerst durch den Blutkreislauf in die Schilddrüse und werden dann, sofern genügend Jod vorhanden ist, geschwächt, bis sie absterben.
- Jod wirkt bei allen Arten von radioaktiven Einflüssen und wirkt blutreinigend und entzündungshemmend.
- Weiters hilft es bei Fettabbau, indem es zu verstärkter Oxidation und somit zur Fettverbrennung anregt.

Der Jodvorrat im menschlichen Körper liegt zwischen 10 und 30 Milligramm. Den Hauptanteil brauchen dabei die Schilddrüse, die Brustdrüsen und das restliche Gewebe.

Besteht ein Mangel im Körper, kommt es zu Symptomen wie Müdigkeit, verlangsamten Prozessen im Körper wie bei der Verdauung, Nägel und Haare wachsen langsamer, sind trockener und spröder, Erkältungen werden schneller aufgefangen und der Puls verlangsamt sich. Verstopfung, Antriebslosigkeit, kalte Hände und Füße, Kopfschmerzen, schlechtes Gedächtnis, Muskelkrämpfe sind einige der Symptome des Jodmangels.

Um all dem vorzubeugen, ist es wichtig, genügend mit der Nahrung aufzunehmen oder gegebenenfalls zu supplementieren, um den Körper gesund zu erhalten.

**Vorkommen:**
Meeresfisch, Schalentiere, Algen vor allem Kelp, Rucola, unraffiniertes Meersalz, Butter, Ananas, Artischocken, Spargel, dunkelgrünes Gemüse und Eier, Erdnüsse, Kürbiskerne... Einige Gemüsesorten wie Kohl und Spinat hemmen die Aufnahme, wenn sie nicht richtig verarbeitet, also roh gegessen werden.

Mit Jod versetztes raffiniertes Salz bestehend aus nur Natriumchlorid, künstlichem Jod und eventuell sogar Fluor oder Rieselhilfen und sollte durch unraffiniertes Salz ersetzt werden. Warum das so ist, könnt ihr im Basiskapitel unter Salz nachlesen.

## Jod als Nahrungsergänzung:

**Lebertran:** Er wird vor allem in den Skandinavischen Ländern schon über Generationen täglich gegessen. Dabei handelt es sich um Fischöl, das sich durch seinen hohen Omega-3-Fettsäuregehalt, den hohen Anteil an Vitamin A, D und E und durch den hohen Jodanteil auszeichnet und den Kindern mit einem Esslöffel nach dem Frühstück zugeführt wird.

**Kelpalgen:** Dies ist vor allem für Veganer eine wichtige Jodquelle. Da sie ja keine Fische essen, ist Kelp, aber auch andere Algenarten eine gute Alternative. Sie können in Form von Presslingen (Tablettenform) zu sich genommen werden, aber auch mitgekocht in Suppen oder in Salaten oder Smoothies beigemischt werden. Mittlerweile gibt es auch unraffiniertes Salz, das mit getrockneten Algen gemischt wurde und als gesundes Tafelsalz verwendet wird. Das einzige, das hier schwierig wird, ist die Dosierung und die Qualität. Durch die Unglücke mit Atomkraftwerken wurde das Meer und damit die Algen sehr in Mitleidenschaft gezogen. Daher ist es wichtig, dass du auf eine gute Qualität achtest und gegebenenfalls genau bei den Herstellern nachfragst. Die Jodgehalte schwanken darin sehr, eine genaue Dosierung wird dabei schwierig. Bescreitest du auch Wettkämpfe, würde ich das nicht empfehlen, da die Verunreinigungsgefahr meiner Meinung nach zu hoch ist. Es wird oft in asiatischen Ländern hergestellt und dort wird leider oft nicht auf Verunreinigungen geachtet.

**Lugol'sche Lösung:** Darunter versteht man eine Lösung aus 5% elementarem Jod in 10%iger Kaliumjodidlösung, also ein Verhältnis von 1:2. Diese Zusammensetzung stammt von einem französischen Arzt, Jean Guillaume Auguste Lugol, aus dem 18. Jahrhundert. Seither gibt es diese Lösung und sie wird bis heute angewendet. Wobei aus kommerziellen Gründen das oft verschwiegen wird, da diese Lösung weitaus billiger ist, als die Folgen und kommerzielle Jodergänzungsmittel.

Ein Tropfen dieser Lugol'schen Lösung (5%ig) enthält schon 6,5 mg Jod. Leidest du bereits Jodmangelsymptomen bzw. wurde ein Jodmangel bei dir festgestellt, beschreibt Lynne Farrow in ihrem Buch Jod Krise[32] viele Beispiele von Einnahmevorschlägen und deren Wirkung.

**Dosis zur Behebung von Jodmangel:** 1 – 8 Tropfen Lugol'sche Jodlösung (ca. 6,5 – 50 mg Jod!) pro Tag in Wasser umgerührt empfiehlt sie. Bei starkem Bedarf sogar 5 – 10 Tropfen (30–60 mg) pro Tag. Bei keinem Mangel reicht eine kleinere Dosis bzw. sollte darauf geachtet werden, genügend täglich mit der Nahrung zuzuführen.

Gerade bei sportlichen Menschen ist es daher wichtig, dass der Stoffwechsel richtig funktioniert. Deshalb solltest du bei der Blutuntersuchung unbedingt die Schilddrüsenwerte und gegebenenfalls die Jodwerte mitbestimmen lassen. Genaueres dazu findest du beim Thema Schilddrüse auf Seite 154.

# SELEN

Selen ist neben Jod das wichtigste Element der Schilddrüse und daher extrem wichtig für den Stoffwechsel. Es befindet sich in unterschiedlicher Konzentration in allen Organen und Geweben deines Körpers. Die Leber, die Niere, das Herz, die Bauchspeicheldrüse, die Milz, das Gehirn, die Augen, die Hoden, die roten Blutkörperchen sowie die Blutplättchen enthalten größere Selenmengen. Der größte Anteil an Selen jedoch befindet sich in der Skelettmuskulatur.

Bei einem Selenmangel kommt es automatisch zu einer Umverteilung der Selenspeicher. Das wenige vorhandene wird nun bevorzugt in jene Gewebe und Organe eingebaut, die der Aufrechterhaltung wichtiger Körperfunktionen dienen. Auswirkungen bei Selenmangel können Herzkreislauferkrankungen, Augenkrankheiten, Vergesslichkeit, Schilddrüsenentzündungen, Veränderung der Haarstruktur oder ein schwaches Immunsystem sein.

**Vorkommen:**

Paranüsse, Virgin Coconut Oil, Kokosmus, Kokosraspeln, Sesam, Sonnenblumenkerne, Hirse, Hülsenfrüchte, Getreide (gekeimt), Steinpilze, Hering, Thunfisch, weiße Bohnen

## ZINK

Zink ist ein Bestandteil des Zink-Insulin-Komplexes der Bauchspeicheldrüse und dient zur Regulierung des Blutzuckerspiegels. Es ist ein wichtiger Mineralstoff für das Immunsystem und erfüllt wichtige Aufgaben im Säure-Basen-Haushalt. Desweiteren eliminiert es Schwermetalle aus dem Körper. Bei innerlichen Reinigungen ist es deshalb oft notwendig, Zink zu supplementieren, da durch die Schwermetallausleitung oft auch viel Zink verloren geht. Zink wird mit dem Schweiß und bei sportlicher Aktivität mit dem Urin vermehr ausgeschieden. Auch nach Operationen oder Verletzungen sollte über eine Zinkzugabe nachgedacht werden, um die Wundheilungsprozesse zu beschleunigen.

Vor allem für Personen, die sehr viel Stress ausgesetzt sind oder sehr viel leisten müssen, ist es gut zu wissen, dass Zink bei Erkältungen und geschwächtem Immunsystem sehr wichtig ist, die Verwertung von Eiweiß, Fett und Kohlenhydrat reguliert und den Stoffwechsel beeinflusst. Beim Fehlen drosselt der Körper den Stoffwechsel. Durch Alkohol und Medikamente, aber auch durch Eisentabletten wird vermehrt Zink über den Urin ausgeschieden.

Muskelaufbau wird ohne Zink schwierig, auch Heilungsprozesse verlangsamen sich. Einen Zinkmangel zu erkennen ist gar nicht so leicht, da sich der Großteil intrazellulär befindet und im Serumblut nur schlecht nachgewiesen werden kann.

### *Folgende Symptome können noch auf eine Zinkunterversorgung hinweisen:*

Müdigkeit, Antriebsmangel, abnehmende körperliche Leistungsfähigkeit, Depressionen, überdurchschnittliche Infektanfälligkeit, Wundheilungsstörungen, schlechte Haut, Akne, brüchige Nägel, weiße Flecken auf den Nägeln, brüchige Haare, Haarausfall, Nachtblindheit, Augentrockenheit, Blutarmut und Appetitlosigkeit

**Vorkommen:**
Vor allem Lebensmittel tierischen Ursprungs wie: Leber, Austern, Fleisch, Fisch, Milch und Molkereiprodukte, Linsen, Haferflocken, Kürbiskerne, Leinsamen, Mohn...

### *Was muss man bei der Einnahme beachten?*

- Nicht zusammen mit Milchprodukten einnehmen (das Kasein behindert die Aufnahme)
- Hülsenfrüchte, Nüsse, Samen und Getreide sollten aufgrund der Phytinsäure idealerweise eingeweicht und gekeimt werden.

- Nicht gleichzeitig mit Eisenpräparaten, damit sich diese beiden nicht gegenseitig behindern.
- Die Kombination mit Vitamin C verbessert die Zinkaufnahme
- Zinkchelate, eine Kombination aus Zink und Aminosäuren, kann die Aufnahme verbessern, da die Aminosäuren vor Wechselwirkungen schützen. Weniger gut lassen sich Zinksulfat oder Zinkoxid resorbieren.
- Zinkpräparate nimmst du am besten abends mit dem Essen ein. Aber Achtung, denn Zinkpräparate können auf nüchternem Magen oft zu Übelkeit führen.

Zinkreiche Essensbeispiele findest du im Anhang auf Seite 263

# VITAMINE

Die Vitamine werden eingeteilt in wasserlösliche (B-Vitamine und Vitamin C) und fettlösliche Vitamine (A, D, E, K)

# VITAMIN A

Für Vitamin A gibt es mehrere Formen. Das Vitamin in tierischen Lebensmitteln nennt man Retinol, dass du beispielsweise in Lebensmitteln wie Milch, Eiern, Fleisch findest. Es ist immer an Fett gebunden. Das heißt auch, dass gerade bei Magermilchprodukten sehr viel Vitamin A verloren geht. Retinol ist außerdem zinkabhängig. Daher beeinflussen sich diese beiden Stoffe gegenseitig. Die pflanzliche Vorstufe von Vitamin A nennt man Carotinoide. Sie findest du hauptsächlich in orangefarbenem Obst und Gemüse wie Süßkartoffeln, Karotten, Honigmelonen, Aprikosen und Pfirsichen. Carotinoide wandelt der Körper bei Bedarf in Vitamin A um.
Das Vitamin wirkt zusammen mit Eisen beim Aufbau von roten Blutkörperchen (Erythrozyten), ist wichtig für ein gutes Sehvermögen, vor allem bei Dämmerung und Dunkelheit, erhöht die Widerstandsfähigkeit gegen Infektionen, da sie die Struktur von Haut und Schleimhaut verbessert und somit für eine gesunde Barriere sorgt. Für Frauen kann es hilfreich sein, auf vermehrte Vitamin A Zufuhr zu achten, wenn sie häufig an starker Monatsblutung oder an empfindlichen Brüsten leiden. Von der zusätzlichen Einnahme von Vitamin A würde ich eher abraten, es sei denn, es ist in Multipräparaten enthalten. Ansonsten kann es schnell zu Überdosierung und Schäden führen. Da bei Blutuntersuchungen Vitamin A meist nicht angeschaut wird, ist dies nur schwer kontrollierbar. Hier ist einfach für eine gesunde Vitamin-A-reiche Kost aus Fleisch, Vollmilch, Eiern und orangem Gemüse bzw. Obst zu sorgen.

## B-VITAMIN-KOMPLEX

Dieser dient einer optimalen Energieproduktion und ist wichtig bei Reparaturvorgängen nach dem Sport. Aber Vorsicht: Lieber am Abend einnehmen, denn es ist appetitanregend. Ich würde einen Komplex an B-Vitaminen bevorzugen, außer es liegt ein großer Mangel an einem bestimmten B-Vitamin vor.
Sämtliche B-Vitamine müssen täglich mit der Nahrung zugeführt werden. Die Vitamin-BGruppe wird auch als Nervennahrung bezeichnet, denn sie ist für ein funktionierendes Nervensystem, fürs Blut und allgemein für die Psyche wichtig. Hoher Zuckerkonsum, viel Kaffee und Alkohol entziehen dem Köper die wichtigen B-Vitamine. Ein Mangel kann auch durch zu wenige Lebensmittel aus Vollkorn oder zu wenig Obst und Gemüse entstehen und sollte in erster Linie durch eine gesunde Vollwertkost mit genügend frischen Lebensmitteln ausgeglichen werden.
Die B-Vitamine, darunter B1 (Thiamin), B2 (Riboflavin), B3 (Niacin), B5 (Pantothensäure), B6 (Pyridoxin), B12 (Cobalamin), Biotin (Vitamin H) und Folsäure haben folgende Hauptfunktionen. Sie spielen eine Rolle im Energiestoffwechsel, sind Bestandteile von Enzymen der Atmungskette und beteiligt beim Abbau von Aminosäuren, Fettsäuren sowie Aufbau von Glucose, an der Hämoglobinsynthese, an der Bildung von roten Blutkörperchen, am Aufbau von DNA und der Zellteilung.

**Vorkommen:**
Bierhefe, Vollkornhafer, Walnüsse, Tierleber, Vollkorngetreide, Weizenkeime, Avocados, bedingt Kartoffeln, Grünkohl, Bananen, Eier, grüne Gemüsearten (Brokkoli, Endiviensalat, Spinat), Obst, Innereien, Hering, Käse, Sojasauce, Sonnenblumenkerne, Blattgemüse

## VITAMIN C

Das bekannteste Vitamin ist ein Radikalfänger, wichtig für den Aufbau von Aminosäuren und fürs Immunsystem. Es kommt in all unseren Körperflüssigkeiten vor und oxidiert dort, um die Zellen vor freien Radikalen zu schützen.
Vitamin C ist an sehr vielen Vorgängen beteiligt, zum Beispiel an der Hormonproduktion in der Schilddrüse, bei der Reinigung der Leber, beim Aufbau von Bindegewebe, bei der Kontrolle von Histamin, und somit ist es ein großer Einflussfaktor für Allergien, Asthma oder Magengeschwüren sowie auch für die Übertragung von Nervenimpulsen. Durch die tägliche Ernährung mit frischem Obst und Gemüse in guter Qualität und mit reichlich Abwechslung kann eigentlich genügend Vitamin C aufgenommen werden. Doch seien wir mal ehrlich, wie

viele essen wirklich genügend Obst und vor allem Gemüse? Ein Mangel an diesem kann an entzündetem oder blutendem Zahnfleisch, verminderter Wundheilung oder Immunabwehr, Depression, Müdigkeit oder Angespanntheit erkannt werden. Deshalb

**Vorkommen:**
Acerolakirsche, Hagebutten, Sanddorn, Johannisbeeren, Paprika, Brokkoli, Erdbeeren, Südfrüchte, Kartoffeln, generell Obst und Gemüse

## VITAMIN D

Es ist das einzige Vitamin, das in der aktiven Form ein Hormon ist. Es ist nicht nur für die Knochen wichtig, sondern auch für den Stoffwechsel und vor allem für die Fettverdauung. Außerdem stimuliert es das Muskelzellwachstum und beeinflusst so die Kraftleistungen. Die Kalziumaufnahme im Darm wird durch das Vorhandensein von Vitamin D gesteigert. Es reguliert den Knochenstoffwechsel und den Kalzium- und Phosphoreinbau in den Knochen. Vitamin D kann nur sehr schlecht in ausreichender Menge mit der Nahrung aufgenommen werden. Der Großteil wird über das Sonnenlicht, sofern keine Sonnencreme aufgetragen wurde, aufgenommen und mithilfe von Cholesterin synthetisiert. Nur in der Mittagszeit ist die Sonne in den Sommermonaten stark genug, um uns hier in Mitteleuropa ausreichend damit zu versorgen. Außerdem ist Vitamin D darauf angewiesen, dass genügend Magnesium im Körper vorhanden ist, da dieses benötigt wird, um Vitamin D in seine wirksame Form umzuwandeln. Bei einem Mangel kann es zu Rachitis (gestörte Mineralisation im Knochen), Knochenerweichung (meist Becken, Brustkorb oder Extremitäten), zum Verlust des Gehörs, Ohrensausen, Muskelschwäche oder zu einem gestörten Immunsystem kommen.
Vitamin D kann auch zu einer Hypervitaminose führen – das heißt, es kann auch überdosiert werden. Dennoch ist gerade in Mitteleuropa im Winter, vor allem von Oktober bis März, oft eine Vitamin-D-Zugabe erforderlich, da in dieser Zeit die Sonnenstrahlen nicht stark genug sind, um uns ausreichend mit Vitamin D zu versorgen.
Es zahlt sich auf jeden Fall aus, seinen Status regelmäßig zu testen und gegebenenfalls Vitamin D3 zu supplementieren. Hierzu musst du noch wissen, dass sicher Dreiviertel der Europäer zu wenig davon haben.

**Vorkommen:**
Vorhanden ist es in Fisch und Fischleber bzw. Ölen, etwas in Milch und Milchprodukten, Avocado, Pfefferminze und Pilzen.

## VITAMIN E

Dieses ist eins der wichtigsten fettlöslichen Antioxidantien und bewahrt die fettähnlichen Strukturen der Zellmembran vor freien Radikalen. Außerdem schützt es oxidationsempfindliche Stoffe wie mehrfach ungesättigte Fettsäuren. Durch den vermehrten Verzehr von Omega-6- und Omega-3-Fettsäuren in der heutigen Zeit steigt somit auch der Bedarf an Vitamin E. Doch durch verarbeitete Lebensmittel, durch ihre Prozessierung, sinkt wiederum der Gehalt an Vitamin E in den Lebensmitteln.

Menschen, die sehr viel leisten müssen, sind häufig oxidativem Stress ausgesetzt und haben somit einen noch höheren Bedarf dieses Vitamins. Bei Mängeln und Störungen kann es zu Zerfall von Herzmuskelzellen, zur Blutarmut, Schwächung der Muskeln oder zu Infektanfälligkeit kommen. Da es so viele Formen von Vitamin E gibt und eine Überdosierung problematisch werden kann, empfehle ich auf möglichst viele unverarbeitete Nahrungsmittel, vor allem gute Öle, zurückzugreifen, um seinen Bedarf zu decken.

**Vorkommen:**
Unraffinierte Öle, Vollkorngetreide, Sonnenblumenkerne, Süßkartoffeln, Garnelen, Lachs

**KAPITEL 2**

# Gesundheit – das Gesetz der Balance

## DAS IMMUNSYSTEM – DER BODYGUARD DES KÖRPERS

„Optimale Gesundheit beginnt mit jedem Gedanken, den Sie denken, und jedem Bissen, den Sie essen." Louise Hay

### WIE FUNKTIONIERT UNSER IMMUNSYSTEM?

Das Immunsystem hat die Aufgabe Krankheitserreger von uns fernzuhalten bzw. sie zu bekämpfen. Das funktioniert indem es zwischen Fremdkörpern und eigenen Zellen unterscheidet und eine entsprechende Immunantwort auslöst.
Dabei unterscheidest du zwischen angeborenem (unspezifischem) Immunsystem und erworbenem (spezifischem) Immunsystem, das erst durch Lernprozesse entstanden ist. Es handelt sich zwar um zwei unterschiedliche Arbeitsweisen, doch sind beide eng miteinander verbunden. Das angeborene Immunsystem reagiert, sobald Krankheitserreger im Körper eintreffen und versucht diese sofort zu zerstören. Dieser Vorgang dauert meist nur einige Stunden und läuft sehr schnell ab. Wenn die Erreger jedoch stark sind und dieser erste Angriff nicht abgewehrt werden kann, kommt innerhalb der nächsten Tage das erworbene Immunsystem zum Einsatz. Hier bilden sich antigenspezifische Zellen, die speziell gegen diese Erreger ankämpfen. Kennt es diese Erreger noch nicht oder sind es zu viele, steigt die Wahrscheinlichkeit, dass sich der Körper nicht mehr dagegen wehren kann, und du verbringst die nächste Woche im Bett. Doch auch dabei lernt das Immunsystem wieder dazu und bildet Antikörper, damit es dem nächsten Angriff standhalten kann.
Das Immunsystem liegt nicht spezifisch an einer Stelle, viele verschiedene Organe und Zellsysteme, die im ganzen Körper verteilt liegen, sind daran beteiligt. Dieses System nennt man Lymphsystem, das wiederum unterteilt wird in:

- Primäre lymphatische Organe: Thymus und Knochenmark – sie bilden die Lymphozyten und liefern über das Blut die Informationen zu den peripheren Organen. Von dort wird mit deren Informationen die Einteilung der Immunantwort des erworbenen Immunsystems angeordnet.
- Periphere, sekundäre lymphatische Organe: Lymphknoten, Milz, lymphatisches Gewebe des Magen-Darm-Trakts (Rachenmandeln, Blinddarm u. a.), Lunge und andere Schleimhäute

# PRÄVENTIONSMAßNAHMEN FÜRS IMMUNSYSTEM

Eine stabile, gesunde Immunabwehr wird zu 70% durch die richtige Ernährung/Lebensstil, also Schlaf, Bewegung, Regeneration, Stress... und zu 30% durch die Atemenergie gebildet.

- Socken anziehen, bevor die Füße auskühlen (niemals erkalten lassen)
- Abends vor dem Schlafengehen: Heiße Fußbäder nehmen (das kann auch bei Hitzesymptomen hilfreich sein – dabei soll das Fußbad Körpertemperatur, also ca. 37 °C haben und kühlende Öle verwendet werden, z.B. Grapfruitkernextrakt, Salbeiöl, Pfefferminzöl.
- Füße mit wärmenden Ölen einölen, z.B. Rosmarin, Wacholder, Ingwer, Pfeffer, Sandelholz, Angelikawurzel.
- Fußreflexzonenmassage regelmäßig durchführen (kannst du auch selbst machen)
- Die Ohren warmhalten, auch mal bewusst Stille gönnen und alle Hintergrundgeräusche eliminieren.
- Abwehrstärkung: Tigerbalsam oder Ingweröl auf den Knuppel am Ende der Halswirbelsäule einmassieren.
- Viel trinken, Wasser oder lauwarmen Tee, Salzsole, um den Körper basisch zu machen. Vorsicht bei Mineralwasser: dieses hat eine stark kühlende Wirkung – das verlangsamt den Stoffwechsel, wirkt der körpereigenen Reinigung entgegen, schwächt die Nieren. Wer darauf nicht verzichten möchte, sollte stilles Mineralwasser mit einem Gesamtnährstoffgehalt von unter 500 mg/l trinken (wäre auch gut beim Training).
- Frische Kräuter aus dem Garten bzw. Frischpflanzenpresssaft, z.B. Löwenzahn-Frischpflanzensaft aus dem Reformhaus, so oft und viel benutzen wie möglich, um den Mineralstoff- und Vitaminhaushalt hoch zu halten.
- Ätherische Öle in die Fußsohlen einmassieren. Je nach Problem gibt es diverse passende Öle dafür.
- Zwei Portionen Obst und mindestens drei Portionen Gemüse pro Tag essen. Hier sind besonders Beeren, Grünkohl, Brokkoli, Zwiebel, Knoblauch zu nennen.
- Wähle Lebensmittel oder natürliche Nahrungsergänzungen mit einem hohen Anteil an Vitamin A, C und E sowie sekundären Pflanzenstoffen, Zink und Selen
- Lysin ist eine Aminosäure zur Bekämpfung von Herpes-Viren, für die Bildung von Enzymen und Antikörpern. Lysin ist z.B. enthalten in: Parmesan Käse, Thunfisch, Schweinefilet, Haferflocken.
- Genügend Schlaf, denn nur hier arbeitet das Immunsystem auf Hochtouren!
- Mindestens einmal am Tag Aktivitäten an der frischen Luft, z.B. Sport, Spazieren gehen
- Viel lachen – denn auch das stärkt das Immunsystem.

- Evtl. zusätzliche Probiotika-Einnahme
- Ginseng und Echinacea, Propolis sind Wurzeln und Tinkturen zur Stärkung des Immunsystems
- Meiden von Kaffee, Zucker, Süßstoffe, Zuckeraustauschstoffe, Zigaretten, Alkohol, Fertignahrung und industriell verarbeiteten Fetten, z.B. Margarine, gehärtete oder teilweise gehärtete Pflanzenölprodukte wie Kekse, Chips, Pommes, Schokoaufstriche …

**Unterstützende Getränke:** Über den Tag verteilt viel, also mindestens vier bis fünf Liter trinken, so viel, bis der Harn durchsichtig ist – er sollte nur noch eine leicht gelbliche Farbe haben. ACHTUNG: Ingwertee nur dann trinken, wenn noch keine Entzündungszeichen vorhanden sind. Also nur bei den ersten Kältesymptomen verwenden. Sobald etwas entzündet ist, dann wechseln auf folgende Getränke: Z.B. heißes Wasser oder mit Salbei-, Lindenblüten-, Kamillen-, Malven-, Pfefferminz- und Fencheltee – abwechseln!

**Unterstützende Lebensmittel:**
- Virgin Coconut Oil ist ein universelles Tonikum (wirkt gegen Bakterien, Viren, und Pilze)
- Bockshornfrüchte (zum Mitkochen in Suppen oder Kompotten)
- Rote Datteln (bauen Energie auf, haben gleichzeitig eine beruhigende Wirkung auf den Geist)
- Angelikawurzel (nicht während der Menstruation) in den letzten 40 Minuten beim Kochen von Kraftsuppen dazugeben, wirkt blutbildend und kräftigend. Sie wird besonders empfohlen nach Geburten in der Stillzeit, nach schweren Operationen oder Krankheiten.
- Schwarzer Sesam ist gut für die Nieren und fördert den Haarwuchs.
- Birnen gelten in China als Schönheitsmittel und sind blutbildend. Gedünstet wirken sie schleimlösend, lindern Asthma, wirken entzündungshemmend, vor allem für die Augen, und wirken blutdruckregulierend.
- Frischer Ingwer regt den Kreislauf an, hilft zur Blutreinigung
- Zimt wirkt belebend, wärmt die Nieren und stärkt das Herz
- Kardamom wirkt desinfizierend, entkrampfend und harmonisierend
- Vanille hat einen sanften Einfluss auf den Hormonhaushalt
- Kurkuma ist ein natürliches Antibiotikum und wirkt entzündungshemmend
- Lorbeerblätter wirken entzündungshemmend, reinigend, helfen auch bei Wassereinlagerungen und Schwellungen, nicht täglich verwenden!
- Safran fördert den Gewebsaufbau
- Nelken vertreiben innere Kälte, sind schmerzstillend und keimtötend
- Cayennepfeffer regt Nieren an, unterstützt somit die Ausscheidung
- Fenchelsamen, Knoblauch, Meerrettich, Thymian.

**Beispiele:**

**Immunsystemaufbauende Mahlzeiten:**
- Kompotte, vor allem Birnenkompott mit Zimt und Nelken
- Müslis mit Kardamom, Vanille und Zimt, Datteln
- Kraftsuppen, hier vor allem Hühnersuppe und Rindssuppe (selbst gemacht – siehe Rezeptteil) mit Cayennepfeffer, Lorbeerblättern, Ingwer, Bockshornfrüchte, Angelikawurzel
- Selbst gemachte Brote mit schwarzem Sesam
- Reiscongees (Rundkornreis mit der bis zu siebenfachen Menge Wasser gekocht) mit Safran oder Kurkuma
- Ei mit Sesam und Gemüse

**Nahrungsergänzungen:** (siehe Hinweis auf Seite 150)
- Zink hat direkten Einfluss auf das Infektionsgeschehen! (mind. 60 mg/Tag ein bis drei Tage)
- Vitamin C wichtigstes Antioxidans, Zinkaufnahme ohne Vitamin C nicht möglich! (mind. 1000–3000mg/Tag kurzfristig über ein bis drei Tage) z.B. Cerola Vitamin C Taler
- L-Glutamin ist die wichtigste Aminosäure bei Erkältungen, da die Lymphozyten (Zellen deines Immunsystems) diese vermehrt für die Abwehr brauchen (ca. 3-5g pro Tag)
- L-Lysin: bei Fieberblasenanfälligkeit
- Vitamin D: kann im Winter nicht aufgenommen werden (bei Indoorsportarten wichtig!)
- Probiotika: Da sich der Großteil des Immunsystems im Darm befindet!
- Magnesium: gegen Entzündungen
- Vitamin-B-Komplex: Schlüsselvitamine, die in nahezu allen Organen und Körpervorgängen wichtig sind
- CoQ10: wichtiges Antioxidans
- Pilze in Kapselform, z.B. Reishi, Shiitake: Sie verbessern die Ausschüttung von Immunoglobulin IgA und es werden vermehrt Antikörper gebildet.

**Selbst gemachtes Ingweröl:**
Frischen Ingwer fein raspeln und durch ein Mulltuch pressen. 1 Teil Ingwersaft mit 5 Teilen hochwertigem Öl, z.B. Mandelöl oder Jojobaöl, mischen. In ein dunkles Schraubglas füllen und gut verschließen.

**Heißes Fußbad vor dem zu Bett gehen:**
Hierbei soll das Wasser so heiß sein, sodass es gerade noch erträglich ist. Dann kannst du noch frischen Ingwer dazu schneiden – immer wieder heißes Wasser nachgießen (Teekocher neben das Fußbad stellen), oder, wenn das zu heftig ist, mit den oben erwähnten Ölen arbeiten. Ca. 10 – 15 Minuten, dann gut abtrocknen, warme Socken anziehen und schlafen gehen.

## ALTERNATIVE MEDIZIN – HAUSMITTEL UND PSYCHISCHE HINTERGRÜNDE [58, 59, 60, 64]

Nicht jede Kleinigkeit muss gleich mit Medikamenten behandelt werden. Zudem ist es zum Beispiel für Leute die an Wettkämpfen teilnehmen, oft schwierig, was sie nehmen dürfen und was nicht. Richtig angewendet und zeitgerecht hilft oft eine Teezubereitung effektiver und schneller, ohne den Körper mit Chemikalien zu belasten. Hier in diesem Abschnitt findest du für viele kleine Probleme ein paar wichtige Tipps.

## AN DEN NIEREN FRESSEN

Die Niere ist ein Beziehungsorgan und präsentiert zwei Personen. Daher haben wir oft Probleme mit der Niere, z.B. Nierenbeckenentzündung, wenn wir uns von sehr nahen Personen verletzt, ungeliebt oder vernachlässigt fühlen, oder aber auch andere sehr nahestehende Personen verletzt haben. Auch die Angst vor der Zukunft, kann die Nieren krank machen. Der Funktionskreis Niere ist verantwortlich für die Wasserverteilung im Körper. Die Niere präsentiert außerdem Willenskraft, Durchhaltevermögen und Ausdauer. Im Körper hängt vieles zusammen. Die Funktion der Nieren kann auch Ohren, Knochen, Haare, Zähne, Knie, Lendenwirbelsäule, Eierstöcke oder Füße beeinflussen.

*Beispiel aus der Praxis:*
Ein Sportler hatte seit seiner frühen Kindheit immer wieder mit gesundheitlichen Problemen zu kämpfen. Sein größtes psychisches Problem war die Angst vor der Zukunft. Bei seiner Leidensgeschichte ging es immer wieder um die Nieren. Dabei sind ständige Infekte, Mittelohrentzündungen in der früheren Kindheit, häufige Blasenentzündungen, immer abwechselnd mit Knieproblemen und sehr trockenen Füßen, ein großes Problem. Hier kannst du die Zusammenhänge sehr gut erkennen. Ihm gingen viele Trainingsstunden verloren, da er immer wieder Knieoperationen auf sich nehmen musste und sein Immunsystem ständig am Limit war. Durch viel psychische Arbeit in Kombination mit der richtigen Ernährung wurden jedoch alle Symptome wesentlich verbessert. Da dieser Zustand aber schon lange anhielt, liegt noch einiges an Arbeit vor ihm, bis er dort hinkommt, wo er hin will.
In der traditionellen chinesischen Medizin (TCM) ist der wichtigste Funktionskreis, um das Immunsystem zu stärken, der Nierenmeridian. Daher solltest du ein großes Augenmerk auf die Füße, das Knie und das Becken bzw. die Lendenwirbelsäule legen.

An den Füßen beginnt der Hauptmeridian zur Stärkung der Niere. Hier liegt auch das Eintrittstor für Erkältungen. Das obere Eintrittstor für Erkältungen liegt bei den Ohren. In der Mitte der Fußsohle liegt der Nervenknotenpunkt, welcher der Notfallpunkt schlechthin ist. Massagen, Wärmebehandlungen und Einreibungen an dieser Stelle sind sehr gut für Nieren und Sinnesorgane. Direkten Bezug zu den Nieren haben auch die Ohren, sie sollten, wie schon erwähnt, auch nicht kalt werden und können ebenfalls mit einer Massage energetisiert bzw. gewärmt werden. Die höchste Aktivität der Blase liegt zwischen 15 und 17 Uhr, die der Niere zwischen 17 und 19 Uhr. In dieser Zeit wirken Anwendungen oft am besten.

## ERSTE HILFE BEI ERKÄLTUNGEN

**Niemals:**
- Heiße Milch mit Honig - das hilft zwar bei Unruhe und Schlafstörungen, aber nicht bei Erkältungen, verschleimter Nase und Bronchien
- Zitrusfrüchte, besonders Zitronen, Orangen und Bananen vermeiden, denn das lässt den Körper noch mehr auskühlen und fördert die Schleimbildung

**Schnellkur bei den ersten Erkältungsanzeichen:**
- Sobald du einen benebelten Kopf, Abgeschlagenheit oder Frösteln verspürst, solltest du 1,5 l Wasser zum Kochen bringen und fünf bis sieben Minuten leicht köcheln lassen. In eine Thermoskanne füllen und innerhalb einer Stunde schluckweise trinken. Nach ca. 30 Minuten verspürst du starken Harndrang (Grippeerreger, Schadstoffe...)
- Zink und Vitamin C, L-Glutamin in höherer Dosis für ein bis drei Tage
- Inhalation mit Salzsole
- Wärmewickel am Abend im Bett: Ein nasses Tuch auf die Leber legen – eine Wärmflasche drüber.
- Generell weniger Essen, um den Verdauungstrakt zu schonen, damit der Darm mehr Energie hat, um die Viren zu bekämpfen
- Hühnersuppe mit viel Gemüse kochen – das baut auf!
- Reis/Risotto mit viel Wasser kochen, Gemüse, Fisch
- Tees aus Käsepappel (wird kalt zubereitet und zwei bis zehn Stunden stehen gelassen, dann erst auf max. 35 °C erwärmen), Holunder, Lindenblüten oder Schlüsselblume
- Himbeerblättertee bei Nasennebenhöhlen und Bronchienproblemen (sanfteste Form der Schleimlösung – legt sich als Schleimstoff auf die entzündete Stelle und leitet Schadstoffe aus)

**Tees und Kräuter bei bereits entzündeten Erkältungen**
- Spitzwegerich (wirkt reizmildernd, antibakteriell und kühlend)
- Schlüsselblume (wirkt schleimlösend und kühlend)
- Eibischwurzel (wirkt reizmildernd und kühlend)
- Salbei (wirkt entzündungshemmend und kühlend)
- Lungenkraut

**Halsschmerzen:**
- Topfen auf den Hals auflegen (max. 30 Minuten), öfter wiederholen
- 1 EL Leinöl (wenn du das nicht hast, dann Olivenöl) mit 1 EL Honig und 1 EL Zitrone mischen und mit einem Teelöffel langsam auslöffeln
- Probiotika täglich einnehmen
- Magnesium, Zink, Vitamin C und Vitamin D helfen bei Halsschmerzen ebenfalls
- Gerichte mit Sauerkraut, Fisch und/oder Kurkuma
- Gurgeln mit Salbei, Salzsole oder natürlichem Gurgelwasser
- Tees aus Salbei, Käsepappel oder Bibernelle
- Eventuell bei Kältesymptomen ein Fußbad am Abend vor dem Schlafen gehen
- Propolis mit etwas Honig einnehmen
- Fußreflexzonenmassage
- Meide Kaffee, Zucker, Weißmehl und Alkohol

## DA DREHT SICH MIR DER MAGEN UM

Beim Gefühl, unter Druck zu sein, sich Sorgen zu machen, zu grübeln, oder wenn wir einen Schicksalsschlag nicht „verdauen" können, fängt unser Magen an, zu rebellieren. Der Magen hängt stark mit unseren Lippen, dem Mund, Bindegewebe, Lymphe oder dem Zwerchfell zusammen.

Eine meiner Kundinnen beispielsweise hatte an ein paar Kilo zuviel, etwas Orangenhaut, ständig trockne Lippen und immer Hunger auf Süßes. Der Magen liebt süße Speisen, jedoch kann er nicht unterscheiden, ob es sich um Schokolade handelt oder Früchte.

Er will Lebensmittel mit süßem Geschmack. Hier ginge es ihm aber am besten mit süßem Gemüse wie Kartoffeln, Karotten, Süßkartoffeln, Kürbis oder auch süß schmeckendem Getreide, Gewürze oder frischen Früchten. Bekommt er im Ausgleich zu den anderen Geschmacksrichtungen genügend davon, würden sich die oben genannten Problemchen wieder einpendeln bzw. auf jeden Fall verbessern. Die höchste Aktivität des Magens liegt zwischen 7 und 9 Uhr. Hier kann durch die aufgenommene Nahrung die höchste Energie gewonnen werden.

## ERSTE HILFE BEI ÜBELKEIT UND ERBRECHEN

**Sobald das Problem auftritt, helfen folgende Schritte:**
- Heißes Wasser + 4 EL Zucker + 1 TL Salz, oder eine Elektrolytlösung
- Magenfreundliche Tees, z.B. Kamille, Fencheltee, Lindenblütentee

**Wenn Essen möglich ist, dann:**
- Haferschleimsuppe: 60 – 80 g Haferflocken, 1 Liter Gemüsesuppe (ohne Glutamat), Salz nach Geschmack
- Geriebener Apfel oder zerdrückte Banane
- Zwieback oder Weißbrot

**Sobald der Hunger etwas mehr wird:**
- Lang gekochte Gemüsesuppen, z.B. Karottensuppe, Kartoffelsuppe
- Probiotikaeinahme

Gleichzeitig meiden von Cola, Fleisch, Fisch, Eiern, fettigem Essen, halbrohen Speisen, eingefrorenen oder wieder aufgetauten Speisen, Eis, Kuchen, Torten, Saucen…

## EINE LAUS ÜBER DIE LEBER GELAUFEN

**Der Funktionskreis Leber nach der TCM:**
Die Leber steht für Entfaltung. Kannst du deine Ideen und Energie nicht richtig entfalten, geht es der Leber schlecht. Neben Vitalität, Flexibilität, steht sie für Dynamik, Aktivität, Kreativität. Nachlassende Leistungsfähigkeit und Schlappheitsgefühl bzw. Einschränkung der Aktivitäten deuten auf eine Schwäche im Funktionskreis Leber hin.
Es kann aber auch genau das Gegenteil auftreten – übertriebene Aktivität, Hektik und Reizbarkeit. Auf emotionaler Ebene kann es zur Unterdrückung eines gesunden Maßes an Aggression, Furcht oder gefühlsmäßiger Erstarrung kommen oder aber auch zu häufigeren, heftigen Zorn- und Wutausbrüchen.
Die Augenleistung hängt ebenfalls mit der Leber zusammen. Oft sehen diese Menschen in der Früh besser als am Abend oder sehen schlechter, wenn sie müde werden.
Ein harmonisches Funktionieren der Leber zeigt sich darin, dass es ihr gelingt, von der Anspannungsphase (Arbeit) in die Entspannungsphase (abschalten können) überzugehen.

Ein Schlüsselsymptom sind die Einschlafstörungen. Wer trotz Ruhe und Müdigkeit nicht einschlafen kann, verfügt wahrscheinlich über eine gestaute Leber.
Ein Mensch mit angespannter Leber nimmt alles persönlich und reagiert oft mit Ärger und Zorn. Auch eine Unfähigkeit, sich zu entscheiden, begleitet von innerer Anspannung, ist eine

Auswirkung dieses Funktionskreises.
Die Leber hasst Zugluft und reagiert mit Nackensteifheit, Kopfschmerzen oder steifem Hals.
Galle und Leber haben ihre höchste Aktivität von 23 – 1 Uhr bzw. von 1 – 3 Uhr früh.
Probleme in dieser Zeit deuten auch oft auf ein Ungleichgewicht des Leberkreislaufes hin.

**Die Leber unterstützen:** Damit kein Stau entsteht, sollten alle Ideen und kreativen Möglichkeiten umgesetzt werden.
Nimmst du dir ständig Dinge vor und setzt diese nie um, belastet das den Körper sehr.
Das heißt, Ziele setzen und verwirklichen, dabei aber nicht zu ehrgeizig sein und sich damit selbst überfordern – step by step.
Alles braucht auch seine Zeit – also sich dabei auch nicht unter Zeitdruck setzen.
Was auch immer dich an Umsetzungen hindert, entscheidend ist lediglich, dass deine Ideen zwar da sind, aber sie nicht umgesetzt werden und darunter leidet oft deine Lebergesundheit. Das heißt, schaffe selbst Erfolgserlebnisse!
Die Leber hasst Druck und liebt Entspannung. Tai Chi, Qi Gong, Mediation oder Yoga, sportliche Betätigung ohne Leistungsdruck und autogenes Training wären ein guter Ausgleich.

## ENTZÜNDUNGEN – DER STILLE FEIND IM KÖRPER

Entzündungen, oft durch falsche Ernährung (nicht stoffwechseltypgerechte Ernährung), hoher Konsum von Weißmehl und dessen Produkten, Zucker, raffiniertes Salz, Zusatzstoffe, falsch verwendete Öle, Transfette, Stress und Druck, Allergene, Umweltgifte, zu wenig Sonnenlicht oder Schlafdefizite spielen ebenfalls eine große Rolle. Akute Entzündungen können ein Hinweis auf Bakterien und Viren sein, die der Körper abwehren möchte. Mineralstoff- und Vitamin-Defizite wie Magnesium- und Vitamin-D-Mangel können eine weitere Ursache darstellen.
Entzündungen können als einzelnes Symptom auftreten oder den gesamten Körper umfassen, z.B. Pickel, Gelenkentzündungen, Magenentzündungen (Gastritis), Rötung, Hitze, Schmerz, Schwellung oder als gestörte Funktionsfähigkeit. Innerliche Entzündungen laufen oft unbemerkt ab, äußere sind dann Fieber oder allgemeines Unwohlsein.

Entzündungen sind eigentlich eine natürliche Antwort des Organismus auf Stress. Diese Reaktion lässt sich mit einer Erkältung vergleichen. Um Erkältungen zu bekämpfen, reagiert der Körper mit Fieber.

## Entzündungshemmende Lebensmittel und Maßnahmen:

Um die Durchblutung zu fördern und um Nährstoffe besser transportieren zu können ist es vor allem wichtig, viel Flüssigkeit in Form von Wasser und Tees (Kamille, Bibernelle) zu sich zu nehmen. Je nach Training und Umgebungstemperaturen 2–5 l pro Tag. Es sollte nicht mit entzündungshemmenden Lebensmitteln gespart und auf ein ausgewogenes Verhältnis von Omega 3 zu Omega 6 (1:1) und auf tierische und pflanzliche Proteine mit hoher biologischer Wertigkeit geachtet werden.

**Budwig-Topfen (1 Portion) - nach Johanna Budwig**
Er wurde durch die stark entzündungshemmende Wirkung und durch seine sehr gute Reinigungswirkung sogar in der Krebstherapie angewandt.
Die Reihenfolge sollte dabei genau eingehalten und der Topfen innerhalb einer Stunde verzehrt werden! Außerdem ist es wichtig, diese Mahlzeit nicht in einer Plastikschüssel anzurühren, da sonst die giftigen Stoffe dort herausgezogen werden.

3 EL Leinöl mit 1 EL Sahne gut mischen, bis es sich bindet. Dann 125 g Topfen dazu geben, bis es wieder gebunden ist. Um den Geschmack zu verbessern, kannst du dann frisches oder angebratenes Obst, Honig, Zimt oder Trockenfrüchte beimischen.
Das Ganze kann auch mit Ricotta, aber nur 2 EL Leinöl, gegessen werden.

## VERLETZUNGEN – REPARIEREN, WAS KAPUTT GEGANGEN IST

Durch basische Ernährung und Omega 3, zum Beispiel Leinöl, Leinsamen, Fisch (vor allem fetter Fisch wie Lachs), Kurkuma, fermentierte Lebensmittel (z.B. Sauerkraut, Brot mit Natursauerteig), Gemüse wie Brokkoli, Zwiebeln, Knoblauch, Spinat können Krankheitsverläufe und Regenerationsprozesse verkürzt werden. Zudem ist genügend Flüssigkeit das A und O für eine schnelle Heilung. Das heißt Wasser, Kräutertees, z.B. Fenchel-, Ingwer- Kamille-, Magen-, oder Salbeitee.

Eine zu hohe Kochsalzaufnahme ist zu meiden, denn das kann zu Wassereinlagerungen sowie zur Verzögerung der Entzündung führen. Außerdem sollte ein gewisser Eiweißanteil (tierisch und pflanzlich) immer auf deinem Menüplan stehen. Wurst, Käse, Brot, Weißmehl meiden, Fleisch vermindern und ungesunde Lebensmittel wie Chips oder Salznüsse ganz aus dem Speiseplan streichen.

Durch Schmerzen und die geringere Mobilität kommt es zu Verlusten der Muskelmasse. Daher ist eine erhöhte Proteinzufuhr wichtig. Du solltest dabei auf eine hohe biologische

Wertigkeit achten, um es deinem Körper möglichst leicht zu machen, körpereigenes Eiweiß aufbauen zu können: Ei, Gemüse, Wildfleisch, Fisch, Erbsen, Walnüsse, Leinsamen, Sprossen.

Verwende hochwertige Lebensmittel mit hoher Nährstoffdichte. Das heißt, pro Kalorie viele wichtige Vitamine, Mineralstoffe und Spurenelemente, z.B. Obst, Gemüse, vor allem grünes Blattgemüse (Brokkoli, Kohl, Spinat, Kresse, Petersilie…) und kleinere Portionen, dafür aber öfter essen, um den Blutzuckerspiegel konstant zu halten.

König der entzündungshemmenden Mineralstoffe ist Magnesium, das vor allem in entöltem Kakao, dunkler Schokolade über 80%, Amaranth, Quinoa, Hirse, Vollkornreis, Sonnenblumenkerne, Mangold, Spinat, Basilikum, Majoran und Salbei enthalten ist.

Achte auf die Vitamin-D- und Zink-Zufuhr. Hier ist eventuell eine Supplementierung notwendig.
Eine Probiotika-Einnahme, um den Darm und den Magen wieder aufzubauen und das Immunsystem bei der Wiederherstellung zu unterstützen, ist ebenfalls von Vorteil.

**Beispiele:**

**Frühstück**
- Gemüse mit Spiegelei
- Müslis (siehe Rezeptteil unter Frühstück)

**Mittag- und Abendessen**
- Suppen, Suppen Suppen… z.B. Hühnersuppe, Gemüsesuppe
- Gekochte Salate (grünes Gemüse und rote Rüben) mit Fisch
- Fisch mit Erbsenreis und Gemüse
- Pikante Waffeln aus Buchweizen, Eiern und Mandelmilch
- Kaltes Sauerkraut vom Bauernmarkt mit Püree und Fleisch
- Spinat, Spiegelei und Kartoffeln
- Fischfilet mit Kürbispüree
- Eierspeise mit Gemüse und Leinöl
- Rinderhackfleisch mit Kraut, Kümmel

# LUNGE, DARM UND HAUT – URSPRUNG UND AUSDRUCK DES LEBENS

Die **Lunge** präsentiert unser Verhältnis zum Leben. Ohne unseren Atem können wir nicht lange überleben. Krank wird unsere Lunge dann, wenn uns das Leben nicht richtig lebenswert erscheint bzw. wir unzufrieden sind mit unserem Leben. Liebe spielt dabei eine große Rolle, denn ohne sie wird das Leben einfach weniger lebenswert, sinnlos und leer.
Trauer ist eng mit Lungenproblemen verbunden, denn hier haben wir etwas Geliebtes verloren. Die höchste Aktivität der Lunge ist zwischen 3 und 5 Uhr früh. In dieser Zeit treten oft auch Probleme wie Atemnot oder Lungenembolien auf.
Unser **Darm** ist nicht nur für die Verdauung zuständig. Denn drei Viertel unseres Immunsystems liegen im Darm. Physisch ist er ein Nährstoffverwerter und ein Ausscheidungsorgan. Psychisch jedoch hat er noch viel mehr Auswirkungen auf unsere Gesundheit. Der Darm ist eng mit unserer Angst verbunden und macht uns oft Probleme, wenn wir nicht loslassen wollen. Viele kennen das Sprichwort „Vor Angst in die Hose machen" oder „Schiss haben". Durchfall hat deshalb oft etwas mit Angst zu tun.
Bei Verstopfung dagegen willst du oft etwas oder jemanden nicht loslassen. Das können Beziehungen, Kinder, Haustiere oder Gegenstände sein, die uns am Herzen liegen und deshalb schwer loszulassen sind. Die Bedeutung von Verstopfung ist: „Nein, ich will ihn/sie behalten! Nein, ich lasse nicht los!" Die höchste Aktivitätszeit des Darms liegt zwischen 5 und 7 Uhr früh. Hier wirken Maßnahmen für den Darm am Besten.
Die **Haut** bildet nicht nur unsere Abwehrschicht von außen nach innen, sie ist auch ein Kontaktorgan und wird krank, wenn wir uns seelisch nicht gut oder verletzt fühlen und das nicht spüren wollen. Aber auch, wenn Lunge und Darm nicht richtig arbeiten, dient die Haut als weiteres Ausscheidungsorgan und spiegelt sehr gut wider, dass in unserem Inneren etwas nicht stimmt.

Deshalb ist es von größter Bedeutung für unsere Gesundheit, der Darmflora täglich frische, lebendige Lebensmittel zuzuführen sowie unsere Lunge und unsere Haut mit viel frischer Luft und Atemübungen, aber auch mit natürlichen Kosmetika, zu unterstützen.

*Hier findest du Maßnahmen, die deiner Darmflora helfen, im Gleichgewicht zu bleiben:*

- Selbst gemachtes Joghurt: Unpasteurisierte Milch erwärmen (etwas mehr als Körpertemperatur) 1 EL fettiges Joghurt hinein geben, in Einmachgläser füllen, Deckel

draufgeben. Bachofen auf 200°C vorheizen und wenn es die Temperatur erreicht hat, wieder ausschalten. Das Einmachglas nun in den warmen, nicht aufgedrehten Backofen stellen. Dort ca.12 Stunden stehen lassen oder 24 Stunden, wenn es laktosefrei sein soll.
- Hochwertiger Käse, Essig, Sauerkraut, Kefir und Kombucha (als Originalgetränk) wäre ideal für die Darmflora.
- Übrig gebliebenes Gemüse in ein gut verschließbares Glas mit Essig und Gewürzen geben. Die ist sehr gesund und ca. 6 Wochen haltbar.
- Grapefruitextrakt, Lapacho-, Lindenblüten-, Käsepappel- oder Kamillentee
- Meide einfache Kohlenhydrate (z.B. Schokolade, Weizenmehl, Zucker). Sie nähren schlechte Bakterien und verschleimen.
- Probiotika-Einnahme
- Brot mit Sauerteig essen
- Iss immer etwas Warmes zum Frühstück. Ideal: Haferflocken mit Wasser aufkochen, Zimt dazu geben, mit Himbeere oder Brombeermarmelade süßen, mit Leinsamen und Mandelmus verfeinern.
- Warme Müslis mit verschiedenem Getreide, z.B. Reis, Polenta, Hirse, Buchweizen; mit Kompotten und geriebenen Nüssen, Leinsamen oder Flohsamenschalen.

## HILFE BEI LUNGENPROBLEMEN

*Lungenkräftigung bei beginnendem Husten:*
- Teemischung aus: 50 g frischem Ingwer, 50 g Kandiszucker (wichtig), 50 g Walnüsse mixen und im Kühlschrank aufbewahren. Erwachsene: Täglich in der Früh und am Abend 1 EL mit heißem Wasser (Kinder unter 5 Jahren täglich 1 TL ) vermischen und trinken.
- Thymiantee
  Diese Tees sind nur bei beginnendem Husten anzuwenden, bei bereits bestehender Bronchitis mit verfärbtem Auswurf auf keinen Fall!
- Atemübungen

*Hustensaft oder verschleimte Lunge:*
Befülle einen frischen, gehöhlten, schwarzen Rettich mit Kandiszucker, lasse ihn ein paar Stunden stehen, bis sich Saft bildet. Hiervon nimmst du ein paar TL über den Tag verteilt ein.

## HILFE BEI DARMPROBLEME

**Verstopfung:** Chronisch verstopfter Darm ist eher ein Frauenproblem, wobei verstopfte Nebenhöhlen wieder mehr bei Männern vorkommen.

- Psychische Ursachen: Nicht loslassen wollen, Mangel an Aufmerksamkeit
- Getrocknete Pflaumen ohne Zucker, getrocknete Feigen (wirken am stärksten) oder getrocknete Marillen mit Wasser übergießen, ein paar Stunden im Wasser lassen, dann pürieren und ein wenig Leinöl dazu geben und als Mousse auf nüchternen Magen essen. Dies regt den Darm an.
- Ein gekochtes Müsli ist gut verträglich, hat viele Ballaststoffe und regt die Darmtätigkeit an. Trockenfrüchte und Nüsse sollten ebenso, gleich mitgekocht werden – Trockenfrüchte sind gleichzeitig ein Süßungsmittel.
- Je verstopfter der Darm ist und je kälter du dich z.B. in Form von Joghurt oder generell Milchprodukten, Zucker, Salz und Südfrüchten ernährst, desto gelähmter ist der Darm.
- Sauerkrautsaft oder Sauerkraut in der Früh auf nüchternen Magen wirkt sehr gut auf die Darmflora – die sich bildenden Gase entstehen, bei der Zerstörung von schlechten Darmbakterien. Sauerkraut sollte nicht erwärmt werden, da es dadurch die Wirkung verliert. Einfach nur mit kaltem Wasser abspülen, mit Kümmel würzen und etwas Lein- oder Olivenöl drüber tröpfeln. Das wäre als kleine Vorspeise (zwei bis drei Bissen) ein Mal pro Tag im Winter eine große Hilfe für den Darm und hat zusätzlich einen hohen Vitamin-C- und B-12-Gehalt.
- Saftiges oder suppiges Essen hilft bei Verstopfung mehr als Wasser trinken.
- Darmreinigung mit Zeolith, Flohsamenschalen und Probiotika (siehe Darmreinigung auf Seite 136).
- Lege dir einen regelmäßigen Zeitpunkt am Morgen fest, zu dem du aufs Klo gehst und genügend Zeit hast: Idealerweise nach dem Frühstück (auch wenn du nicht musst).
- Nimm dir etwas zum Ablenken (z.B. Zeitung) mit.
- Erhöhe die Beine, damit das Darmende gerade wird.
- Massiere deinen Darm im Uhrzeigersinn.
- Wärmemaßnahmen um den Bauch: Kirschkernkissen, Wärmflasche…
- Holunder- und Lindenblütentee

**Akuter Durchfall:** 24 Stunden Nahrungskarenz, viel Flüssigkeit (Tee aus Beifuss, Holunder, Lindenblüten, Nelkenwurz oder heißes Wasser)
- Roher, feinst geriebener, geschälter Apfel (braun werden lassen)
- Reisschleim(-suppe), Karottenbrei (z.B. Babybrei), Rundkornreis, mit viel Flüssigkeit kochen und mit Suppe und Karotten essen
- Fein zerdrückte Banane
- Viel Wärme

- Getrocknete Heidelbeeren (sie binden Wasser im Dünndarm)
- Darmreinigung mit Zeolith, Flohsamenschalen und Probiotika (siehe Darmreinigung auf Seite 136).

**Verdauungsbeschwerden, Blähungen und Völlegefühl:** [34]

Es geht hier weniger darum, die angeblich gasbildenden, aber im Grunde gesunden Lebensmittel wie z.B. Bohnen, Kohlarten, Zwiebeln, Lauch, Äpfel, Pflaumen, Kirschen etc. zu meiden. Viel wichtiger ist es – zumindest bei einem zu Blähungen neigenden Verdauungssystem – bestimmte Kombinationsregeln zu berücksichtigen. Denn dann können auch die oben genannten Lebensmittel verzehrt werden, ohne Blähungen zu verursachen. Problematisch sind also nicht die Lebensmittel an sich, sondern die Art, wie sie zubereitet und gegessen werden, oder die Verarbeitung von Lebensmitteln an sich. Beschwerden werden auch durch Überbesiedelung schlechter Darmbakterien verursacht. Eine weitere Ursache können auch Intoleranzen sein, die aber meist erst durch eine kaputte Darmflora entstehen. Fehlende Enzyme sind ebenfalls zu bedenken, vor allem, wenn nach einer Umstellung und Sanierung immer noch keine Besserung eingetreten ist.

Dass die Reihenfolge des Essens eine große Rolle bei Verdauungsbeschwerden spielen kann, fand man während des amerikanischen Bürgerkriegs heraus. Dort erlitt ein Soldat eine Schusswunde mit großer sichtbarer Öffnung im Bauch. Die Mediziner konnten dort beobachten, wie dieser Soldat Nahrung aufnahm und wie sie verarbeitet wurde. Zum großen Erstaunen wurde nicht alles vermischt, sondern Schicht für Schicht in der gegessenen Reihenfolge gestapelt. Und genau in dieser Reihenfolge wurde die Nahrung dann auch verdaut.
Bei diversen Stuhluntersuchungen wurde festgestellt, dass Früchte am schnellsten verdaut werden, dann der gemischte Salat, danach der Käse und zuletzt das Fleisch.
Kinder machen das oft richtig, wenn du sie als Erwachsener nicht beeinflusst. Sie greifen zuerst zu den schnellverdaulichen Lebensmitteln und erst zum Schluss zu den proteinhaltigen Lebensmitteln.
Wenn du beispielsweise ein Stück Wassermelone zum Nachtisch isst, dann wird es extreme Probleme bei der Verdauung geben – nicht nur bei der Verdauung der Wassermelone, sondern auch bei der Verdauung des Hühnchens mit Kartoffeln.
Die Wassermelone wäre normalerweise, wenn sie auf leeren Magen gegessen worden wäre, spätestens nach einer halben Stunde verdaut gewesen. Da sie aber erst nach einer schwer verdaulichen Mahlzeit aus Hähnchen und Kartoffeln gegessen wurde, liegt sie nun obenauf und muss warten, bis diese Hauptmahlzeit verdaut wurde. Erst dann käme sie an die Reihe.

Die Wassermelone wartet nun aber nicht still und brav, bis sie an der Reihe ist. Sie beginnt – wie das alle Früchte tun, wenn sie in der falschen Reihenfolge gegessen werden – zu gären. Gase und Alkohol entstehen. Da es bei manchen Nahrungsmitteln vier, fünf oder mehr Stunden dauern kann, bis sie den Magen wieder verlassen, insbesondere bei Protein-Stärke-Kombinationen, mehren sich die Gase, es entstehen Säuren und schwerwiegende Verdauungsstörungen.

**Wenn du beispielsweise Fleisch, Reis, Salat, Käse und Früchte in einer Mahlzeit isst, dann sähe die richtige Reihenfolge so aus:**

1. Früchte
2. Salat oder Gemüse
3. Stärkehaltige Lebensmittel wie Reis oder Kartoffeln
4. Käse
5. Fleisch

Dass von allem was gegessen wird, ist gerade für einen gesundheitsbewussten Menschen wichtig, aber wenn du mit Völlegefühl und Verdauungsproblemen zu kämpfen hast, wäre das eine gute Variante, um das unangenehme Befinden zu meiden.
Werden die Lebensmittel in der richtigen Reihenfolge gegessen, kommt es zu keiner Gasbildung und Müdigkeit bleibt ebenfalls aus. Deshalb ist es wichtig, darauf zu achten, dass Lebensmittel mit dem höchsten Wassergehalt, z.B. Früchte, zuerst, und die mit dem niedrigsten Wassergehalt, z.B. Nüsse, am Ende einer Mahlzeit stehen, um die bestmögliche Energie aus einer Mahlzeit zu schöpfen. Deshalb stellt Studentenfutter für Leute mit Verdauungsbeschwerden keine gute Lebensmittelquelle da, außer Früchte und Nüsse werden nacheinander gegessen.

**Reihenfolgeregeln nach Dr. Bass**
Werden Lebensmittel einzeln gut gekaut mit optimalen Kombinationen gegessen, kann man ungefähr sagen, wie lange ein Lebensmittel braucht, um verdaut zu werden.

- Getränke werden 30–60 Minuten vor oder nach einer Mahlzeit getrunken.
- Früchte eigenen sich auf nüchternen Magen am besten. Dabei werden Melonen durch den hohen Wassergehalt am schnellsten verdaut, dann kommen säurehaltige Früchte und zum Schluss süße, stärkehaltigere Früchte: 15 bis 40 Min.
- Salate oder Gemüse sind die nächsten in der Reihenfolge: 30 bis 60 Min.
- Getreide, Hülsenfrüchte und Linsen: 90 Min.
- Samen: 2 Stunden

- Nüsse: 2½ bis 3 Stunden
- Frischkäse aus Vollmilch: 2 Stunden
- Hartkäse aus Vollmilch: 4 bis 5 Stunden
- Ei: 30 bis 45 Minuten
- Fisch (Dorsch, Kabeljau, Flunder, Seezunge): 30 Minuten
- Fetter Fisch: 45 bis 60 Minuten
- Hühnchen ohne Haut: 1½ bis 2 Stunden
- Rind oder Lamm: 3 bis 4 Stunden
- Schwein: 4½ bis 5 Stunden

***Weitere Möglichkeiten, um der Verdauung zu helfen:***
Verwende bei der Zubereitung „kritischer" Lebensmittel entblähende Gewürze. Für Hülsenfrüchte verwende Kreuzkümmel, für Brotteig gibst du die typischen Brotgewürze Fenchel, Anis, Koriander dazu. Ingwer ist gerade in der Winterzeit ein ideales Gewürz und hat gleich mehrere positive Eigenschaften.
Fencheltee aus frisch zerstoßenen Fenchelsamen (im Mörser) wirkt ideal bei Verdauungsbeschwerden und Magenproblemen.

Auch Petersilie ist ein gutes Mittel gegen Gasbildung. Gib Petersilie – entweder frisch, gehackt oder getrocknet – in Salate, Suppen, Gemüse- und Kartoffelgerichte oder in andere Speisen deiner Wahl.

Mineralerde absorbiert überflüssige Luft im Verdauungstrakt und absorbiert Stoffe, die die Gasbildung begünstigen könnten. Nimm 30 bis 60 Minuten vor den Mahlzeiten ein bis zwei Teelöffel Mineralerde ein, um so Gasbildung und Blähungen zu verhindern, bevor sie überhaupt erst beginnen können.

Regelmäßige Darmreinigungen nützen der allgemeinen Darmgesundheit, entfernen gärende Nahrungsrückstände, harmonisieren die Darmflora und sorgen auf diese Weise für die Linderung von Blähungen.

Probiotika sind lebende Mikroorganismen wie z.B. Milchsäurebakterien (Laktobakterien) und/oder Bifidobakterien, die deine Darmflora verbessern können und für mehr Ausgleich sorgen, denn sie verdrängen krankheitserregende Keime und sorgen so für ein besseres Wohlbefinden.

Knoblauch führt zwar oft zu Blähungen, wirkt aber gleich wie Sauerkraut. Denn er regt die Verdauung an und verdrängt Bakterien und Parasiten. Diese sterben ab und verursachen

Gase. Ist die Darmflora wieder in Ordnung, kommt es zu keinen Blähungen mehr. Allerdings solltest du aufgrund deiner Ausdünstungen nach dem Verzehr von Knoblauch darauf achten, was du an diesem Tag noch so vorhast.

Löwenzahn hat ebenfalls zahlreiche gesundheitliche Vorteile, zu denen auch die Linderung von Blähungen zählt, egal ob als Tee, Gewürz oder Extrakt. Letzteres wird auch bei Leberreinigungen angewendet.

Trinke heißes Wasser – so heiß, wie du kannst, ohne dich zu verbrennen. Eine halbe Tasse genügt oft schon, um Blähungen zu mindern.

Mische zwei Tropfen ätherisches Pfefferminzöl in eine halbe Tasse kaltes Wasser und trinke das ein bis zwei Mal am Tag.

## DARMPROBLEME, ANTI-PILZ-DIÄT ODER ZUCKERFREI-DIÄT [35]

Diese Diät eignet sich vor allem dann, wenn du komplett auf Zucker verzichten möchtest oder immer wieder undefinierbare Probleme mit dem Darm hast. Hier sind keine Krankheiten gemeint, sondern ein Unwohlsein oder immer wiederkehrende Symptome wie:

- Chronische Müdigkeit
- Kopfschmerzen/Migräne
- Heißhunger auf Süßes
- Juckreiz an den Schleimhäuten und/oder am Darmausgang
- Häufig auftretende Infekte
- Brüchige Nägel/Mineralstoffmangel
- Gelenkschmerzen, vor allem an Händen und Füßen
- Blähungen oder andere Magen- und Darmprobleme
- Kariöse Zähne
- Chronische Entzündungen
- Hautprobleme
- Pilzerkrankungen im Genitalbereich
- Atemprobleme
- Geschwächtes Immunsystem

**Erklärung und Anwendung:** In vielen Fällen ist eine Überbesiedelung mit Pilzen eine Ursache dieses Unwohlseins. Pilze im Körper fördern Allergien und Nahrungsmittelunverträglichkeiten. Viele, die mit diesem Problem zu kämpfen haben, wissen, dass Medikamente in diesem Fall oft wenig nutzen. Denn meist kommt der Pilz wieder zurück. Die effektivste Variante ist, den krankmachenden Hefen die Nahrung zu entziehen, und diese Nahrung ist der Zucker. Du denkst vielleicht, das wäre ja nicht so schwer, doch hier sind auch alle Alternativen wie Honig, Dicksäfte oder Sirupe verboten. In der Anfangszeit sogar Obst und Getreide.

Damit das Ganze wirklich zielführend ist, hälst du mindestens zehn Tage eine strenge Diät, bei der es keine Ausnahmen gibt. Dann wird der Plan für die nächsten sechs Wochen etwas gelockert. Nur so kannst du sichergehen, dass wirklich alle Pilze vernichtet werden.

Mit der Unterstützung von Teebaumölkapseln bzw. von Grapefruitkernextrakt-Kapseln oder -lösung erreichst du das Ziel allerdings wesentlich schneller und leichter.

Teebaumöl ist bei allen Haut-, Fuß- und Nagelpilzen anwendbar.

Dazu solltest du, da die Pilze oft auch im Mund sind, deine Zahnbürste wöchentlich wechseln und vor dem Zähneputzen 1 – 2 Tropfen auf die Bürste tropfen.

Auch bei der Desinfektion von Wäsche kann es verwendet werden.

Grapefruitkernöl (Grapefruitkernextrakt) ist sehr wirksam gegen Pilze.

Täglich ein paar Tropfen in einen Liter Wasser und trinke es in regelmäßigen Abständen. Anfangs mit 1 Tropfen beginnen, dann bis ca. 7 Tropfen steigern.

Lapacho-Tee: Beginne schon in der Früh mit dem Tee. 1 Liter Wasser mit 1 – 2 EL Lapachotee aufkochen und trinken (kann auch kalt getrunken werden). Lapacho ist eine Rinde eines Baumes, schmeckt gut nach Vanille und schützt, wie auch den Baum selbst, vor Pilzen.

**Tab. 4: Verbotene und erlaubte Lebensmittel bei der Zuckerfrei- oder Anti-Pilz-Diät**

| Verboten | Erlaubt |
| --- | --- |
| **Süßes / Süßigkeiten** | |
| Kohlenhydratfreie Süßstoffe wie Saccharin, Assugrin, Aspartam und Acesulfam | |
| Milchzucker, Haushaltszucker, brauner Zucker, Rohrzucker, Kandiszucker, Traubenzucker, | |

| Verboten | Erlaubt |
|---|---|
| Süßwaren wie Bonbons, Schokolade, Marzipan und Riegel, Lakritze und zuckerhaltige Hustenbonbons, zuckerhaltiges Nussmus | |
| Zuckerrüben- und Ahornsirup, Honig, Instant-Kakaopulver. | |
| Zuckeraustauschstoffe wie z.B. Fruchtzucker, Sorbit, Xylit | |
| Eiscreme, auch Diabetiker-Eis, Diät-Süßwaren für Diabetiker, Diabetiker-Kuchen | |
| **Milchprodukte** | |
| Fruchtjoghurt und ähnliche Milchprodukte mit Fruchtzusatz | Naturjoghurt, Quark, Hartkäse, Frischkäse |
| | Trinkmilch, Dickmilch, Kefir, Buttermilch, alle Sorten Sahne und Crème fraîche. |
| | Ungesüßte Molke, Schnitt-, Schmelz- und Weichkäse. |
| **Getränke** | |
| Gezuckerte und ungezuckerte Säfte, Fruchtnektare, Sirup und Fruchtsaftgetränke, Frucht-Dicksäfte | Wasser, Mineralwasser, ungezuckerte Tees, Wasser mit Ingwer, Gemüsesäfte |
| Alle Sorten Bier, Weine und Aperitif-Getränke, Liköre und Schnäpse | Bohnenkaffee, schwarzer Tee und Kräutertees |
| Limonaden und Cola-Getränke mit Zucker, gesüßte Milchmischgetränke | |
| **Brot / Backwaren** | **Brot / Backwaren ab der 2. Woche** |
| Weißbrot, Mischbrot und Fladenbrote | Sauerteig-Vollkornbrot, Vollkorn-Knäckebrot |
| Kuchen, Kekse und Gebäckmischungen | Reispuffer (ohne Zuckerzusatz) |

| Verboten | Erlaubt |
|---|---|
| **Getreide- und Kartoffelprodukte** | **Getreide- und Kartoffelprodukte ab der 2. Woche** |
| Helles Weizenmehl (Type 405, 550 und 1050), helles Roggenmehl (mit niedriger Typennummer). Speisestärke, Weizengrieß, polierter Reis, Kartoffelpüreepulver, Pulver für Fertig-Klöße, Cremesuppen, Tomatensuppen und -saucen. Saucenbinder und Instant-Saucen, gesüßte Müslimischungen, Müslimischungen mit Trockenfrüchten oder Rosinen, Dessert- bzw. Puddingpulver, Sahnesteif | Alle Getreide als ganzes Korn, als Schrot, Vollkornmehl oder -grieß, Hafer-, Weizen-, Roggen- und Hirseflocken, Hafer- und Weizenkleie (wenig verwenden und gut kauen!), Kartoffeln, etwas Vollkornreis, Vollkornnudeln, Hülsenfrüchte (wenig) |
| **Fleisch und Wurstwaren** | |
| Dauerwurstsorten, die mit Zucker und Honig verarbeitet sind (auf die Zutatenliste achten!) | Fleisch von Geflügel, Wild, Kaninchen, Lamm, Rind und Schwein, Frischwurst, Schinken, Rauchfleisch, zuckerfreie Dauer- und Streichwurst |
| **Suppen und Gewürze** | |
| Stärkehaltige Saucen in Pulver- oder Pastenform Zucker- und/oder stärkehaltiges Ketchup Flüssige Fertig-Saucen mit Zucker und/oder Stärke Sojasaucen, Hefe-Extrakt | Klare Brühen und Bouillons, klare Suppen, zuckerfreier Senf, zuckerfreie Mayonnaise, zucker- und stärkefreies Ketchup, reines Kakaopulver (ohne Zuckerzusatz), Gelatine, kohlenhydratfreie pflanzliche Bindemittel |
| **Fisch** | |
| Fischkonserven mit Saucen, paniertes Fischfilet, frittierter Fisch in Panade, Fischmarinaden | Alle Meeres- und Süßwasserfische, Austern u. Miesmuscheln, Tintenfisch oder Calamaris oh. Panade, Krabben, Shrimps, Hummer und andere Krebstiere, Fischkonserven im eigene Saft und in Öl. |
| **Obst und Gemüse** | |
| Frische und tiefgefrorene Früchte, auch kein saures Obst wie z.B. Äpfel, Grapefruits etc. | Jedes frische und tiefgefrorene Gemüse. Nach 2-4 Wochen frisches Obst |

| Verboten | Erlaubt |
| --- | --- |
| Gezuckerte und ungezuckerte Obstkonserven | Sauerkonserven, die ohne Zucker eingelegt sind |
| Rosinen und andere Trockenfrüchte | Milchsaures Gemüse (z.B. Sauerkraut, Bohnen) |
| Alle Sorten Konfitüre | Bio-Sojasauce |
| | **Nüsse und Samen** |
| | Erdnüsse, Haselnüsse, Walnüsse, Cashewnüsse, Paranüsse, Sonnenblumenkerne, Sesam, Leinsamen. Mohn, Kürbiskerne, Kokosflocken, ungesüßtes Nussmus aus dem Reformhaus, Mandeln |
| | **Eier** |
| | Frische Eier in jeder Form |

**Rezepte:**

- Spezialbrot mit scharfem Hüttenkäse: 2 Tomaten und etwas Lauch kleinschneiden, mit 200 g Hüttenkäse und 1 EL Olivenöl mischen und mit Salz und Pfeffer würzen.
- Spezialbrot mit Räucherlachs: 2 Scheiben Brot mit Butter-Räucherlachs und Schnittlauch
- Spezialbrot mit Avocadoaufstrich: 1 weiche Avocado, etwas Zitronensaft, Salz, Pfeffer, evtl. etwas Tomatenmark zusammenmischen und als Brotaufstrich verwenden
- Spezialbrot mit Thunfischaufstrich: 1 Dose Thunfisch mit 1 geraspelten Karotte mischen und mit 1 Becher Crème fraîche verfeinern und mit Salz und Pfeffer würzen.
- Spezialbrot mit Walnuss-Paprikaaufstrich: Walnüsse, 1 roter Paprika, 1 EL Olivenöl, 1 gepresste Knoblauchzehe und Salz miteinander mischen und in alles in einem Multizerkleinerer zu ein Paste mixen.

## Spezialbrot

250 g Topfen, 3 Eier, 80 g gemahlene Mandeln, 80 g geschroteter Leinsamen, 4 EL Kokosmehl, ½ Pkg. Backpulver, ½ TL unraffiniertes Salz, evtl. Prise Kardamom

Den Boden einer kleinen rechteckigen Form (ca. 17 cm) mit Butter bestreichen und mit Körnern oder Samen bemehlen (z.B. Sesam). Alle Zutaten zu einem Teig verrühren (wird sehr matschig), in die Form füllen und bei 180 °C ca. 50 Min backen.

**Eierspeise mit verschiedenen saisonalen Gemüsesorten:**
Z.B. Spiegelei mit Gemüse in Butter herausgebraten, mit Salz, Pfeffer und Oregano würzen.

**Hirsebrei:**
(Nach 2 Wochen) Dieses Gericht kann auch mit Reis oder sonstigem Getreide zubereitet werden. ½ Tasse Hirse mit 1 Tasse Wasser aufkochen und quellen lassen, anschließend noch ½ Tasse Vollmilch dazugeben, wieder aufkochen lassen, vom Herd stellen und noch einmal zugedeckt fertig quellen lassen. Mit Vanille und/oder Zimt, Joghurt verfeinern.

# KÖRPERLICHE, GEISTIGE UND ENERGETISCHE REINIGUNG – DER PERSÖNLICHE SCHORNSTEINFEGER[36,64]

Es ist sinnvoll, wenn du deinen Körper durch die natürlichen Zyklen der Natur unterstützt. Dieses Wissen ist in allen alten Naturmedizinen bekannt.
Die traditionelle chinesische Medizin (TCM) z.B. unterscheidet pro Jahr vier Zeitspannen, die sogenannten Dojozeiten, in denen es besonders Sinn macht, seinem Körper etwas Gutes zu tun. Das ist z.B. Reinigen, Aufbauen, Gewichtsreduktion, zur Ruhe bringen… weil er genau in dieser Zeit besonders empfänglich dafür ist. Allerdings sollte in jedem Zeitraum auch alles gemieden werden, was schwächt.

Dojozeiten dauern ca. ein Monat und befinden sich zwischen den Jahreszeiten. Das genaue Beginn- und Enddatum ist jedes Jahr etwas anders und orientiert sich an markanten Punkten wie dem Mondwechsel.
In dieser Zeit werden Kuren und Gesundheitsmaßnahmen besonders gut vom Körper angenommen, sowie alle Arten von Therapien- und Ernährungsmaßnahmen.

„In den jeweiligen Dojozeiten kannst du deinen Körper durch entsprechende Maßnahmen auf die darauffolgende Jahreszeit vorbereiten und stärken. Besonders wichtig ist diese Phase auch für alle, die in irgendeiner Form eine Schwäche im Immunsystem haben, z.B. Autoimmunerkrankungen, Immunabwehrschwäche, Heuschnupfen,…

**Die vier Dojozeiten**
- Dojo-Zeit vor dem Frühling, Mitte Jänner bis Mitte Februar: Besonders gut für Leberreinigung, Ernährungsumstellungen von Winterkost auf Frühjahrskost, Reduktionskost greift jetzt besonders gut. Du bewegst dich mehr, auch der Stoffwechsel wird aktiver und dynamischer. Dies ist auch der Zeitpunkt, für das laufende Jahr, dein Immunsystem auf Vordermann zu bringen, solltest du Heuschnupfen-geplagt sein.
- Dojo-Zeit vor dem Sommer, Mitte April bis Mitte Mai: Die Zeit der Blutgefäße und Darmsanierung (besonders Dünndarm) und Vorbereitung auf den heißen Sommer. Ernährungsumstellung auf Sommerkost und letztes Monat für Gewichtsreduktion. Ab Mitte Juni geht's immer schwerer. Der Stoffwechsel läuft jetzt bis ca. Mitte Juni noch auf Energie und Dynamik und fängt ab dann wieder an, für den Winter einzulagern.
- Dojo-Zeit vor dem Herbst, Mitte Juli bis Mitte August: Zeit für den Aufbau der Immunabwehr. In dieser Zeit sollte unbedingt mit einer Therapie nach Wahl begonnen

werden, um für den Heuschnupfen im nächsten Jahr vorzubeugen. Ernährungsumstellung auf Herbstkost. In dieser Zeit sollte das Gewicht gehalten werden, Abnehmen geht sehr schw (weil du gegen die Natur arbeiten musst). Organe wie Lunge, Dickdarm sowie die Haut gilt es dieser Zeit zu unterstützen. Denn hier beginnt meist die Hustenzeit bzw. die Zeit der Lungen- oder Hautprobleme. Alternative Therapien in diesem Bereich sind daher sehr wirksam, z.B. Basenbäder, Atemübungen, Darmsanierung (besonders Dickdarm)

- Dojo-Zeit vor dem Winter, Mitte Oktober bis Mitte November: Eine weitere Chance zum Aufba der Immunabwehr, besonders die Stärkung der Nieren. Diese Zeit ist sehr wichtig für Leute m Kreuzschmerzen, Müdigkeit, Kältesymptome und Erschöpfung. Winterkost ist nun angesagt. Nützlich in dieser Zeit sind sämtliche Wärmemaßnahmen, Nierenwickel, Fußbäder, spezielle Tees".

## *Warum ist regelmäßige Reinigung oder das Ausleiten wichtig?*

Täglich fallen einige Abfallprodukte in deinem Körper an. Zum Glück besitzt du ein körpereigenes Reinigungssystem, z.B. Leber, Niere, Haut, Darm, Lymphe, das dir dabei hilft, diese ungünstigen Stoffe wieder loszuwerden.

Je hochwertiger das Zugeführte ist, desto weniger muss sich dein Körper damit beschäftigen, Abfallstoffe wieder zu entsorgen. Doch wie Daniela Pfeifer (Low Carb Goodies) in einem guten Vergleich feststellt, solltest, gleich wie bei der Verwendung eines Holzofens zu Hause, bei dem regelmäßig der Schornsteinfeger kommt, auch du mindestens ein Mal pro Jahr deinen Körper „durchputzen."

Denn heutzutage ist es fast unmöglich, keine zusätzlich belastenden Schadstoffe aufzunehmen. Damit sind Konsumschadstoffe wie Nikotin, Alkohol, Koffein, aber auch Umweltgifte, die wir einatmen, durch Lebensmittel oder Getränke zu uns nehmen oder die wir als Kosmetik und Waschmittel über die Haut aufnehmen, gemeint.

Auch emotionale Belastungen, Stress und mangelnder Schlaf führen ebenfalls zu Belastungen deines körpereigenen Reinigungssystems.

## *Überbelastung an Schadstoffen – Anzeichen:*

Es gibt viele Anzeichen für eine Überlastung an Schadstoffen – mögliche Erscheinungen dafür sind Kopfschmerzen (Migräne), Übergewicht, Muskel- oder Gelenksschmerzen, Nahrungsmittelallergien oder -intoleranzen, Schlaflosigkeit, Müdigkeit, Asthma, schlechte Haut. In diesen Fällen zeigt uns der Körper, dass er überbelastet ist.

Gelangen zu viele Schadstoffe in deinen Körper, werden sie schnell vor allem in den Fettzellen deponiert, um möglichst wenig Schaden anzurichten. Würden diese alle auf einmal wieder in deinen Blutkreislauf kommen, hättest du ein echtes Problem. Durch Stress oder Gewichtsabnahme werden diese Stoffe wieder frei und führen zu Schäden und Schmerzen in deinem Körper. Es können sehr viele dieser Stoffe gespeichert werden, viel mehr, als wir mit unserem Leben vereinbaren können. Deshalb fällt es manchen auch so schwer, ihr Übergewicht abzubauen, denn der Körper will sich ja nicht selbst schaden. Hier können gezielte Maßnahmen, vor allem die Unterstützung der Leber, hochwertige Nahrung, Enzyme, Vitamine und Mineralstoffe oder auch der Ausgleich zwischen Anspannung und Entspannung, täglich frische Luft, helfen, diese unangenehmen Stoffe ohne massive Probleme wieder loszuwerden.

## *Reinigungsebenen:*

- Körperlich (Schwermetalle, Schadstoffe, Parasiten)
- Energetisch (Störfelder, Blockaden)
- Geistig (Denkmuster, Glaubenssätze)

## *Zu den körperlichen Reinigungsorganen gehören:*

- Die Leber für fettlösliche Substanzen, z.B. Schwermetalle
- Die Nieren für wasserlösliche Substanzen, z.B. Säuren
- Die Haut für zellgebundene Substanzen, z.B. Bakterien
- Der Darm für Stoffwechselendprodukte, Schadstoffe, Parasiten…

Welche Maßnahmen es nun gibt und welche die richtige für jeden einzelnen ist, ist wie auch bei der Ernährung selbst individuell unterschiedlich. Je genauer du weißt, welches Organsystem unterstützt werden soll, desto zielgerichteter kannst du die richtige Maßnahme ergreifen.
Was jedoch als vorbereitende Maßnahme getroffen werden sollte, ist eine genaue Abklärung mit dem jeweiligen Arzt, um Kontraindikationen, z.B. Schwangerschaft, Stillzeit, Menstruation, akute Entzündungen… festzustellen und so Begleitmaßnahmen absprechen zu können.

## ALLGEMEIN SCHONENDE REINIGUNG

Da du vielleicht auch oft zwischendurch das Gefühl hast, deinem Körper etwas Gutes tun zu wollen und weil du bei extremen Reinigungsmaßnahmen oft vorsichtig sein musst ist hier eine „Light-Variante" der Reinigung.

### *Ölziehen*

Ölziehen eignet sich eigentlich für alle Organe, denn es werden dabei über die Lymphflüssigkeit und über die Schleimhäute schädliche Bakterien, Viren und andere Krankheitserreger in die Mundhöhle transportiert. Es soll helfen, um Kopfschmerzen, Zahnschmerzen, Bronchitis, Probleme mit dem Magen, Darm, Leber, Niere zu verbessern. Die durch das Ziehen herausgezogenen Schadstoffe im Öl können in der Flüssigkeit sogar nachgewiesen und dürfen deshalb auf keinen Fall geschluckt werden. Gleich im Anschluss ist Zähneputzen deshalb auch sehr wichtig.

Zum Ölziehen nimmst du ein hochwertiges, mehrfach gesättigtes, biologisches Öl. Hier eignet sich Sonnenblumenöl besonders gut. Leinöl hingegen ist oft zu stark und sollte vor allem bei Zahnplomben nicht verwendet werden.

**Anwendung:**
Einmal pro Tag, möglichst in der Früh auf nüchternen Magen, ziehst du 1 EL Öl ca. 10–15 Minuten durch die Mundhöhle. Je fester das Öl durchgespült und durch die Zähne gezogen wird, desto besser ist der Erfolg. Die Kur solltest du über 6 – 8 Wochen durchführen, um einen guten Effekt zu erzielen. Am Anfang wird die Flüssigkeit sehr dick, konzentriert und fast weiß sein. Je länger du die Anwendung durchführst, desto flüssiger und dunkler bleibt die Konsistenz.

## DARMREINIGUNG[37]

**Darmreinigung mit Mineralerde, Flohsamenschalen und Probiotika**
Dabei handelt es sich um eine safte Reinigung des Darmes, die mit Hilfe der Flohsamenschalen zur Lockerung von Ablagerungen im Verdauungssystem führt. Durch die Mineralerde werden diese Ablagerungen gebunden und ausgeschieden. Aus Erfahrung kann ich sagen, diese Reinigung hat nicht nur vielen Sportlern bei akuten Darmproblemen schon geholfen, sondern auch schon vielen die Gewichtsreduktion erleichtert, das Hautbild verbessert oder einfach ein allgemein besseres Befinden beschert. Die Zutaten können

überall mit hingenommen werden, das ist speziell für diejenigen wichtig, die oft auf Reisen sind und dort ihre Probleme haben. Die Flohsamenschalen-Mineralerdemischung kann jederzeit angewendet werden, du brauchst dabei keine Angst haben, stundenlang auf der Toilette zu verbringen. Zu den bekannten Nebenwirkungen gehören Erstverschlimmerungen, die bei jeder Reinigung normal sind, oder ein höherer Verlust an Zink, da dieser Mineralstoff an der Ausscheidung beteiligt ist. Dem kannst du aber vorbeugen, indem du zusätzlich Zink einnimmst.

## Die Bestandteile der Reinigungsvariante:

**Flohsamenschalenpulver:** Flohsamenschalenpulver (Psyllium) ist ein gemahlener Samen, der aussieht wie kleine Federn und zur Lockerung von Abfallprodukten im Darm dient. Idealerweise kaufst du sie feinst vermahlen, denn so erhöht sich die Wirksamkeit. Ganze oder grob gemahlene Flohsamenschalen werden dabei nicht sehr gut vertragen.

**Bentonit oder Zeolith:** So bezeichnet man eine Mineralerde, die durch die Verwitterung von Vulkanasche entsteht. Sie besitzt eine sehr gute Wasseraufnahme und Quellfähigkeit. Dadurch kann sie die losgelösten Ablagerungen, Toxine oder auch schädliche Bakterien binden und über den Stuhl wieder ausscheiden. Hier solltest du nur auf eventuelle Verunreinigungen achten und geprüfte Markenprodukte verwenden.

**Probiotikum:** Das sind Darmbakterien zum Aufbau einer gesunden Darmflora. Darmbakterien gibt es in Form von flüssigen Präparaten oder als Kapseln. Du entscheidest dich für eines von beiden oder kombinierst beide Probiotika miteinander.

Mit der Dosierung und Einnahmehäufigkeit dieser drei Komponenten lässt sich die Effektivität, sprich die Geschwindigkeit und Intensität der Reinigung, gut steuern.

## Zusatzkomponenten, um die Effektivität zu erhöhen:

**Grapefruitkernextrakt:** Einfach ein paar Tropfen (langsam beginnen, bis max. 7 Tropfen) in einen Liter Wasser geben und regelmäßig über den Tag verteilt trinken.
**Zink:** Zumindest bei längeren Kuren ist es sinnvoll, um die Speicher zu schonen und eventuellen Infekten vorzubeugen. Diese sind in der Zeit leichter möglich, da mit den Ausleitungsmaßnahmen Zink verloren geht und man so krankheitsanfälliger wird.

**Anwendung:**
Beginne mit einem ½ TL Mineralerde und einem ½ TL Flohsamenschalen am Morgen, ca. eine halbe bis eine Stunde vor dem Frühstück, oder zwei Stunden nach dem Frühstück. Mische dabei diese zwei Komponenten mit 200 - 250 ml Wasser und trinke es so schnell wie möglich. Wartest du länger, wird der Shake sehr dickflüssig und du kannst ihn kaum noch trinken. Innerhalb von drei bis fünf Minuten nach dem ersten Shake trinkst du noch einmal ein Glas stilles Wasser nach. So kann der Shake im Magen-Darm-Trakt richtig aufquellen und seine Funktion erfüllen.

Wenn es dir dabei gut geht, kannst du die nächsten Tage auf 1 TL Mineralerde plus 1 TL Flohsamenschalen erhöhen. Die Wassermenge bleibt dabei gleich.

Die Reinigung dauert sechs bis acht Wochen. Die Anzahl der Shakes pro Tag ist individuell unterschiedlich. Oft reicht einer pro Tag. Es können auch zwei oder drei sein, wobei in den letzen Wochen der Kur die Anzahl wieder langsam reduziert werden sollte, um den Körper an die Veränderung zu gewöhnen.

**Nebenwirkungen:**
Das ist sehr schwierig zu sagen, doch wie bei allen diesen Maßnahmen kann es zu kurzfristigen Reaktionen wie Erstverschlimmerung der Gesundheitsprobleme, Kopfschmerzen, unreiner Haut oder Verdauungsproblemen kommen. Solltest du Verstopfung bekommen, musst du die Menge reduzieren und den Wasseranteil erhöhen.

# LEBERREINIGUNG[38]

### Leberreinigung mit Bitterstoffen
Bitterstoffe unterstützen Gallenblase, Bauchspeicheldrüse und Leber in ihrer Funktion. Dabei regen sie ihre Flüssigkeiten und Enzyme an, um die Verdauung und den Stoffwechsel zu fördern. Somit kannst du überschüssiges Gewicht besser loswerden und gleichzeitig die Leber entlasten. Dabei eignen sich hervorragend Bitterstoffe in Form von Löwenzahnwurzel- Extrakt, Brennnessel-Extrakt oder Artischocken-Frischpflanzensaft. Alle Bitterstoffe werden am besten eine halbe bis eine Stunde vor einer Mahlzeit eingenommen.

### Leberreinigung mit basenüberschüssiger Ernährung
Ernährst du dich generell eher basenüberschüssig, nimmst du deiner Leber sehr viel Arbeit ab. So tut sie sich viel leichter mit dem Abbau von Schadstoffen, mit dem Aufbau von Enzymen und Hormonen und wird zudem viel besser mit Vitalstoffen versorgt. Außerdem können bestimmte Lebensmittel besser auf die Aktivität der Leber wirken als andere. Hier ein paar Beispiele dazu:

## Leberreinigung mit sieben speziellen Lebensmitteln

**Knoblauch:** Er beinhaltet viele schwefelhaltige Stoffe und aktiviert so Leberenzyme, die Schadstoffe ausleiten können. Zudem enthält er das seltene Spurenelement Selen und unterstützt sehr beim Reinigungsprozess.

**Grüner Tee:** Er enthält wertvolle Pflanzenstoffe und kann gerade bei einer Fettleber helfen, diese Fette zu entfernen. Da dieser Koffein enthält, sollten jedoch nicht mehr als zwei bis drei Tassen pro Tag getrunken werden - vorzugsweise am Vormittag.

**Grünes Blattgemüse:** Damit sind zum Beispiel Rucola, Spinat, Chicorée, Blattsalate, Brennnesselblätter oder Löwenzahnblätter gemeint. Sie haben einen reinigenden Effekt und können helfen, leberschädigende Schwermetalle zu neutralisieren. Zudem regen sie auch die Gallenflüssigkeit an und helfen bei der Ausleitung.

**Avocados:** Sie sind reich an einfach ungesättigten Fettsäuren und helfen der Leber beim Aufbau. Dabei aktivieren sie einen Stoff, der besonders hilft, neue Leberzellen herzustellen, und schützt so die Leber vor freien Radikalen bzw. Schadstoffen zu schützen. Bei regelmäßigem Verzehr können sie also sehr dazu beitragen, eine geschädigte Leber wieder zu reparieren.

**Walnüsse:** Sie enthalten für die Leber ein paar wichtige Stoffe wie L-Arginin, Glutathion und Omega-3-Fettsäuren. Dabei unterstützen diese Stoffe den Abbau von Ammoniak, der durch einen Überschuss an Proteinen entsteht. Wichtig ist, darauf zu achten, dass die Nüsse dabei frei von Schimmelbefall sind. Noch besser wäre es, die Nüsse zu aktivieren. Das heißt, mit Meersalz einzuweichen, abzuspülen und zu dörren (siehe aktivierte Nüsse im Rezeptteil unter Brotrezepte und Sonstiges).

**Kurkuma** wirkt ähnlich wie die Avocado und kann der Leber bei der Reinigung helfen und Leberzellen regenerieren. Durch den darin enthaltenen Stoff Curcumin wird auch die Galle in ihrer Tätigkeit unterstützt, die Produktion von Gallenflüssigkeit wird angekurbelt an und angeschwollene Lebergänge verkleinert. Kurkuma kannst du als Gewürz wie Curry verwenden, aber auch als Tee oder in Kapselform. Meist wird es in Verbindung mit Pfeffer angeboten, da dies die Wirkung verstärkt.

**Rettich-, Radieschen- und Brokkoli-Sprossen:** Diese Sprossen enthalten Senfölglykoside und regen Leber- und Gallentätigkeit an. Sie können sogar kleine Gallensteine bzw. -grieß auflösen. Auch für die Darmflora und den gesamten Verdauungstrakt sind sie eine Wohltat. Sprossen kannst du leicht selber ziehen. Dies ist auch eine sehr gute Variante, um Suppen oder anderen Gerichte „aufzupeppen". Gerade im Winter, wo es weniger Gemüse gibt, ist dies eine Super-Alternative (wie du richtig Sprossen ziehst findest du auf Seite 70).

**Mariendistel:** Sie muss unbedingt bei einer Leberreinigung dabei sein, denn ihre sekundären Pflanzenstoffe helfen die Membran der Leberzelle zu stabilisieren. So können weniger oder keine lebertoxischen Substanzen mehr eindringen. Sie fördert außerdem die Neubildung von Leberzellen und verbessert die Leberdurchblutung. Aber Vorsicht! Aus Erfahrung kann ich sagen, dass manche das Präparat nicht mehr am späten Nachmittag oder Abend einnehmen sollen, denn das könnte zu Schlafproblemen führen.

## *Wie sollte nun ein solches Leberreinigungsprogramm aussehen?*

1. Vor einer Leberreinigung führst du idealerweise zuerst eine Darmreinigung durch.
2. Die Kur sollte ca. vier Wochen dauern, um gute Effekte zu erzielen.
3. Nimm dafür Löwenzahn- oder Brennnesselextrakt und/oder Artischockenfrischpflanzenpresssaft ein. Bei Frauen mit Eisenmangel sind Brennnesseln deal, da sie auch sehr viel Eisen enthalten. Am besten trinkst du in der Früh auf nüchternen Magen bzw. im Abstand zu zwei Stunden nach einer Mahlzeit.
4. Iss viele basische Lebensmittel (siehe Säure-Basen-Balance auf Seite 142).
5. Baue zudem viele der oben genannten unterstützenden Lebensmittel ein.
6. Trinke genug reines Wasser, um Schadstoffe leichter auszuscheiden.
7. Erst im Anschluss nimmst du über ca. zwei Monate das Mariendistelpräparat (1 Kapsel/Tag) - vorzugsweise im Laufe des Tages bis zum frühen Nachmittag.

## *Reinigung mit Chlorella*

Chlorella-Algen haben sehr gute Reinigungseigenschaften (über Darm, Leber, Haut, Blut… ). Besonders gut eignen sie sich für die Schwermetallausleitung.
**Anwendung:** In der Früh auf nüchternem Magen trinkst du 1 EL hochwertiges Öl und 1 EL Zitronensaft inklusive ein Glas Wasser. Danach kannst du problemlos ein Frühstück verzehren und ungefähr 30 – 45 Minuten nach dem Öl-Zitronengemisch trinkst du vier bis fünf Chlorella-Presslinge mit viel Flüssigkeit (Wasser oder Tee). Die Dosis wird dann nach einer Woche auf

acht bis zehn Presslinge erhöht und in Woche vier wieder auf vier bis fünf gesenkt.

**Anwendungsdauer:** drei bis sechs Wochen.

Hier gilt auch wie bei allen Schwermetallausleitungen, Zink zu supplementieren, da Zink an die Schwermetalle gebunden und vermehrt ausgeschieden wird.

**Wirkung:** Das Gemisch vor dem Frühstück regt die Leber an Abfallstoffe an den Darm abzugeben. Die Algen binden diese nicht benötigten Stoffe und sie können über den Darm ausgeschieden werden. Daher ist auch die zeitlich verzögerte Einnahme wichtig.

Mögliche Nebenwirkungen:
- Stimmungsschwankungen
- Leichte Übelkeit (flaues Gefühl im Magen)
- Kopfschmerzen
- Vermehrte Ausscheidung von Zink

## SÄURE-BASEN-BALANCE – KRANK OHNE GRUND[39]

Übersäuerung beeinträchtigt die Gesundheit sehr stark. Gleichzeitig kannst du mit den richtigen Maßnahmen sehr gut gegensteuern. Übersäuerung ist verantwortlich für Beschwerden oder zumindest maßgeblich an der Entstehung beteiligt.

Wenn du Beschwerden hast, gehst du natürlich gerne zum Arzt, bekommst oft ein Medikament, aber sich darum kümmern und der Ursache auf den Grund gehen wird selten gemacht. Dabei haben sehr viele Probleme eine einzige Ursache: Übersäuerung. Der Körper versucht dabei ständig diese Säuren auszugleichen, um sich nicht zu schaden. Irgendwann kann er das aber nicht mehr und ständige Schmerzen sind die Folge. Am Anfang fühlst du dich nur schlapp, hast weniger Energie und fühlst dich hier und da mal etwas verspannt. Später kommen immer mehr Leiden und Symptome, bis du zum Arzt musst, weil es nicht mehr auszuhalten ist. Medikamente verstärken die Übersäuerung noch und ein Teufelskreis entsteht. Übersäuerung hat nicht direkt etwas mit Sodbrennen zu tun, wie man oft denkt. Das ist viel mehr nur ein Symptom, das dabei entstehen kann.

### *Aber worum geht es bei Übersäuerung wirklich?*

Es handelt sich dabei einfach um einen Überschuss an Säure im Körper. In deinem Körper gibt es verschiedene Bereiche, die sauer sein müssen, um optimal zu funktionieren. Das sind zum Beispiel Magen, Scheide, Dickdarm. Hingegen müssen dein Blut, die Zwischenzellflüssigkeit oder dein Dünndarm unbedingt basisch sein, um optimal zu funktionieren. Regelmechanismen wie deine Atmung, die Verdauung oder dein Hormonsystem sorgen dafür, dass das Gleichgewicht im Körper erhalten bleibt. Es gibt verschiedene Methoden, um den Säure-Basen-Wert (pH-Wert) zu messen. Die einfachste ist mit einem Messstreifen im Urin. Dabei ist ein Wert von unter 7 sauer und darüber basisch. Am genauesten ist es, wenn du dabei über den ganzen Tag Messungen machst, um einen Durchschnittswert zu ermitteln. Liegt der um die 7, ist das optimal, liegt der Wert weit darunter, weißt du, dass dein Körper gerade sehr damit beschäftigt ist, diese Säuren auszugleichen. Er muss sich anstrengen und wird diese Anstrengung nicht mit äußeren Maßnahmen unterstützt, ist das Regelsystem irgendwann erschöpft, kann nicht mehr ausgleichen und die ersten Symptome und Schmerzen beginnen, z.B. Karies, brüchige Haare und Fingernägel, Fetteinlagerungen oder Bandscheibenleiden. Deinen Säure-Basen-Wert im Blut feststellen zu lassen ist eigentlich sinnlos, denn würde dein Körper mit Hilfe von Mineralstoffen die Säureflut nicht neutralisieren, würdest du sterben. Doch bei dieser

Neutralisierung gehen sehr viel wichtige Mineralstoffe verloren, die gerade sehr sportliche oder gestresste Personen dringend benötigen, aber nicht zu viel davon haben. Das sind zum Beispiel Magnesium, Kalzium, Kalium oder Eisen.

## PH-WERT SELBSTTEST

Damit du selber testen und überprüfen kannst, was du gegessen und getrunken hast und wie sich das auf deinen pH-Wert auswirkt, ist hier eine Tabelle zum Eintragen. Dieser Selbsttest funktioniert folgendermaßen: Jedes Mal, wenn du auf die Toilette musst, nimmst du einen pH-Streifen mit (ich habe gute Erfahrungen mit den Teststreifen der Firma Marcherey-Nagel gemacht), vergleichst die Farben mit der Farbskala und schreibst den pH-Wert in die Tabelle. Gleichzeitig schreibst du immer die Uhrzeit auf und was du gegessen oder getrunken hast bzw. wie viel, um selbst ein Bild von den Auswirkungen auf den pH-Wert zu bekommen. Am Ende rechnest du dir den Mittelwert der pH-Messungen aus und sieht, ob der Körper übersäuert oder im Gleichgewicht ist. Eine Woche später versuchst du es eventuell noch einmal. In der Zwischenzeit versuchst du dich aber bewusst basisch zu ernähren, um Veränderungen gleich selbst zu sehen.

**Tab. 5: Tages-pH-Wertmessungen**

| Name: | | Datum: | | |
|---|---|---|---|---|
| Uhrzeit: | Essen | Getränke (ml und Art) | pH-Wert | Trainings-Bewegungseinheit |
| | | | | |
| | | | | |
| | | | | |
| | | | | |
| | | | | |
| | | | | |
| | | | | |
| | pH-Messung – Durchnittswert: | | | |

## DIE HAUPTURSACHEN VON ÜBERSÄUERUNG

… sind Rauchen, Alkohol, Koffein, kohlensäurehaltige Getränke, schwarzer Tee oder Früchtetee, toxische Stoffe aus Kosmetika und Waschmittel, übertriebener Sport (Laktat), Stress, Angst und Sorgen und unsere Ernährung:

Hier sind es vor allem konventionelle tierische Produkte wie
- Eier, Fleisch, Fisch, Milchprodukte,
  aber auch konventionelle pflanzliche Produkte wie
- Sojaprodukte, Milchersatz,
  oder aber minderwertig hergestellte Produkte mit Zusatzstoffen oder viel Zucker wie
- Fertigprodukte, Süßstoffe (Sorbit, Aspartam, Acesulfam K…) Getreideprodukte aus Auszugsmehlen: Weißmehl, Nudeln, Brot, Müslimischungen aus Crunchymüsli, Konservenessen, Zucker, Honig zu nennen

Bei der Verdauung von diesen Stoffen fallen große Mengen Säure, Schadstoffe und Stoffwechselendprodukte an, die den Körper überfordern. Gleichzeitig tun wir wenig, um unseren Körper dabei zu unterstützen. Wir atmen zu kurzatmig, um die Lunge zu unterstützen, wir essen zu wenig basische Lebensmittel, um den Darm zu unterstützen, wir trinken zu wenig reines Wasser, um die Nieren zu entlasten und wir schmieren uns teure, chemische Kosmetika auf die Haut, anstatt mit Basenbäder und natürlichen Cremes/Ölen der Haut bei der Reinigung zu helfen.

## FOLGEN VON ÜBERSÄUERUNG

- Falten und Cellulite
- Fetteinlagerung
- Hornhaut an den Füßen und Händen
- Pickel und Unreinheiten
- Erkältungen durch Mineralstoffmangel
- Arthritis und Arthrose
- Nierensteine, Gallensteine und Blasensteine
- Bluthochdruck
- Pilzinfektion
- Haarausfall
- Allergien
- Verspannungen
- Zahnprobleme

Säuren können nicht überall im Körper gespeichert werden, denn sie würden deine Organe schädigen. Darum gibt es basische Mineralstoffe wie die Elektrolyte Kalzium, Magnesium, Natrium oder auch Eisen, die solche Säuren neutralisiert können. Diese fehlen dir aber irgendwo und führen zu Mängel. Bei der Säureflut, die du vermutlich täglich hast, sind unsere Ausscheidungsorgane Lunge, Niere, Darm und Haut überfordert. Diese Salze müssen irgendwo eingelagert werden und verursachen so unsere Schmerzen.

Vor allem in einem gestressten Körper häufen sich oft viele Säuren an:
- Schwefelsäure in Fleisch, Wurst, Käse, Eiern
- Harnsäure in tierischen Lebensmitteln, Fertigprodukten, fruktosehaltigen Sportgetränken und Müsliriegeln
- Salpetersäure in gepökelten Fleisch- und Wurstwaren
- Phosphorsäure in Soft- und Energydrinks, z. B.: Gatorate
- Acetylsalicylsäure in Schmerzmittel
- Ameisensäure in Süßstoff, Kaugummis, Energydrinks, Riegeln
- Essigsäure in Essig, Weißmehl, Brot, Nudeln, Sandwich, Zucker und Süßwaren
- Kohlensäure in Getränken und durch flache Atmung
- Laktatsäure durch den Sport, Stress
- Salzsäure durch Kochsalz, salzige Knabbereien oder Fertiggerichte

## ENTSÄUERUNGSPROGRAMM

Dies kann durch mehrere Schritte innerhalb von ein bis drei Monaten wirksam unterstützt werden bzw. sollte er zum größten Teil ein ganzes Leben lang angewendet und somit all den Folgen vorgebeugt werden.

1. Basische Ernährung
2. Säurehaltige Ernährung streichen!
3. Basische Nahrungsergänzungsmittel, z.B. Sango Meereskoralle, Basenkapseln, Tees, Mineralstoffmangel ausgleichen
4. Basische Bäder, z.B. Basenbad, Sauna, warme Getränke, Massagen, basische Körperpflegeprodukte

## BASISCHE ERNÄHRUNG – ESSENS- UND GETRÄNKEVORSCHLÄGE

- Basische Tees, z.B. Kräutertees, reines Wasser
- Basische Müslis
- Mind. zwei Portionen Obst und viel Gemüse am Tag
- Biologische oder hochwertige tierische Produkte wie Bio-Eier, Fleisch, Fisch, ein paar hochwertige Milchprodukte, z.B. Käse, Sahne, Milch
- Viele verschiedene Kräuter und Gewürze (immer überall verwenden)
- Sprossen
- Erdmandeln, Mandeln, Mandelmus, Maroni/Esskastanien
- Kokosprodukte, z.B. Virgin Coconut Oil, Mus, Raspeln, Milch, Mehl
- Lupineneiweiß, Hanfeiweiß
- Bio-Samen wie Leinsamen, Sesam und Nussmus z.B. Mandelmus
- Kartoffeln
- Vollwertige biologische Getreideprodukte, z.B. Hirse, Buchweizen, Polenta, Quinoa, Amaranth, Dinkel, Gerste, Couscous aus Dinkel, Weizen, Roggen
- Qualitativ hochwertige Öle, z.B. Olivenöl, Virgin Coconut Oil, Leinsamenöl, Kürbiskernöl

### *Frühstück:*

**Getränke:** Wasser und basischer Morgentee, z.B. aus Brennnesseln, Beifußkraut, Brombeerblättern, Fenchel, Rosmarin, Lindenblüten (auch für den Abend gut), Löwenzahnblätter, Thymian, Kamille, Pfefferminze, Schafgarben, Ingwer oder Melisse

**Essen:** Müslis, Vollkornbrote, Obstsalate, Eier mit Gemüse

- **Basismüsli:** Flocken oder gepufftes Getreide (max. ein bis zwei verschiedene Sorten) aus biologischer Qualität, dazu: Leinsamen, Mandeln gemahlen, Kokosraspeln, Erdmandeln, Samen oder Kerne und ein bis zwei Portionen frische Früchte (viel abwechseln) oder Apfelmus; Gewürze wie Zimt, Vanille, Kardamom, Ingwer, Nelken, Lebkuchengewürz; Flüssigkeit durch Wasser, Milch, Sahne oder Milchersatz. Aufgießen, evtl. kochen, nach Belieben 1 EL Leinöl, wenn es ein kaltes Müsli ist, für die Omega-3-Versorgung.

- **Müsli glutenfrei:** Gemahlene Erdmandeln, Kokosmehl, Datteln, Buchweizenflocken, Bananenflocken, Sonnenblumenkerne, Kürbiskerne, Kardamom mit Wasser aufgießen und mit Joghurt und frischen Früchten verfeinern.

- **Obstsalat:** mit gepufftem Amaranth, Joghurt und Zimt

- **Brot:** Selbstgemachte Brote aus Bio-Getreide oder Roggenbrot mit Sauerteig wirken lange nicht so säurebildend wie andere Brote. Ansonsten sparsam mit Brot umgehen.

## *Snacks*

**Getränke:**
- Reines Wasser, Wasser/Tee mit Ingwerscheiben, Zitronen-, Orangen- oder
- Grapefruitscheiben, Gurken, Minzblättern, Beeren…
- Entölter Kakao mit Mandel- oder Kokosmilch ohne Zuckerzusatz
- Kräutertees
- Heiße Zitrone mit Kokosblütenzucker

**Essen:**
- Frische Früchte, getrocknetes Gemüse, getrocknete Früchte
- Kokosmus, Mandelmus, Bio-Erdnussbutter
- Essfertige Maroni/Esskastanien
- Paleo-Müsliriegel, selbstgemachte Müsliriegel oder Bio-Fruchtschnitten
- Avocado
- Selbstgemachte Smoothies mit Lupinen oder Hanfeiweiß
- Hüttenkäse mit Gemüse oder Mandelmus mit Früchten

## *Mittagessen und Abendessen*

Beim Mittagessen soll, genauso wie beim Abendessen, der Großteil aus Gemüse bestehen, um Übersäuerung und damit Mineralstoffmangel zu verhindern. Das beeinflusst die Konzentration positiv, hält den Blutzuckerspiegel konstant und den Stoffwechsel hoch.

**Getränke:**
- Reines Wasser, Tee, z.B. Fenchel-, Lindenblüten- oder Pfefferminztee

**Essen:**
- Bunte Salate mit Putenstreifen, Rindfleischstreifen, Thunfisch oder Ei
- Gemüsesuppen
- Rote-Rüben-Salat mit Kichererbsen, frischen Kräutern, und Fetakäse
- Sandwiches mit Avocado, Pesto, getrockneten Tomaten, Mozzarella… abwechseln und auf hohen Gemüseanteil achten!

- Erbsen, Reis, Salat, kleines Stück Fleisch
- Brokkoli, Karotten, Lachs und Kartoffeln
- Karotten, Zwiebel, Champignons mit Sojasauce und Sauerrahm
- Rote Linsen mit Tomaten, Kürbis, Karotten und Kokosmilch
- Grünkohl, Süßkartoffeln, weißer Fisch
- Kokos-Curry-Wok mit Reis
- Ofenkartoffeln mit Bio-Putenfleisch und Gemüse
- Gemüsepfanne mit Champignons und Hülsenfrüchte, evtl. etwas Speck
- Polenta mit Kürbis und Fisch aus Wildfang
- Grüne Bohnen im Speckmantel bzw. Datteln im Speckmantel mit weißem Fisch
- Gekochte Kartoffeln, Karotten, Kohlrabi als Püree mit Bio-Fleisch
- Italienischer Kartoffelsalat mit Zitrone, Karotten, Erbsen, Bioschinken und etwas Olivenöl-Mayonnaise
- Faschiertes mit Zwiebel, Sellerie, Karotten, Tomatensauce, vielen Gewürzen und Kartoffelpüree

Den Säure-Basenkalender im Überblick, findest du im Anhang auf Seite 264

KAPITEL 3

# Gesunder Körper – gesunder Geist – optimale Leistung

# GESUNDER KÖRPER – GESUNDER GEIST – OPTIMALE LEISTUNG

## LABOR – DIE GEHEIMNISSE DEINES ROTEN SAFTES

Ich möchte dieses Thema hier ansprechen, da ich sehr viele schlechte Erfahrungen damit gemacht habe. Ich bin zwar kein Arzt, aber mittlerweile habe ich jede Menge Blutbilder von sehr vielen Sportlern angeschaut, verglichen und ausgewertet, auch immer wieder in Rücksprache mit Ärzten. Ich möchte hier nur darauf aufmerksam machen, was gerade für diejenigen wichtig ist, die sehr viel Sport betreiben und worauf du achten solltest. Ich bin der Meinung, dass ein Blutbild erst dann aussagekräftig ist, wenn es regelmäßig gemacht wird, das heißt, mindestens zwei bis vier Mal pro Jahr beim gleichen Arzt/Institut, um Vergleichswerte zu erhalten. Leider werden diese Werte von vielen nur überflogen. Es wird nur darauf geachtet, was in der Norm ist und was vielleicht nicht. Es werden keine Zusammenhänge angeschaut oder darauf geachtet, dass Menschen, die sehr viel leisten müssen, wie z.B. Sportler, nicht die Norm sind, sondern viel mehr leisten müssen und deswegen die Werte optimal sein müssen und nicht am Minimum oder Maximum liegen dürfen.

Weiters werden nur Standardwerte untersucht, da es immer ums Geld geht. Teilweise werden nicht einmal alle Elektrolyte analysiert, wobei jeder weiß, dass man durch vieles Schwitzen sehr viel davon verliert.

Oft werden auch alle gleich behandelt, doch nicht jeder hat die gleichen Probleme. Das hängt vom Zustand des Menschen und vom Geschlecht ab und sollte auch individuell gehandhabt werden. Gute Ärzte, vor allem Sportärzte, machen das auch so und vergleichen ebenso die Werte von den vorherigen Analysen, um sich ein genaues Bild zu machen und dementsprechend zu handeln.

Hinweis: Bei dem im weiteren Verlauf genannten Nahrungsergänzungen handelt es sich um keine Empfehlungen, sondern nur Vorschläge, die ich durch die Erfahrung mit Athleten gemacht habe. Nahrungsergänzungen sind generell mit Vorsicht zu genießen. Es ist vor allem wichtig, diese aus guten, seriösen Quellen zu beziehen und nicht über einen längeren Zeitraum von mehr als drei Monate am Stück einzunehmen.

Zusätzlich zu den Leukozyten, Erythrozyten, Retikulozyten, Hämoglobin, welche immer untersucht werden sollten, bin ich bin der Meinung, dass es in erster Linie, zumindest bei einer Eingangsuntersuchung und aufgrund einer ausführlichen Anamnese gilt, folgende Werte zu ermitteln:
- Triglyceride
- Nierenwerte (Creatinin, Gesamteiweiß, Harnsäure...)

- Leberwerte
- Elektrolyte: Natrium, Kalium, Kalzium, Magnesium, Chlorid
- Eisenstatus mit Ferritin und Transferrin, Transferrinsättigung, Eisen
- CRP (Entzündungswerte)
- Vitamin D
- Schilddrüse: TSH und gegebenenfalls FT4, TPO…

Alles weitere solltest du individuell ausmachen. Zum Beispiel, wenn du ständig Probleme mit Magen oder Darm hast, dann braucht es einige extra Werte.
Da die Blutwerte durch intensive Belastungen verfälscht sein können, ist eine mind. zweitägige Regenerationphase vor Blutabnahmen zu empfehlen.

## Warum genau diese Werte?

**Triglyceride** geben Auskunft über den Ernährungsstatus, z.B. ob du zu viele Kohlenhydrate für den jeweiligen Stoffwechsel isst.

Beim **Creatinin** kannst du sehen, wie die Nieren funktionieren.

Der **Eisenstatus** ist vor allem bei den Frauen oft zu niedrig und sollte regelmäßig angeschaut werden. Zudem ist Eisen ausschlaggebend für eine gute Sauerstoffversorgung und die richtige Funktion der Schilddrüse und somit des Stoffwechsels. Ich habe auch die Erfahrung bei sehr vielen Sportlerinnen gemacht, dass der Eisenstatus wesentlich vom Training abhängt. Trainierst du zum Beispiel zum Großteil in höheren Intensitätsbereichen, also über 1,5 Laktat bzw. im Pulsbereich zwischen 140-160 oder höher, nimmt die Ferritinkonzentration schnell ab. Bei sportlichen Frauen, die ihr Training hauptsächlich auf Ausdauertraining unter 1,5 Laktat legten, also unter 140 Puls, waren die Werte stabiler und höher bei besseren Leistungen. Gleichzeitig fiel auch das Abnehmen leichter. Elektrolytmangel kann so viele negative Auswirkungen haben, dass auf jeden Fall darauf zu achten ist, dass die Elektrolyte in Balance bleiben. Sind zum Beispiel die Kalziumwerte am oberen Ende der Normwerte und die Magnesiumwerte am unteren Ende der Normwerte (obwohl alles noch im Rahmen ist), kannst du mit Sicherheit davon ausgehen, dass hier schon ein wesentlicher Magnesiummangel vorhanden ist. Denn wie du bereits im Kapitel Mineralstoffe gelesen hast, wird Magnesiummangel durch Kalziumanstieg ausgeglichen. Der Körper kann einiges kompensieren.

**Vitamin-D-Mang**el ist in unseren Breiten häufig und kann viele negative Auswirkungen haben. Gerade Menschen, die sich viel in geschlossenen Räumen aufhalten oder Athleten mit

Indoorsportarten oder Schneesportarten, müssen auf einen ausreichenden Status achten. Und sicher drei Viertel von den Blutbildern, die ich gesehen habe, waren von einem Mangel bzw. niedrigem Status betroffen.

**Der B-Vitamin-Status** ist wichtig, um das rote Blutbild und die Zusammenhänge der Ernährung richtig zu beurteilen. Auch für die richtige Beurteilung von Anämien ist der B-Vitamin-Status ausschlaggebend. Hier vor allem B12, Folsäure und B6.

Die **Schilddrüsenwerte** werden oft ganz vergessen. Aus meiner Erfahrung leiden jedoch so viele unter Schilddrüsenproblemen, dass hier eine Untersuchung vor allem bei Problemen mit dem Gewicht, Müdigkeit, Regelbeschwerden oder Haarausfall wirklich Sinn macht.

Die **Entzündungswerte** geben vor allem Auskunft, ob du gerade einen Infekt hast, der das gesamte Blutbild beeinflussen kann, oder ob du gesund bist und wie die Therapie im Anschluss aussehen kann.

## LUG, BETRUG UND WAHRHEIT ÜBER CHOLESTERIN[62]

In den letzten 70 Jahren wurden sehr viele Lügen über Cholesterin verbreitet. Hier will ich einen Überblick über den heutigen Stand der Dinge geben und viele beruhigen, die Angst vor einem zu hohen Cholesterinspiegel haben.
Cholesterin ist lebenswichtig für viele Prozesse im Körper, hier unter anderem für die Produktion von Hormonen. Ohne Cholesterin wäre das gar nicht möglich. Es kann mit der Nahrung zugeführt werden oder wird selbst von der Leber produziert. Wird also zu wenig Cholesterin über die Nahrung aufgenommen, muss der Körper mehr produzieren. Doch der Anteil bleibt der gleiche. Misst der Arzt den Gesamtcholesteringehalt alleine, ist dieser praktisch wertlos, da du so nicht weißt, in welcher Zusammensetzung er im Blut vorhanden ist. Um aussagekräftige Schlüsse zu ziehen, sind unter anderem der Triglyceridgehalt wichtig und das Verhältnis von HDL zu LDL. HDL steht für High-density Lipoprotein, LDL für Low-density Lipoprotein. HDL ist heute als das „gute" Cholesterin bekannt, LDL wird das „schlechte" Cholesterin genannt. Dies ist eine stark vereinfachte Darstellung, die manchmal zu Missverständnissen führt.
Triglyceride sind heute, wie man weiß, wichtige Indikatoren im Bezug auf die Gesamtcholesterinmenge. Dessen Zusammensetzung und die Triglyceride geben Aufschluss auf die Ernährungsweise. Denn Triglyceride erhöhen sich bei zu hohem Verzehr von Kohlenhydraten und Zucker. Hier sind wirklich alle Kohlenhydrate gemeint. Werden zu viele

Kohlenhydrate gegessen und zu wenig verbraucht, erhöht sich dieser Wert und verschlechtert so das gesamte Cholesterinbild. Hohe Cholesterinwerte haben also wenig bis nichts zu tun mit dem hohen Verzehr von Eiern, cholesterinhaltigen Lebensmitteln oder Fett, sondern mit zu vielen Kohlenhydraten. Es gibt sicher Menschen, die von Haus aus, vererbt oder was auch immer, ein höheres Gesamtcholesterin aufweisen, jedoch kannst du das „wie" (also wie dieser Wert sich auf die Gesundheit auswirkt) sehr stark durch die Ernährung und durch Sport beeinflussen.

Aktuellere Studien weisen darauf hin, dass tatsächlich das Verhältnis von Triglyceride zu HDL (also Triglyceride/HDL) und das Verhältnis von LDL/HDL die besten Anzeiger für verschiedene Krankheitsbilder sind. Dr. Barry Sears sagt, ein Triglycerid-zu-HDL-Verhältnis von unter 2 sei erstrebenswert. Die Autoren des Handbuches für Nährstoffe sagen, ein Verhältnis von LDL zu HDL von unter 3 weist auf ein niedriges Herz-Kreislauf-Risiko hin.

### *Was kannst du also tun, um deine Cholesterinwerte zu verbessern?*

Eigentlich ganz einfach:
- Optimiere deine Zusammensetzung von Kohlenhydraten, Fetten und Eiweißen.
- Iss und trink generell wenig bis gar keine zuckerhaltigen Speisen oder Getränke.
- Erhöhe den Eiweißanteil und verbessere die Zusammensetzung deiner Fette. Hier sind vor allem gesunde Butter und Öle wie natives Olivenöl oder Omega-3-haltige Lebensmittel wie Leinöl oder Walnussöl zu nennen.
- Genügende Bewegung
- Zudem sollten Niacin, Vitamin C und Coenzym Q10 die Werte positiv beeinflussen.

## HORMONE UND DRÜSEN – EIN KOMPLEXES SYSTEM, WICHTIG ZUM VERSTEHEN

Eine ausgeglichene und gesunde Hormon-Balance ist abhängig von deiner Verdauungsgesundheit, dem Blutzucker-Gleichgewicht, deiner Lebergesundheit und von einem entzündungsfreien Körper.

Hormone sind Botenstoffe, die in deinen Drüsen, z.B. Schilddrüse, Bauchspeicheldrüse oder im Gewebe, gebildet und ins Blut ausgeschüttet werden sowie in den Zielzellen im Körper wirken. Sie spielen eine entscheidende Rolle nicht nur im Muskelaufbau, sondern auch, wenn es darum geht, einen definierten und leistungsfähigen Körper zu erschaffen. Die Hormone sind auch verantwortlich, ob du dich gestresst fühlst, dick oder dünn, muskulös oder weich, energiegeladen oder müde bist. Es gibt eine Unmenge an Hormonen. Da es den Rahmen sprengen würde, kümmern wir uns um die wichtigsten in Bezug auf Ernährung.

## SCHILDDRÜSE – WANN KOMME ICH ENDLICH AN DIE REIHE?

Sie ist die größte Drüse im Halsbereich. Ihre Hormone T4 (Speicherhormon) und T3 (aktives Hormon) sind jodhaltig und bewirken eine Anregung des Energiestoffwechsels. Bekommt der Körper zu wenig „natürliches Jod" – das kommt vor allem in Algen, Meeresfischen oder Meersalz vor – fängt das Schilddrüsengewebe an zu wachsen (Kropfgefahr), um ausreichend Schilddrüsenhormone zu bilden. Das heißt, der TSH ein Hormon, dass in der Hirnanhangdrüse gebildet und bei Bedarf ins Blut abgegeben wird, um die Hormonproduktion in der Schilddrüse anzuregen, steigt, um den Stoffwechsel aufrecht zu erhalten. Isst du dagegen zu viel „künstliches Jod", z.B. oft zugesetzt in Salz, Brot, Fleisch, Wurst, Käse..., ist die Schilddrüse völlig überfordert – dies kann zu einer Autoimmunerkrankung führen (Hashimoto). Leider wirst du heutzutage mit diesem künstlichen Jod überschüttet. Daher ist es wichtig, gerade wenn du an Gewichtsproblemen leidest, bereits wenig isst, Müdigkeit oder trockene Haut hast, unbedingt die Schilddrüse untersuchen zu lassen. Leidest du also an oben genannten Symptomen, untersucht man zuallererst den TSH-Wert. Ist der trotz einer vorangegangen Regenerationszeit von mindestens zwei Tagen erhöht, also außerhalb der Normwerte, sind weitere Untersuchungen erforderlich, um die richtige Therapie zu finden. Da jeder Mensch verschieden ist und auch unterschiedlich auf Medikamente reagiert, ist der optimale Wert des TSH z.B. sehr davon abhängig, ob du dich dabei wohlfühlst oder nicht. Das heißt, wenn der Normwert des TSH zwischen 1 und 3 µIU/ml liegen sollte, fühlen sich manche bei Werten um die 3 µIU/ml besser als um die 1 µIU/ml. Da die Schilddrüse eine der wichtigsten Drüsen für unseren Stoffwechsel ist, aber sie vielen Probleme bereitet, möchte ich hier erklären, wie sie so funktioniert.

In seinem Buch Schilddrüsenunterfunktion und Hashimoto beschreibt Datis Kharrazian [40] sehr gut, worauf du achten solltest und wie du dein Problem am Besten erkennen kannst.
Die Schilddrüse liegt im Hals unterhalb deines Kehlkopfes und sieht aus wie ein Schmetterling. Mineralstoffe wie Jod, Selen, Eisen und Magnesium spielen für die Schilddrüse eine große Rolle. Selen ist eines der wichtigsten Spurenelemente, speziell für diese Drüse. Da bei der Produktion von Schilddrüsenhormonen viel H2O2 (Wasserstoffperoxid) angehäuft wird, braucht die

Schilddrüse diese Selenenzyme, um diese aggressiven Stoffe wieder zu neutralisieren. In seinem Buch anders behandeln, schreibt Datis Kharrazian: „Studien zeigen auch, dass bei einer bestehenden Hashimoto-Thyreoiditis mit einer täglichen Gabe von 200 µg Selen über ca. 6 Monate die entzündliche Aktivität und die Anzahl an Autoantikörpern reduziert werden konnte."[41]

Auch der Eisenstatus spielt eine wichtige Rolle in diesem System. Er ist in Kombination mit Jod auch eine Ursache für die Kropfbildung. Das heißt, eine Supplementierungskombination mit Eisen und Jod scheint in diesem Falle ein Vorteil zu sein.

Phytoöstrogene haben dagegen eine schlechte Wirkung auf die Schilddrüse, da sie eine sehr hohe Anziehung zum Jod haben und somit zum Jodmangel führen können. Phytoöstrogene sind vor allem in unfermentiertem Soja und Sojaprodukten vorhanden.

## *Funktion der Schilddrüse:*

Wenn dir kalt ist, regt sie deinen Körper dazu an, mehr Wärme zu produzieren, wenn du mit einem Virus infiziert wurdest, schaut sie, dass dein Immunsystem in Schwung kommt und wenn du sehr gestresst bist, sorgt sie dafür, dass du wieder auf dem Boden ankommst. Sie ist eine der kompliziertesten hormonproduzierenden Drüsen in deinem Körper.

Wenn also dein Körper droht auszukühlen, passieren folgende Schritte:

1. Dein Körper meldet an die Hirnanhangdrüse (Hypophyse) die Kältesymptome.
2. Die Hypophyse sendet dann den Botenstoff TSH an die Schilddrüse, damit diese ihre Aktivität erhöht, um für mehr Wärme in deinem Körper zu sorgen.
3. Die Schilddrüse schüttet dabei Thyroxin aus, hauptsächlich T4 und etwas T3.
4. Diese werden dann an Transportproteine gebunden und in den Blutstrom geschickt.
5. In den Zielzellen angekommen, lösen sie sich von den Transportern und werden als freie Hormone bezeichnet.
6. Da nur T3 ein aktives Hormon ist, muss zuerst T4 in T3 umgewandelt werden, um die Funktion erfüllen zu können. Und dafür wird Selen benötigt. Ein Selenmangel kann daher zu einer Minderproduktion von T3 führen.
7. Ist T4 erstmal in T3 umgewandelt, gelangt es in die Zellkerne, wo es die Gene an- und abschaltet und die Zellaktivität steuert.
8. In diesem Fall erzeugt sie Energie und erhöht somit deine Körpertemperatur.

## *Was du zu T4 aber noch wissen solltest:*

Der Körper nutzt nur ca. 60% des ausgeschütteten T4, 20% werden im Darm aktiv, solange der Darm gesund ist. Das heißt, es ist wichtig auf seinen Darm zu achten, denn auch die

Schilddrüse ist zum Teil vom Darm abhängig. Antibiotika-Einnahme kann daher die Aktivität der Schilddrüse beeinflussen.

Hier findest du die häufigsten Symptome, die bei einer Fehlfunktionen der Schilddrüse auftreten können:

## Symptome bei einer Unterfunktion:

- Müdigkeit
- Gewichtszunahme trotz geringer Kalorienzufuhr
- Trockene oder juckende Haut und Haare, Haarausfall
- Morgendliche Kopfschmerzen, die im Verlauf des Tages besser werden
- Depressionen
- Verstopfung
- Kälteüberempfindlichkeit
- Kreislaufschwäche, niedriger Blutdruck
- Taubheitsgefühl an Händen und Füßen, vor allem in der Nacht
- Muskelkrämpfe beim Liegen
- Erhöhte Infektanfälligkeit, z.B. Erkältungen…
- Langsame Wundheilung
- Hohes Schlafbedürfnis
- Niedrige Körpertemperatur

## Symptome bei einer Überfunktion:

- Herzrasen
- Herzrhythmusstörungen
- Erhöhter Ruhepuls
- Nervosität
- Schlafstörungen
- Nachtschweiß
- Erschwerte Gewichtszunahme
- Ölige Haut und fettige Haare

Bei einer Autoimmunerkrankung wie Hashimoto Thyreoiditis treten Über- und Unterfunktiossymptome im Wechsel auf.

## Welche Ursache können Erkrankungen der Schilddrüse hervorbringen?

Das ist zum einen eine ungesunde Ernährung, vor allem Glutenintoleranz durch einen kaputten Darm (Leaky Gut), zum anderen eine Östrogendominanz, z.B. durch die Einnahme von Hormonpräparaten oder anderen Verhütungsmitteln. Eine Insulinresistenz durch Überlastung der Bauchspeicheldrüse, aber auch ein Vitamin-D-Mangel kann die Ursache sein oder, wie so oft, negativer Stress.

Aber dieser Vorgang beginnt oft schon in der Kindheit, oder, wenn du es ganz genau betrachtest, bei der Geburt und kurz danach. Gut, da kannst du weder was ändern noch planen, ob das Kind per Kaiserschnitt oder durch eine natürliche Geburt auf die Welt kommt und weiters mit der Flasche oder mit der Brust gefüttert wird bzw. werden kann. Kannst du es beeinflussen, würde ich auf jeden Fall die Variante 2 wählen, um dem Kind das nötige Immunsystem durch die Bakterien im Geburtsgang gleich mitzugeben. Oft sind dann Entzündungen in der Kindheit und die damit verbundene Antibiotikaeinnahme ein großes Problem. Einen kaputten Darm bekommt man nicht ohne Grund. Zum Beispiel könnte eine Ohren- oder eine Blasenentzündung, bei der Antibiotika alle schlechten sowie auch alle guten Bakterien abgetötet haben, die Ursache sein. Oder in der Pubertät, in der du mit der Bekämpfung von Pickeln, Akne und unreiner Haut oder später bei den Mädchen mit Hormonen aus der Pille zu kämpfen hattest und durch künstliche Hormone und Chemikalien in Kosmetikprodukten ein unfreundliches Darmmilieu geschaffen hast.
Mittlerweile wird einem von guten Ärzten schon geraten, mit Antibiotika gleichzeitig Probiotika, also gute Darmbakterien, dazu einzunehmen, um den Darm gleich wieder aufzubauen. Doch noch vor einigen Jahren wussten das viele nicht, so wurde oft die Darmflora zerstört und der Startschuss für einen durchlöcherten Darm gegeben.

Nachdem nun erklärt wurde, wie du überhaupt erkennen kannst, wo das Problem liegt, brauchst du jetzt einen Ansatz, um die Ursache zu bekämpfen und somit Schmerzen zu lindern und die Leistungsfähigkeit zu verbessern.

Amy Myers beschreibt dazu in ihrem Buch[42] eine gute Variante, um Entzündungen loszuwerden und das Schilddrüsenproblem zu beseitigen. Sie nennt es die 4Rs. Übersetzt bedeutet das: entfernen, auffüllen, neu aufbauen, den Darm reparieren.
Ich hab Amy Myers Vorgehensweise ein klein wenig angepasst und so verändert, dass die Variante auch für Leute, die viel unterwegs sind, praktikabel ist.

# GESUNDER KÖRPER – GESUNDER GEIST – OPTIMALE LEISTUNG

## Schritt 1: Entferne das Schlechte!

Vermeide so viel entzündliche Lebensmittel wie möglich. Hierzu zählt allen voran nicht richtig verarbeitetes glutenhaltiges Getreide, ein Protein, das vor allem in Weizen, Roggen, Dinkel, Gerste, Hafer und deren Produkten vorhanden ist.
Milch- und Milchprodukte in großen Mengen sowie falsch verarbeitete Hülsenfrüchte, verarbeitete Lebensmittel und Nahrungsmittel mit Zusatzstoffen gehören ebenfalls dazu.

## Schritt 2: Fülle das Gute wieder auf!

Ernähre dich hauptsächlich basisch mit viel Gemüse, Obst, biologischen Proteinen und guten Fetten. Hier ist eine Ernährung nach dem Stoffwechseltyp (siehe Basiskapitel) die effektivste Variante, die den besten Effekt erzielt.

## Schritt 3: Baue deinen Darm neu auf!

Eine Darmkur in Kombination mit Probiotika ist extrem wichtig, um den Darm bestmöglich bei der Aufbauarbeit zu unterstützen. Welche Kuren das sein können, findest du unter „Allgemein schonende Reinigung" auf Seite 135.

## Schritt 4: Repariere den Darm mit bestimmten Stoffen und Nahrungsergänzungen

Hierzu gehören laut Myers L-Glutamine, Omega-3-Fettsäuren, Süßholzwurzel und Aloe Vera. Außerdem ist Selen ein natürliches Antioxidans, dient so als wichtiger Zellschutz und sollte die Antikörper bei Hashimoto verringern. Vitamin E, das hauptsächlich über die Nahrung aufgenommen werden sollte, ist ebenso wichtig und in Nüssen wie Mandeln, oder Walnüsse und kaltgepressten Ölen wie Olivenöl vorhanden.

## Wie könnte so ein Tag also aussehen, um Schilddrüsenproblemen vorzubeugen?

**Am Morgen:**
Trinke 2 Gläser Wasser vor dem Frühstück. Das erste mit Flohsamenschalen und Mineralerde (Darmreinigung auf Seite 136). Das zweite Glas nur mit Wasser.

## Frühstückvarianten:

### Müsli mit:
- Frischem Obst
- Polenta, Reis oder gekochter Buchweizen
- Dazu abwechseln mit Milchsorten, z.B. Kokosjoghurt (ohne Soja), Vollmilch, alternative Milchsorten wie Kokosmilch, Mandelmilch oder Reismilch
- Cashewkerne
- Gewürze wie Zimt, Vanille, Kardamom, Ingwer...

### Grüner Smoothie, z.B. aus
1 Handvoll Spinat
1 kleinen Apfel
1 Handvoll Beeren
½ Banane oder Avocado
1 TL Leinöl
2 EL Haferflocken oder Hanfsamen, Nüsse...

### Brot:
1 selbst gemachtes Brot oder Sauerteigbrot mit Schinken, Radieschen und Kräutern (siehe im Rezeptteil unter Brotrezepte und Sonstiges)

### Pancakes/Waffeln:
2 Eier
125 g Kokosjoghurt
Ca. 5 EL glutenfreies Mehl (ohne Soja), z.B. Buchweizenmehl
125 ml alternative Milch (ohne Soja)
1 TL Bourbon Vanillezucker
Prise Salz und Kardamom
Alles miteinander vermischen und in einer Pfanne backen. Alternativ kann natürlich auch ein Waffeleisen benutzt werden.

### Snacks:
- Essfertige Maroni
- Cashewkerne
- Obst
- Smoothies

- Reste vom Frühstück
- Genügend Wasser und ungesüßte Tees zwischendurch trinken

**Mittag- und Abendessen – Beispiele**
- Salate mit Thunfisch oder anderen Räucherfischen
- Salate mit Putenstreifen
- Gemüse mit gebratenem oder gedämpftem Fleisch bzw. Fisch und Beilagen wie Kartoffeln, Reis, Polenta, Buchweizen, Quinoa, Amaranth und vielen frischen Kräutern und Gewürzen
- Wokgerichte mit Kokosmilch und Shrimps oder Fleisch (je nach Land und Möglichkeiten)
- Kartoffeln mit Gemüse, Speck und Samen
- Eierspeise mit Gemüse und evtl. Schinken
- Eintöpfe mit Kartoffeln
- Süßkartoffelpommes mit brotlosen Burgern
- Ofengemüse mit Avocado-Dip oder Eieraufstrich
- Glutenfreie Spaghetti mit Bolognesesauce

**Am Abend:**
1 Glas Wasser mit Probiotika (Pulver oder Kapseln). Achtung: Die Pulver müssen mit Wasser gemischt und ca. 10 Minuten stehen gelassen werden. Nur so können die Bakterien durch die darin enthaltene Fructose lebendig werden. Die Fructose wird dadurch auch wieder eliminiert und ist für Leute mit Intoleranzen dadurch kein Problem mehr.

## BAUCHSPEICHELDRÜSE – DIE SÜßE DES LEBENS
Sie produziert nicht nur Verdauungssäfte, sondern auch ein paar für uns wichtige Hormone.

## INSULIN UND GLUKAGON

Glukose (Einfachzucker) ist der wichtigste Nährstoff für unsere Zellen. Nervenzellen ernähren sich sogar ausschließlich davon. Deswegen essen wir wahrscheinlich auch gerne Schokolade, wenn unsere Nerven überstrapaziert werden. Wobei es jedoch gesündere Alternativen gibt. Darum ist die Aufrechterhaltung der Glukosekonzentration in unserem Kreislauf lebensnotwendig, welche über die Hormone Insulin und Glukagon geregelt wird. Insulin senkt den Blutzuckerspiegel und Glukagon kann ihn wieder heben. Normalerweise wird Insulin unmittelbar nach einer Mahlzeit ausgeschüttet, je mehr und je zuckerreicher diese war, desto höher ist die Insulinausschüttung. Ist diese Ausschüttung zu hoch, fällt daraufhin der Zuckerspiegel zu stark ab und erneuter Hunger bzw. Heißhunger ist vorprogrammiert. Der Körper benötigt rasch wieder Energie und verlangt nach schnellen (meist ungesunden) Kohlenhydraten wie z.B. Süßigkeiten. Du isst dann oft mehr, als du bräuchtest. Aus diesem Grund ist zuckerhaltiges Essen am Abend nicht vorteilhaft, wenn man abnehmen will. (Zucker wird in Fett umgewandelt, weil er nicht mehr verbraucht und somit gleich eingelagert wird). Jedoch kann Zucker bzw. Kohlenhydrate am Abend andererseits helfen, die Schlafqualität zu verbessern. Hier sollte wirklich auf die Qualität geachtet werden und natürlich auf die Menge.

Blutzuckerschwankungen kannst du mit einer ausgewogene Ernährung aus einer Kombination mit Kohlenhydraten, Fett und Eiweiß verhindern. Wenn der Blutzucker zwischen den Mahlzeiten oder durch körperliche Anstrengung zu stark absinkt, schüttet die Bauchspeicheldrüse den Gegenspieler – das Glukagon aus. Es stimuliert die Leber, um den dort gespeicherten Zucker (Leberglykogen) freizusetzen und den Blutzucker somit wieder zu stabilisieren. Außerdem bewirkt Glukagon einen Abbau von Fettzellen in der Leber.

**Insulin und Fettabbau bzw. Muskelaufbau**
Insulin ist ein sehr wichtiges Hormon und es muss verstanden werden, um es richtig einsetzen zu können. Das hängt davon ab, welchen Effekt du wünschst.
Das hast du bereits bei dem Thema Kohlenhydrate auf Seite 40 gehört. Ich fasse es kurz zusammen: Um Zucker in deine Muskelzellen zu bringen, benötigt dein Körper spezielle Transportmechanismen, die durch Insulin aktiviert werden. In Notsituationen gibt es auch insulinunabhängige Mechanismen.
Insulin erhöht ebenfalls die Aufnahme von Zucker in die Fettzelle und steigert so die Umwandlung von Zucker in Fettsäuren (Triglyceride). Zur gleichen Zeit kann deshalb kein Abbau von Fettsäuren stattfinden. Erst nachdem der Insulinspiegel wieder gesunken ist, kann der Körper wieder Energie aus den Fettdepots holen. Deshalb haben auch so viele Angst vor Kohlenhydraten und lassen sich von Low-Carb-Diäten leiten. Es gibt aber Menschen, die diese Mengen an Eiweißen und Fetten nicht gut vertragen oder auch solche, denen dann einfach etwas fehlt und sie somit wieder Heißhunger auf Kohlenhydrate bekommen und damit dem „Jojo-Effekt" ausgeliefert sind.
Hier geht es um die Menge und um die Zusammensetzung. Komplexe Kohlenhydrate sollten gegenüber einfachen bevorzugt werden. Kohlenhydrate dürfen auch beim Abnehmen nicht verteufelt werden, sondern lediglich eingeschränkt, anders verteilt oder mit mehr Pausen zu sich genommen werden. Esse ich also bei den Mahlzeiten kleine Portionen Kohlenhydrate

dazu, in Kombination mit Eiweiß und etwas gesunden Fetten, und gebe ich meinem Körper zwischen den Mahlzeiten Zeit zu verdauen, kann trotzdem Fett abgebaut werden. „Die Dosis macht das Gift."

Beim Muskelaufbau hingegen musst du auf etwas anderes achten. Insulin hat eine aufbauende Wirkung, verlangsamt den Muskelabbau nach dem Training, aber fördert die Regeneration und somit das Muskelwachstum. Insulin hilft somit, die Proteinsynthese in den Muskeln zu beschleunigen und unterstützt den Muskelaufbau. Durch das harte Training werden Muskelfasern zerstört, es entstehen kleine Risse im Muskelgewebe. Dadurch schüttet der Körper Cortisol aus, um die kleinen Entzündungen zu hemmen. Durch das Insulin wird dieser Vorgang beschleunigt und es kommt schneller zu Regenerationsprozessen. Da der Körper bei den nächsten schweren Anstrengungen durch Krafttraining besser vorbereitet sein will, versucht er je nach Trainingsart, die Kraft zu erhöhen oder die Muskelfasern zu vermehren. Es macht also Sinn, sobald wie möglich, also innerhalb einer halben Stunde nach dem Training bis maximal zwei Stunden nach dem Training, Kohlenhydrate in Kombination mit Proteinen zu sich zu nehmen.

## NEBENNIEREN – KÜMMERE DICH WIEDER UM DICH SELBST![63]

Das sind kleine Drüsen, die auf deinen Nieren sitzen. Hier werden vor allem Stresshormone gebildet wie Cortisol, Adrenalin oder DHEA (Dehydroepiandrosteron). In den Nebennieren werden anregende Hormone (z.B. Cortisol, Adrenalin) gleich wie beruhigende Hormone (z.B. DHEA) produziert. Dabei ist eine Optimierung der Hormonbalance genau so wichtig wie überall, um die Leistungsfähigkeit positiv zu beeinflussen.

## CORTISOL UND DHEA

Cortisol (Stresshormon) ist grundsätzlich nichts Schlechtes, außer wenn zu viel vorhanden ist. Cortisol wirkt katabol, also muskelabbauend. Hast du weniger Muskeln, verringert sich der Grundumsatz, und dadurch hast du einen niedrigeren Energieverbrauch in Ruhe. Die Immunabwehr sinkt oder Blutfettwerte verschlechtern sich. Daher iss regelmäßig, denn auch unregelmäßiges Essen stresst den Körper. Zudem sind ausreichend Schlaf und Regeneration wichtig, um Cortisol abzubauen.
Cortisol fördert zudem die Energiebereitstellung durch Glukoneogenese aus Kohlenhydraten und Proteinen. Im gesunden Zustand folgt der Cortisolspiegel einem Tagesrhythmus. Das heißt, am Morgen ist der Cortisolspiegel am höchsten, sinkt kontinuierlich über den Tag,

wobei er Mittag nocheinmal etwas ansteigt und erreicht am Abend sein Minimum. In der Nacht erhöht sich dieser Wert erneut und befindet sich am Morgen wieder am „Peak". Diese Werte können am Besten über den Speichel und im Tagesverlauf gemessen werden, um ein aussagekräftiges Ergebnis zu erzielen.

Nur, bei zu viel Stress, durch falsche Ernährung oder durch andere Hormone, die aus der Balance gekommen sind, kann dieser Ablauf auch anders verlaufen.

Eine balancierte Ausschüttung von Cortisol bewirkt eine Erhöhung des Stoffwechsels, mehr Aufmerksamkeit, eine bessere Reaktionsfähigkeit und ein gesundes Angriffs- und Fluchtverhalten. Gleichzeitig kann es das Immunsystem schwächen, den Verdauungsprozess einschränken und Sexualfunktionen vermindern. Du kannst dir also vorstellen, was passiert, wenn dein Körper zu viel Cortisol ausschüttet und wenig Wechsel zwischen Anspannung und Entspannung hat. Auf lange Sicht gesehen wirkt sich die ständige Ausschüttung von Cortisol auch negativ auf die Merk- und Konzentrationsfähigkeit aus. Ein alarmierendes Zeichen für einen zu lange bestehenden hohen Cortisolspiegel ist eine höhere Schmerzempfindlichkeit, Müdigkeit mit Burnout-Symptomen, Stressintoleranz und ein vermindertes Immunsystem. Hier ist der Cortisolspiegel gemessen im Blut, generell eher niedrig, da die Nebenniere erschöpft ist.

DHEA ist der Gegenspieler von Cortisol, das sogenannte Antistresshormon. Es wirkt eben gegenteilig und fördert den Muskelaufbau, senkt Blutfettwerte, ist entzündungshemmend, wirkt stimmungsaufhellend und fördert die geistige und körperliche Leistungsfähigkeit. Hier ist das Verhältnis von Cortisol zu DHEA von großer Bedeutung. Dieser Quotient sollte möglichst niedrig bleiben, um optimale Leistung und Gesundheit zu gewährleisten. Regelmäßige Bewegung und Anspannung in Abwechslung mit Entspannung ist entscheidend für ein gutes Verhältnis dieser beiden Hormone.

Also auch Übertraining kann zu einem gestörten Verhältnis der Hormone führen und somit auch zu dessen Folgen. Zudem sollten bei Übertraining noch Coenzym Q10, Magnesium, Selen, Vitamin B6 und Zink kontrolliert werden.

## ZIRBELDRÜSE (EPIPHYSE) – GLÜCKLICH DURCH DEN SCHLAF

Die Zirbeldrüse ist eine sehr kleine Drüse im Gehirn, die unter anderem für die Produktion von Melatonin zuständig ist. Dieses Hormon wird mithilfe von Serotonin gebildet, das auch Glückshormon genannt wird. Die Aminosäure Tryptophan ist wiederum die Vorstufe von Serotonin.

## MELATONIN (SCHLAFHORMON)

Der Melatoninspiegel ist verantwortlich für einen ausgeglichenen Tages- und Nachtrhythmus. Das Hormon steigt in der Dämmerung an und erreicht seine Höchstkonzentration zwischen 2 und 3 Uhr früh. Die Sekretion wird bei Kunst- oder Tageslicht oder auch durch Mondlicht gebremst. Die melatonin-induzierte Tiefschlafphase stimuliert wiederum die Ausschüttung des ebenfalls nachtwirksamen Wachstumshormons Somatotropin (Wachstumshormon oder Human Growth Hormone – HGH). Mit zunehmendem Alter wird weniger Melatonin produziert, wodurch die durchschnittliche Schlafdauer abnimmt. Zusätzlich wirkt es auch als natürliches Antioxidans und hilft dem Körper vor allem nachts in jeder Hinsicht zu regenerieren. Hier ist die Wichtigkeit des Schlafes deutlich zu erkennen. Denn bei Schlafdefizit erholen sich nicht nur Haut, Haare, Muskeln usw. zu wenig, sondern auch die Psyche. Melatonin ist somit ein Gegenspieler von Cortisol bzw. arbeitet mit dem Hormon zusammen und gleicht sich aus. Denn nach dem Melatonin-Höchststand in der Nacht sinkt die Konzentration wieder ab, gleichzeitig steigt die Cortisolkonzentration an. Das hat den Sinn, dass du dich im gesunden Zustand in der Früh frisch und munter fühlst und gegen Abend müde wirst.

Demzufolge ist es wichtig, genügend und auch dem Tageslicht folgend genug Schlaf zu bekommen, um Folgen des Melatoninmangels zu vermeiden. Das können, wie bereits erwähnt, Schlafstörungen, Depressionen, schnellere Hautalterung, schlechtere Muskelregeneration, aber auch Sodbrennen sein. Denn auch an der Bildung von Magensäure und der Funktion des Schließmuskels im Magen ist Melatonin beteiligt. Welche Maßnahmen du ergreifen kannst, um den Melatoninspiegel zu erhöhen, findest du beim Thema Schlaf auf Seite 166. Ernährungstechnisch sollen alle Arten von Gemüse (wahrscheinlich durch die vielen Nährstoffe), Omega-3-Fettsäuren (z.B. Lachs), aber auch Nüsse und Samen dabei helfen. Ab und zu kommen künstliche Melatoninpräparate bei Personen, die viel reisen und auf anderen Kontinenten unterwegs sind, zum Einsatz, um besser in den Schlafrhythmus zu finden. Da es sich hier um ein Hormon handelt, solltest du deshalb das nur in Absprache mit einem Arzt oder einem erfahrenen Therapeuten anwenden.

# HORMONE DES VERDAUUNGSTRAKTES – LIEBE DICH SELBST

Im Verdauungstrakt gibt es viel hormonbildendes Gewebe. Zwei Hormone solltest du kennen.

## GHRELIN UND LEPTIN

Diese zwei Hormone regulieren deinen Appetit und sind mitunter dafür verantwortlich, wie viel du isst. Beide Hormone leiten Informationen an dein Gehirn, das dementsprechend reagiert.
Ghrelin bewirkt bei leerem Magen ein Hungergefühl. Schlafmangel z.B. unter sechs Stunden über zwei bis drei Tage hindurch, bewirkt schon eine übermäßige Produktion. Das fällt zum Beispiel stark auf, wenn du einmal eine Nacht durchgefeiert hast und an den nächsten Tagen den Schlafmangel nicht mehr ausgleichen kannst, da du keine Zeit dafür hast. Der Appetit, vor allem auf Fettiges, ist so viel größer als normal.

Leptin wird hauptsächlich in den Fettzellen gebildet und hemmt das Hungergefühl. Es ist ein natürlicher Appetitzügler. Je älter du wirst und je mehr Fett du schon hast oder je öfter du dich überkalorisch ernährst, desto weniger Leptin wird gebildet. Allein schon aus diesem Grund ist dringend davon abzuraten „binge eating" (Essanfälle) zu betreiben, um sich danach wieder kalorienarm zu ernähren oder gar auf Essen zu verzichten. Denn hier wird genau dieses System total aus dem Gleichgewicht gebracht und es kann eine „Leptinresistenz" daraus entstehen. Das heißt, es besteht ein dauerndes Hungergefühl, obwohl du eigentlich gesättigt sein müsstest.
Daher würde ich jedem empfehlen, auf regelmäßige Nahrungsaufnahme mit verträglichen Portionen zu achten und wirklich darauf zu hören, wenn der Magen sagt, er hat genug.

## REGENERATION – WIE NEU GEBOREN

Hierbei geht es darum, körperlichen und seelischen Stress und Anspannung zu lösen, um für einen Ausgleich zu sorgen und so langfristige negative Stressfolgen zu vermeiden. Weiters werden in dieser Zeit Energien aufgeladen und so die Kraft- und Ausdauerleistung sowie psychische Leistung auf eine neue Stufe gehoben. Hier spielt vor allem der Schlaf eine große Rolle.

## DER SCHLAF – WERDE DEIN EIGENER COACH

Wie sieht dein Schlaf aus? Wann isst du, bevor du schlafen gehst? Was denkst du mehrmals am Tag? Was machst du kurz vor dem Schlafengehen? Verschiedenste Teile deines Lebens beeinflussen deinen Schlaf und somit auch deine Gesundheit. Dazu gehört, was du trinkst, isst, zu welchem Zeitpunkt du was isst, was du trainierst bzw. wie du dich bewegst, was und wie du atmest und vor allem was du denkst.

Deine Schlafqualität hängt von mehreren Faktoren ab, unter anderem von deinem Unterbewusstsein und den Geschehnissen aus der Vergangenheit. Gute Schlafqualität stärkt nicht nur deine Willenskraft, weil du am Tag einfach mehr Power hast, er hält Süßgelüste in Schach, deine Hormone regulieren sich besser (siehe Hormone auf Seite 153), deine Muskulatur erholt sich und baut sich auf, Verletzungen können besser heilen und dein Immunsystem wird gestärkt.

Eine große Hilfe könnte sein, dich auf das Schlafengehen vorzubereiten. Denn es fängt schon beim Abendessen an. Leute, die immer in der Nacht aufwachen, um auf die Toilette zu gehen, haben nicht eine zu kleine Blase, denn unsere Blase kann in der Regel genug speichern.

Laut Magdalena Wszelaki[43], Expertin im Bereich Hormonbalance, kann die Ursache in einem Ungleichgewicht des Insulinspiegels liegen. Hier kann es Sinn machen, deine Hormone mal genauer unter die Lupe zu nehmen. Das Abendessen spielt daher schon eine entscheidende Rolle. Für Leute, die in der Nacht deswegen aufwachen, würde ich ein Abendessen mindestens drei Stunden vor dem Schlafengehen mit komplexen Kohlenhydraten, Proteinen und wenig Fett empfehlen und auf Nachspeisen verzichten. Desweiteren sollten diese Personen sich ca. eine Stunde vor dem Schlafengehen bewusst darauf vorbereiten, wobei dieses Vorbereiten grundsätzlich für Jeden von Vorteil ist. Der Ablauf kann dabei folgendermaßen aussehen:

20 Minuten für Sachen, die noch unbedingt erledigt werden müssen.
20 Minuten zum Zähneputzen, Duschen, eventuell ein Magnesiumbad oder Basenvollbad
20 Minuten Meditation

## TIPPS FÜR EINEN BESSEREN SCHLAF

Arianna Huffington, eine Spezialistin auf dem Gebiet rund um den Schlaf, schreibt auf ihrer Website[44] 12 Tipps für einen besseren Schlaf:
- Dein Schlafzimmer sollte so dunkel wie möglich, leise und kühl sein (zwischen 16 und 19 °C).
- Benutze keine elektronischen Gegenstände die letzten 30 Minuten vor dem Schlafengehen.
- Lade nie dein Handy neben dem Bett. Oder noch besser, verbanne alle deine elektronischen Gegenstände aus deinem Schlafzimmer.

- Trink kein Koffein nach 14 Uhr, also Kaffee, Grüntees, Energydrinks oder sonstige koffeinhaltige Getränke.
- Denk daran, dass dein Schlafzimmer nur fürs Schlafen oder Sex da sein sollte, nicht zum Arbeiten.
- Nimm keine Haustiere ins Bett mit.
- Ein basisches Bad oder ein Bad mit Magnesium vor dem Schlafengehen hilft, Körper und Geist zu beruhigen.
- Nackt schlafen eignet sich am besten für einen erholsamen Schlaf.
- Mache leichte Stretching-Übungen, tiefe Atemübungen, Yoga oder Meditation vor dem Schlafengehen. Das hilft Körper und Geist, sich aufs Schlafen einzustellen.
- Wenn du im Bett lesen möchtest, dann ein Buch oder ein E-Book ohne Blaulicht (Blaulicht findet man bei Handys, Computern, Fernseher oder Tablets) und nur Dinge, die nichts mit deiner Arbeit zu tun haben. Also einen Roman, Gedichte…
- Bring dich mit einer Tasse Kamillen- oder Lavendeltee in den Schlafmodus.
- Schreib dir eine Liste, wofür du dankbar bist oder was du erreichen willst, und lies sie dir vor dem Einschlafen durch, damit kannst du das im Schlaf dann positiv verarbeiten.

## *Weitere Maßnahmen für einen besseren Schlaf:*

Zum einen wäre das, den Wecker auf die letztmögliche Aufstehzeit zu stellen, damit Snooze-Funktionen gar nicht zum Einsatz kommen müssen.

Hast du das Problem, nicht einschlafen zu können, weil du in der nächsten Zeit so viele Dinge zu erledigen hast oder dir diverse Ideen für anstehende Projekte in den Sinn kommen, hilft es, ein kleines Büchlein und einen Stift neben das Bett zu legen und alles darin aufzuschreiben. Somit hast du es von deinen Gedanken auf Papier gebracht, es besteht keine Gefahr mehr, etwas zu vergessen, und du kannst es am nächsten Tag in Angriff nehmen. Ansonsten lässt sich dein Kopf oft nur schwer abstellen, eben genau, weil du Angst hast, im Schlaf etwas zu vergessen.

Du kannst Körper und Kopf einfach nicht zur Entspannung bringen. Hier kann ein Magnesiumbad Wunder wirken. Oder aber du trinkst einen Bananentee. Diesen Tipp habe ich von dem amerikanischen Schlafdoktor Michael Breus, PhD [45]

**Bananentee:** 1 Bio-Banane gut waschen, die Enden abschneiden und die Frucht samt Schale in ca. 300 ml Wasser für max. zehn Minuten kochen. Dann den Sud eventuell mit etwas Zimt und Honig würzen und am Abend ca. eine Stunde vor dem Schlafengehen trinken. Bananenschalen enthalten sehr viel Magnesium. Die Frucht kannst du am nächsten Tag noch ins Müsli mischen.

# GESUNDER KÖRPER – GESUNDER GEIST – OPTIMALE LEISTUNG

## DIE VIER CHRONOTYPEN

Welchen Einfluss Training, Sex, Essen und Trinken, Tag-Nacht-Rhythmus, Arbeit usw. auf die Schlafqualität hat, beschreibt PhD. Breus in seinem Buch „The Power of When."
Er vergleicht hier vier verschiedene Typen mit Tieren und beschreibt so deren Rhythmus.
Er unterscheidet dabei vier Chronotypen:

1. **Delphine:** Das sind Frühmenschen. Sie sind sehr geräuschempfindlich und wachen schnell auf. Läutet der Wecker, stehen sie schnell auf. Sie betreiben Sport lieber gleich nach dem Aufstehen, denn am Abend sind sie viel zu müde. Sie sind leider nicht sehr gesellig, da alle anderen Chronotypen am Abend auch mal gerne zusammensitzen, der Delphintyp dafür aber nur schwer zu motivieren ist. Sie sind sehr leistungsfähig am Vormittag oder späteren Nachmittag bis maximal 18 Uhr.

2. **Löwen:** Sie sind ebenfalls Frühmenschen und wachen oft schon vor dem Wecker auf. Sie schlafen wesentlich tiefer als die Delphine und sind in der Früh wach und motiviert. Sie lieben Frühstücken und arbeiten sehr effektiv, schon bevor andere ins Büro kommen. Sie sind oft in Führungspositionen und sehr geeignet für Jobs, die Gleitzeiten haben. Dort können sie schon früher beginnen. Am frühen Nachmittag kommt meist ein kleiner Einbruch. Diese Zeit sollten Löwen nutzen, um sich hinzulegen oder kreativ zu werden. Am frühen Abend ist Bewegung ideal, um im Anschluss ein ausgeglichenes Abendessen genießen zu können. Da Löwen sehr früh aktiv sind, sind sie am Abend oft schon früh müde und freuen sich aufs Bett.

3. **Bären:** Hier befindest du dich in guter Gesellschaft, denn über 50% der Menschen sind Bären. Sie wachen oft etwas benommen auf, drücken ein bis zwei Mal den Snooze- Knopf und werden am späteren Nachmittag wieder etwas müde. Sie machen Sport gerne in der Früh oder am späten Nachmittag, so gegen 18 Uhr, aber ihre produktivste Zeit ist am frühen Vormittag. Kurze Schläfchen am Tag machen sie, wenn überhaupt, dann nur am Wochenende. Sie sind zu normalen Zeiten hungrig und brauchen eher drei bis fünf kleinere statt drei große Mahlzeiten am Tag.

4. **Wölfe:** Sie tun sich schwer, in der Früh vor 9 Uhr aus dem Bett zu kommen und drücken den Snooze-Knopf mehrere Male oder haben zwei oder mehrere Weckvarianten, um aus den Federn zu kommen. Sie brauchen in der Früh bis zu Mittag oft mehrere Kaffees oder andere Aufputschmittel, um in Schwung zu kommen. Die normalen Arbeitszeiten sind überhaupt

nichts für sie, denn ihre aktivste und kreativste Zeit liegt entweder am späten Vormittag oder späten Nachmittag oder sogar am Abend. Sie werden erst richtig aktiv, sobald die Sonne untergeht. Wolftypen sind sehr oft impulsive Menschen, die sich vor nichts fürchten. Doch sind sie auch sehr intuitiv und haben einen guten Instinkt. Zum Frühstück sind sie überhaupt nicht hungrig, dafür können sie umso mehr am Abend essen. Sie neigen auch öfter als andere Chronotypen dazu, mehr Alkohol oder Säfte zu trinken und Süßes zu essen. Deswegen leiden diese Typen, sofern sie wenig bis keinen Sport betreiben, an Übergewicht.

## SCHLAFPROBLEME AUS SICHT DER TCM

Schaust du in die traditionell chinesische Medizin (TCM), spielen bei Schlafstörungen vor allem die Organe Leber, Herz, Lunge und Niere eine große Rolle.
Hier kannst du den Zusammenhang Schlaf und Organe gut beobachten. Es gibt eine Organuhr, an der du dich orientieren kannst.
Gibt es Probleme beim Einschlafen zwischen 21 und 23 Uhr, z.B. kalte Hände und Füße, könntest du den „dreifachen Erwärmer" einmal näher unter die Lupe nehmen. Was das heißt, siehst du im Basis-Kapitel beim Thema „Verdauung nach TCM" auf Seite 17.
Liegen die Probleme zwischen 23 und 1 Uhr früh, ist meist die Gallenblase dafür verantwortlich, von 1 bis 3 Uhr Früh die Leber und von 3 bis 5 Uhr früh die Lunge.
Gleichzeitig sind andere Organe am wenigsten aktiv, z.B. zwischen 3 und 5 Uhr die Blase. Trotzdem wachen viele zu dieser Zeit auf, um auf die Toilette zu gehen. Hier könnte dann ein Ungleichgewicht in dem Organ Niere und somit im Hormonhaushalt vorliegen. Zu niedrige Progesteronwerte oder ein Ungleichgewicht des Kortisolspiegels sind hierfür Beispiele. Cortisol sollte am Morgen hoch und am Abend niedrig sein. Wachst du z.B. immer um 1:30 Uhr auf (Leberzeit), kann das auch mit aufgestauten Emotionen wie Wut oder Zorn zusammenhängen.
Wirst du z.B. zwischen 3 und 5 Uhr früh durch Atemprobleme oder Husten geweckt, liegt das am Funktionskreis der Lunge. Das bekommen oft Leute im Frühling und Frühsommer zu spüren, die Heuschnupfen haben.
Es ist wichtig, die Zusammenhänge zu sehen und sich nicht nur Schlaftabletten oder andere Medikamente verschreiben zu lassen. Hier kann dir sicher ein guter TCM-Berater genauer dabei helfen, das jeweilige Problem in den Griff zu bekommen.
Die Botschaft daraus ist: Schlaf genug, sodass du dich möglichst immer ausgeschlafen fühlst, denn ein Sprichwort heißt: „Eine Kette ist nur so stark wie ihr schwächstes Glied."

# REGENERATION, AKTIVIERUNG, ATMUNG, MEDITATION

Meditation oder Regenerationsübungen sind eine sehr gute Variante, um ruhig zu werden, sich zu entspannen und helfen sehr gut bei Einschlafproblemen. Hier habe ich vor allem mit autogenem Training oder Meditationsübungen in Form von Hörbüchern sehr viel Erfolg gehabt. Ich finde, das eignet sich auch sehr gut für Anfänger in diesem Bereich. Für den einen oder anderen mag das komisch erscheinen, zu meditieren oder solch ein Training zu machen, aber manch einem wird es sicher in seinem Vorhaben helfen. Schaden tut es auf keinen Fall. Auch Aktivierungsübungen können dem einen oder anderen helfen, gerade vor einem Wettkampf, einer Prüfung, oder einfach nur, um in der Früh in die Gänge zu kommen.

## *Autogenes Training*

Ausgangsposition: Du legst dich am besten auf den Rücken, nimmst eine für dich angenehme Position ein und schließt die Augen.

1. Ruheübung: Sage dir immer wieder „Ich bin ruhig und entspannt", oder, wenn du viele Gedanken hast „Meine Gedanken kommen und gehen". So lange, bis du dich auf das Jetzt konzentrieren kannst und einigermaßen ruhig wirst.
2. Schwereübung: Dabei konzentrierst du dich am besten auf ein Körperteil und sagst dir „Mein linker Arm ist schwer". Das machst du so lange, bis du eine Schwere fühlen kannst. Dann machst du das Gleiche mit dem rechten Arm, Bein, usw., je nachdem wie lange du brauchst, bist du überall die selbe Schwere in deinem Körper fühlst.
3. Wärmeübung: Beginne wieder mit dem linken Arm und sage dir „Mein linker Arm ist strömend warm". Wiederhole es, so wie bei der Übung davor. Wenn sich dein ganzer Körper wohlig warm fühlt, dann gehst du weiter zur nächsten Übung. Falls du bis dahin nicht schon eingeschlafen bist.
4. Atemübung: Konzentriere dich dabei auf eine bewusste Atmung und sage dir dabei „Ich atme frischen Sauerstoff ein und schlechte Energie aus". Das kannst du ruhig ein paar Mal wiederholen, bevor du wieder ins Hier und Jetzt kommst.
5. Rücknahme: Atme fest, tief ein und aus, konzentriere dich auf den Untergrund, auf dem du liegst, und öffne langsam die Augen.

## *Atemübungen – Basics*

Die Atmung ist eine der natürlichsten Sachen der Welt, doch genau deswegen achtest du nicht mehr darauf und verlernst so oft, bewusst bis in den Bauch zu atmen. Bei vielen

Tätigkeiten hat das jedoch eine große Auswirkung und sollte auf jeden Fall, so gut es geht, beherrscht werden. Die Atmung ist außerdem mit deinen Emotionen verbunden, denn wenn du dich beispielsweise freust, atmest du tief und befreiend, hast du dagegen Angst oder Stress, atmest du kurzatmig, meist nur bis zur Brust. Doch bevor du mit diversen Atemübungen beginnst, musst du erst einmal die richtige Bauchatmung erlernen. Egal, ob Yoga, Qi Gong, Tai Chi oder andere Kampfsportarten, diese Techniken kannst du benutzen, um deine körperlichen und geistigen Fähigkeiten zu trainieren und den Körper gesund zu halten. Lernst du also, deine Atmung zu kontrollieren, kannst du auch dein Gefühl dazu ändern. Denn zwei verschiedene Zustände kann der Körper nicht gleichzeitig innehaben. Er muss sich demnach entscheiden. Atmest du also in einer Stresssituation locker in den Bauch, wird die Nervosität verschwinden. Dazu hier eine Anleitung:

## Bauchatmung

Am besten du legst dich flach auf den Rücken, der Kopf sollte dabei gerade ohne Kissen liegen. Die beiden Handflächen legst du auf den Bauch. Die Augen werden geschlossen. Dann fängst du langsam damit an, in den Bauch zu atmen. Dabei sollten sich die Hände nach oben bewegen. Passiert das nicht, atmest du nur in die Brust. Die Übungen sollten nicht stressen und gehen auch nicht immer sofort. Es ist eben Übungssache. Am einfachsten ist es, wenn du dabei zählst, eins, zwei, drei bei der Einatmung, dann eins, zwei, drei bei der Ausatmung. Wenn du das beherrschst, versuchst du den Rhythmus zu ändern. Eins, zwei, drei bei der Einatmung in den Bauch, dann eins, zwei, drei, vier bei der Ausatmung. Das kannst du dann beliebig steigern. Leichter ist es, wenn du dich darauf konzentrierst, zuerst den Bauchraum mit Luft zu füllen und dann erst den Brustbereich. Viele machen es aus Gewohnheit jedoch umgekehrt und haben dann Schwierigkeiten bei der Bauchatmung.
Diese Übungen kannst du natürlich auch im Stehen oder Sitzen machen. Wichtig ist nur, dass dein Körper in einer geraden Position ist. Generell kannst du es überall mindestens ein Mal pro Tag üben. Je öfter, desto schneller und besser ist der Effekt.
Bist du dann schon geübt, kannst du es während eines ruhigen Trainings bewusst einbauen.

## Meditations-Übungsbeispiel

Reise durch den Körper – für einen gesunden Körper, einen gesunden Geist und eine gesunde Verdauung von Luise Hay [46]

Die Idee hinter dieser Meditation ist, dass du Tag für Tag mehr beginnst, wieder an dich

# GESUNDER KÖRPER – GESUNDER GEIST – OPTIMALE LEISTUNG

selbst, deine Stärken, dein Können zu glauben und deine Selbstliebe zu steigern, anstatt dich selbst zu verurteilen oder abzuwerten. Wahrscheinlich nicht beim ersten Mal, aber bei mehrmaligem Durchführen entwickeln sich so positive Gefühle, welche so das Unterbewusstsein ansteuern und umpolen können. Dadurch entstehen neue Programme, die dann wieder automatisch ablaufen, ohne dass du etwas davon bemerkst. Nimm dir dazu etwas Zeit und wiederhole diese Meditation so oft wie möglich in der Woche. Damit ändert sich dein Bewusstsein fürs Essen und deinen Körper. Lies es dir entweder vor oder lass es dir vorlesen oder nimm es gleich auf Band auf. Die gesamte Meditation stammt aus dem Buch „Ernährung für Körper und Seele" von Luise Hay.

„Schließe die Augen und atme tief durch. Lass deinen Geist ruhig werden. Deine Gedanken kommen und gehen. Atme ein paar tiefe Atemzüge ein und aus und konzentriere dich auf deinen Körper. Stell dir vor, dass du dir selbst gerade liebevoll in die Augen schaust. Stell dir vor, wie du gerade ein nettes Gespräch mit dir selbst führst. Löse dich von aller Anspannung und sage:

Ich bin bereit loszulassen. Ich löse mich von aller Anspannung. Ich löse mich von aller Angst. Ich löse mich von aller Wut. Ich löse mich von allen Schuldgefühlen. Ich löse mich von aller Traurigkeit und allen alten Einschränkungen. Ich lasse los und bin in Frieden. Ich bin in Frieden mit mir selbst und dem Lauf des Lebens. Ich fühle mich sicher und geborgen.

**Sprich jetzt mit deinem Körper:**

In meinem Körper zu leben ist wunderbar für mich. Ich freue mich, diesen Körper ausgewählt zu haben, denn er ist in diesem Leben perfekt für mich. Er hat die perfekte Größe, Form und Farbe. Er leistet mir gute Dienste. Ich staune über das Wunder meines Körpers. Ich wähle heilende Gedanken, die meinen Körper gesund erhalten und bewirken, dass ich mich noch besser fühle. Ich achte auf die Nahrungsbedürfnisse meines Körpers und versorge ihn mit köstlicher, gesunder Nahrung. Ich trinke sauberes, klares Wasser und lasse es durch meinen Körper fließen, sodass es alle Unreinheiten wegspült.
Ich verdiene Heilung und meine gesunden Zellen werden jeden Tag stärker. Ich bin geborgen. Mein Körper versteht es, sich selbst zu heilen und ich vertraue darauf, dass das Leben meine Heilung in der Weise unterstützt. Wenn ich Hilfe brauche, hole ich die dafür richtigen Menschen in mein Leben. Jede Hand, die meinen Körper berührt, ist eine heilende Hand. Das gilt auch für meine eigenen Hände. Jeden Tag werde ich in jeder Hinsicht gesünder und gesünder. Ich liebe und wertschätze meinen schönen Körper!

Meine Verdauung beginnt im Mund. Ich liebe meinen Mund. Ich nähre mich mit neuen Ideen. Ich bereite mir gesundes, bekömmliches Essen zu. Ich bin offen für neue Kochrezepte und Lebensmittel, die meinem Körper guttun. Mir schmeckt das Leben und gesundes Essen! Ich esse langsam, genieße jeden Bissen und kaue gut, sodass das Essen für mich leicht verdaulich ist. Das tue ich aus Liebe zu meinem Körper. Ich liebe und wertschätze meinen wunderbaren Mund.

Ich liebe meinen Magen. Voller Freude verdaue ich meine Lebenserfahrungen und das gesunde, köstliche Essen, das ich verzehre. Das Leben ist einverstanden mit mir und ich wähle Essen, mit dem mein Körper einverstanden ist. Es fällt mir leicht, das Essen zu verdauen und alle gesunden Nährstoffe aufzunehmen. Ich wähle Gedanken und Speisen, die mein Sein verherrlichen. Ich vertraue darauf, dass das Leben mir stets gibt, was ich brauche. So, wie ich bin, bin ich gut genug und ich verdiene es, mir die Zeit zu nehmen, mein Essen in Ruhe zu verdauen. Ich assimiliere diesen Gedanken und mache ihn zu meiner Wahrheit. Ich liebe und wertschätze meinen wunderbaren Magen.

Ich liebe meine Leber. Ich löse mich von allem, was ich nicht mehr benötige. Freudig löse ich mich von Ärger, Kritik und Verachtung. Meine Leber versteht es, meinen Körper zu reinigen und zu heilen. Alles in meinem Leben vollzieht sich in göttlicher Ordnung. Alles, was geschieht, dient meinem höchsten Wohl und meiner größten Freude. Überall in meinem Leben finde ich Liebe. Ich liebe und wertschätze meine wunderbare Leber.

Ich liebe meinen Darm. Ich bin ein offener Kanal für Gutes, das mich frei durchströmt – großzügig und freudig. Ich gewöhne mir an, Speisen zu wählen, die mein Körper gut verdauen und verarbeiten kann und die bewirken, dass ich vital, gesund, wohlgenährt und stark bin. Bereitwillig löse ich mich von allen Gedanken und Dingen, die mein Leben belasten und verstopfen. Alles in meinem Leben ist normal, harmonisch und vollkommen. Ich lebe ausschließlich im allgegenwärtigen Jetzt. Ich wähle Gedanken, die mich für den Fluss des Lebens öffnen. Aufnahme, Assimilation und Ausscheidung funktionieren bei mir perfekt. Ich liebe und wertschätze meinen wunderbaren Darm.

Stell dir jetzt vor, du sitzt an einem gedeckten Tisch. Das kann jede tägliche Mahlzeit sein.

Ich bin so dankbar für dieses wunderbare Essen. Ich wähle das beste Essen für meinen Körper und segne es liebevoll. Ich wähle Speisen aus, die nahrhaft und köstlich sind. Gesunde Mahlzeiten zu planen ist eine Freude für mich, und es fällt mir leicht, jedes Essen köstlich zuzubereiten. Mein Körper liebt das perfekte Essen, das ich für ihn auswähle.

# GESUNDER KÖRPER – GESUNDER GEIST – OPTIMALE LEISTUNG

Mahlzeiten sind Zeiten des Glücks und mit jedem Bissen wird mein Körper gesünder und stärker.

Ich bin eins mit dem Leben und das Leben liebt und unterstützt mich. Daher beanspruche ich für mich jederzeit perfekte, blühende Gesundheit. Mein Körper versteht es, sich gesund zu erhalten und ich arbeite mit ihm zusammen, indem ich gesunde Speisen und Getränke zu mir nehme und meinem Körper ein Bewegungstraining gönne, das mir wirklich Spaß macht.

Liebevoll achte ich auf die Gedanken, die ich bezüglich meiner Gesundheit denke. Ich öffne mich für meine innere Weisheit und weiß, dass das Leben mich mit allem versorgt, was ich brauche, um neue gesunde Gewohnheiten zu entwickeln. Ich lasse mich von meinem Körper führen, im Vertrauen, dass mir alles, was ich wissen muss, zur rechten Zeit und am rechten Ort enthüllt wird.

Die Welt, in der ich lebe, ist sicher. Sie ist reich an gesunden Möglichkeiten, für die ich mich entscheiden kann. So entwickle ich neue, gesunde Gewohnheiten. Ich entscheide mich dafür, dass alle Gedanken und alle Speisen, die ich esse, Ausdruck meiner Liebe sind.
Dies ist ein neuer Tag. Ich bin mein neues Selbst. Ich denke anders, spreche anders und handle anders. Meine neue Welt ist ein Spiegelbild meines neuen Denkens. Es ist eine Freude, Samen für optimale Gesundheit zu pflanzen.
In mir finde ich alle Zutaten für gute Gesundheit. Ich öffne mich jetzt für die Erfolgsformel für Wohlbefinden, lasse sie mich durchströmen und sich in meinem Leben manifestieren. Dabei vollzieht sich alles im für mich richtigen Tempo. Das Leben führt mich zu jedem neuen Schritt, wenn ich dafür bereit bin. Ich verändere mich so, wie es für mich richtig und angemessen ist. Schritt für Schritt gelange ich zu immer größerer Gesundheit, Energie und Freude. Alles ist gut in meiner Welt.
Ich bin offen und empfangsbereit für die heilenden Energien des Universums. Ich weiß, dass jede Zelle in meinem Körper intelligent ist und sich selbst heilen kann. Mein Körper strebt immer nach perfekter Gesundheit. Ich löse mich jetzt liebevoll von allem, was einer guten Gesundheit im Weg steht.

Ich informiere mich über gesunde Ernährung und versorge meinen Körper mit nahrhaftem, vollwertigem, heilkräftigem Essen. Ich denke gesunde Gedanken. Ich lösche und eliminiere Hass, Neid, Wut, Angst, Selbstmitleid, Scham und Schuldgefühle aus meinem Denken. Ich liebe meinen Körper. Ich sende allen Organen, Knochen, Muskeln und anderen Körperteilen Liebe. Ich überschütte die Zellen meines Körpers mit Liebe. Hier und jetzt akzeptiere ich Heilung und gute Gesundheit".

# KAPITEL 4

# Praxisrelevante Lifestyleschule

Durch die Umwelt gibt es sehr viele Faktoren, die dein Wohlbefinden beeinflussen können. Du bist sehr vielen Belastungen ausgesetzt, die deiner Gesundheit schaden können. Gesundheitsbeschwerden haben neben einer falschen Ernährung mit minderwertigen Lebensmitteln noch andere Ursachen. Schadstoffbelastungen, Chemikalien oder Störfaktoren können ebenfalls zu gesundheitlichen Problemen beitragen bzw. diese auslösen. Deswegen ist die effektivste Variante eine Kombination aus Eliminierung von Schadstoffen und Störfaktoren inklusive einer ausgewogenen, angemessenen Ernährung, um die Leistungsfähigkeit möglichst hoch zu halten.

## CHECKLISTE FÜR DIE ERNÄHRUNG – EINKAUF UND KÜCHE

### Worauf muss ich beim Einkauf achten? Welche Fragen soll ich mir stellen?

Kannst du dir vorstellen, wo das Lebensmittel gewachsen oder aufgewachsen ist? Diese Vorstellung ist bei einer Frucht sehr einfach. Bei Gummibärchen und Eistee ist diese Vorstellung schon etwas schwieriger. Sträucher, auf denen Hirsebällchen wachsen, gibt es leider auch nicht.

### Wie lange ist die Zutatenliste und welche Stoffe sind enthalten?

Ein vollwertiges Lebensmittel hat nur einen einzigen Inhaltsstoff. Sich selbst, z.B. eine Banane. Je länger die Liste wird, desto ungesünder das Nahrungsmittel.

### Was hat man mit dem Lebensmittel gemacht, nachdem es geerntet wurde?

Je weniger, desto gesünder. Lebensmittel werden oft hoch verarbeitet, und am Ende kommt nicht selten ganz etwas anderes dabei raus. Sie werden konserviert, verpackt, synthetisch raffiniert, in Dosen abgefüllt, gefärbt, pasteurisiert, homogenisiert, imitiert, gesüßt, frittiert, gebleicht, hydriert, gereinigt, denaturiert. So wird aus lebendiger Nahrung eine ungesunde, abgestorbene Sättigungsunterlage.

### Wann kaufe ich das Nahrungsmittel lieber nicht?

Wenn du die Inhaltsstoffe nicht mal aussprechen kannst, oder bei Inhalten, von denen du dir einfach nicht vorstellen kannst, wo das gewachsen sein könnte, oder wie du es wachsen lassen könntest.

## Welche Produkte sollte ich bevorzugen?

Du musst dir die Frage stellen ob es sich um ein ganzes Lebensmittel, oder nur einen Teil davon handelt. Also eine ganze Frucht z.B. enthält alles, inklusive Ballaststoffe. Ein Saft einer Frucht hingegen enthält nur mehr den flüssigen, zuckerhaltigen Teil, ohne Ballaststoffe. Fettreduzierte Milch enthält nur einen Teil der Milch, dabei gehen wichtige Vitamine verloren.

## Wie lange gibt es das Lebensmittel schon?

Ist es eine Erfindung der Neuzeit, wurde es erst kürzlich zugelassen, z.B. Stevia, oder gibt es das schon sehr lange? Bei Stoffen wie z.B. Stevia kennt man keine Langzeitwirkung, es ist deshalb auch kein vertrauenswürdiges Lebensmittel. Milch hingegen wird oft verteufelt, obwohl es sie schon tausende von Jahren gibt und erst in letzter Zeit angeblich Probleme dabei auftreten.

## Wie kann ich meinen Alltag noch effektiver und gesünder gestalten?

Selber kochen und vor allem auch vorkochen. Es gibt Gerichte, die sich super in größeren Mengen vorkochen lassen. Zum Beispiel Gulasch, Eintöpfe wie Bohnen- oder Kichererbseneintopf. Fleischsugos, Suppen. Oder bereite dir schnelle Mahlzeiten zu wie gedünstetes Gemüse, Putenfleisch oder hellen Fisch, Eierspeise mit Gemüse und Feta...

## Welche Küchenutensilien erleichtern mir die Arbeit?

- Stabmixer mit Zerkleinerer-Tool: Mit dem Zerkleinerer brauchst du nur noch das Gemüse waschen, eventuell schälen und alles zusammen kurz mixen. So ersparst du dir das ganze Schneiden. Mit dem Stabmixer bereitest du dir schnell cremige Suppen oder eine gesunde Sauce aus Gemüse, welches mit dem Fleisch mitgekocht wurde.
- Schnellkochtopf: Damit sind große Mengen an Kartoffeln, Reis, Hülsenfrüchte in wenigen Minuten fertig. Fleisch, vor allem Rindfleisch, Wildfleisch oder Schweinefleisch werden schnell zart und weich gekocht.
- Beschichtete Pfannen: Damit sparst du beim Abwaschen Zeit. Brauchst zudem viel weniger Fett.
- Verschiedenfarbige Schneidebretter: Z.B. für Fleisch, für Fisch, Gemüse- und Obst... ein

wichtiger Punkt in Sachen Hygiene. Denn rohes Fleisch und Gemüse gehören definitiv nicht auf dem gleichen Brett geschnitten.
- Thermosflasche: Um warme Getränke mitnehmen zu können.
- Thermo-Essensbox: Um auch unterwegs immer etwas Warmes dabei zu haben. So kannst du auf Mikrowellen verzichten.

## CHECKLISTE FÜR DIE REDUKTION VON STÖRFAKTOREN UND SCHADSTOFFEN[47]

**Aluminium:** Mittlerweile ist bekannt, dass es Schaden zufügt. Es kommt in Kochtöpfen, Utensilien, Folien, Dosen und Deodorants vor.

**Chemikalien:** Gerade, wenn du dich vor wichtigen Ereignissen befindest, bei denen du topfit sein willst, solltest du folgende Dinge vermeiden: Frischgestrichene Räume, neu verlegte Teppichböden, Kerzen mit chemischen Duftstoffen, chemische Raum- und Autodüfte, Haarsprays, Möbelpolitur, Herbizide, Pestizide, Stoffreiniger etc. Achte viel auf Frischluft in Innenräumen.

**Reinigungsmittel und Abwaschmittel:** Waschmittel und Spülmittel, die weniger Chemikalien enthalten, sind von Vorteil, da du mit der Haut ständig in Kontakt damit bist.

**Medikamente:** Besprich mit dem Arzt, was unbedingt notwendig ist und wo es vielleicht bessere Alternativen gibt.

**Antibiotika:** Diese wirken sich sehr schlecht auf die Darmflora aus, zerstören nicht nur die schlechten Bakterien, sondern auch die guten. Antibiotika nur anwenden, wenn es sich um bakterielle Infekte handelt. Bei viralen Infekten nützt nur das Ausschlafen. Zudem sollte immer ein Probiotikum genommen werden, um den Darm schnellstmöglich wieder aufzubauen.

**Haar und Haut:** Vermeide möglichst chemische Produkte wie chemische Parfums, After Shave, Make up, Shampoo, Zahnpasta, Lippenstift, Haartönungen und andere Haarpackungen, Deodorants, Körperlotion...
Hier gibt es mittlerweile etliche Firmen, die sich auf biologische Produkte spezialisiert haben,

die solche Stoffe vermeiden. Bei Cremen reichen ganz natürliche Stoffe wie Virgin Coconut Oil oder andere Öle, um die Haut zu pflegen. Denn alles, was über Haut und Haare aufgenommen wird, muss die Leber verarbeiten. Je mehr sie dadurch gefordert wird, desto weniger Energie hat sie für andere, wichtige Dinge.

**Plastikflaschen:** Verwende nach Möglichkeit Glasflaschen oder BPA-freie Flaschen. Denn oft gelangen durch Wärme oder Zusammendrücken der Plastikflaschen gefährliche Chemikalien ins Getränk. Je weicher die Flasche, desto mehr Chemikalien sind enthalten.

**Kleidung:** Trage möglichst hochwertige Kleidungsstoffe wie Baumwolle oder Merinowolle.
**Elektromagnetische Felder:** Du bist im Alltag vielen elektromagnetischen Feldern ausgeliefert: Radiowecker, Kühlschrank, Herd, Gefrierschrank, Computer, Fernseher, Handy etc. Hier bietet sich an, darauf zu achten, sich nicht unnötig lange bei elektronischen Geräten aufzuhalten und z.B. beim Schlafen den Radiowecker nicht in der Nähe des Kopfes stehen zu haben.

**Pilzerkrankungen und Parasiten:** Wenn sie nicht erkannt oder nicht entsprechend behandelt werden, lösen sie im Körper ständigen Stress aus. Daher ist eine baldige, dementsprechende Ausleitung extrem wichtig, um dem Körper solche Störfaktoren zu ersparen.

**Mikrowelle:** So gut es geht, sollte diese Strahlung für Mensch und Essen gemieden werden.

**Stress:** Wenn Stress zu viel wird, egal ob in der Arbeit oder in der Freizeit, psychische Probleme, die einem den Schlaf rauben, aber auch struktureller Stress durch verschobene Wirbel oder Kieferprobleme können dem Körper zusätzlich schaden.

**Zähne:** Wurzelbehandlungen und Metallfüllungen (vor allem Quecksilber in Amalgamfüllungen) können die Gesundheit beinträchtigen. Sie sitzen oft auf Rezeptoren, die für wichtige Mineralstoffe gedacht sind oder verbrauchen durch das Neutralisieren wichtige Nährstoffe.

## KAPITEL 5

# Nahrung und Gedanken

„Eine Umstellung der Ernährung hilft einem Menschen nicht, wenn er nicht auch sein Denken ändert. Dagegen wird ein Mensch, der seine Gedanken reinigt, kein Verlangen mehr nach unreiner Nahrung haben." [48]

Gedanken und Nahrung beeinflussen sich gegenseitig. Wenn du dich gut ernährst, nützt das deinem Gehirn. Wenn du deine Ernährung positiv veränderst, wird es dir leichter fallen, dich für neue, positive Gedanken zu öffnen und für dein Leben gesündere Entscheidungen zu treffen. Umgekehrt ist es genauso!
Damit du verstehen kannst, wie du mit Gedanken deinen Körper, deine Leistungen, die Gesundheit, dein Leben zum Positiven verändern kannst, hat Klaus Koeppe in seinem Skript über „die mentale Hausapotheke"[49] eine gute Erklärung gefunden. Er sagt, es bedarf extremer Ehrlichkeit sich selbst gegenüber, wenn du etwas zum Positiven verändern möchtest. Um dir das Ganze besser vorstellen zu können, vergleichen wir die menschliche Persönlichkeit mit einem Baum.

**Diesen Baum teilen wir in drei Teile:**
1. Den Baum selbst
2. Die Wurzeln
3. Die Materie, die darunter ist

**Die Persönlichkeit teilt man in drei Bewusstseinsbereiche:**
1. Das Bewusstsein – ist der Baum: Du kannst ihn sehen und bewusst wahrnehmen
2. Das Unterbewusste – entspricht den Wurzeln
3. Das Unbewusste der darunterliegenden Materie

## *Das Bewusstsein – der Baum*
Es ist im Vergleich zu den beiden anderen Materien die kleinste Einheit deiner Persönlichkeit. Damit bezeichnet man das, was du gerade bewusst denkst. Viele Dinge entstehen durch unser Bewusstsein, z.B. Maschinen können gebaut werden, die moderne Technik ist ein Ergebnis unseres Bewusstseins, Autofahren und vieles mehr – und trotzdem ist das im Vergleich zu den beiden anderen Materien nur sehr klein, denn das Bewusstsein ist nur ein ausführendes Organ.

Die Impulse, die in dein Bewusstsein gelangen, kommen aber aus dem Unterbewusstsein oder sogar aus dem Unbewussten.

Beispiel: Wenn du nur von Erfolg redest, insgeheim aber ständig Angst (Gefühl) hast, zu scheitern, bzw. Zweifel hast, etwas nicht schaffen zu können, weil vielleicht andere besser sind, dann wirst du nicht zum gewünschten Erfolg kommen. Bist du aber von deinem Können zu 100% (ohne Zweifel, mit Freude) überzeugt, erntest du auch das entsprechende Ergebnis. Genau aus diesem Grund gibt es bei erfolgreichen Menschen oft den sogenannten „Flow-Zustand".

## Welche Funktionen hat also dein Bewusstsein?

Es kann rechnen, analysieren, organisieren, vergleichen, kontrollieren, Regeln einhalten, Vorstellungen umsetzen...
Dieses Bewusstsein lässt dein Inneres mit der Außenwelt kommunizieren. Es orientiert sich also eigentlich nur nach außen und kann nur sehr beschränkt nach innen schauen.
Deine Augen zeigen, wie das funktioniert. Sie können immer nur in eine Richtung schauen, aber niemals nach innen oder auf die Körperrückseite. Genau aus diesem Grund brauchst du immer andere Menschen, um dich selber zu erkennen. Das heißt, Selbsterkenntnis ohne andere Menschen ist nicht möglich.
Dennoch ist dein Bewusstsein immer auf eine dir selbst nicht bewusste Weise mit dem Unterbewusstsein verbunden. Ein Teil deines Unterbewusstseins kommt in dein Bewusstsein und dieses führt aus. Ein anderer Teil wird ausgefiltert und bleibt in deinem Unterbewusstsein.
Es gibt ein paar weniger gute Wege diesen Filter zu manipulieren: durch Alkohol, Drogen, Fieber... Du kennst sicher den Satz aus dem Volksmund: Kinder und Betrunkene sagen immer die Wahrheit. Das Verhalten von einem Betrunkenen zeigt sein wahres Ich, nicht das Ich, das er im wachen, bewusst denkenden Zustand zeigt, denn dies ist oft eine kontrollierte oder sogar manipulierte Variante. Ein guter Weg hingegen ist z.B. die Meditation, die durch Sprechen Gefühle auslösen und so das Unterbewusstsein ansteuern kann. Denn das Unterbewusstsein ist eine reine Gefühlswelt.

## *Das Unterbewusstsein – die Wurzeln*

Das Unterbewusstsein ist eine Materie, die es gibt (Wurzeln), die du aber eigentlich nicht sehen kannst. Das Unterbewusstsein ist deine menschliche Software, in der Programme abgespeichert sind, die dir selbst nicht bewusst sind. Alle diese Inhalte und Programme sind extrem gefühlsgesteuert und hochemotional.

Zu deinen Hauptprogrammen zählen aus deiner Kindheit gespeicherte Werte und Normen, aus denen sich deine Persönlichkeit formt. Wenn du von einem Gewissen sprichst, z.B. „Ich habe ein schlechtes Gewissen, weil ich […] gemacht habe", dann ist das nichts Religiöses, sondern du willst in diesem Fall nicht die Zugehörigkeit zu den Menschen verlieren, die dir am wichtigsten sind, weil du etwas anderes gemacht hast, als du in deiner Kindheit gelernt hast. Hast du gegen dein eigenes Gewissen verstoßen, kann das zu unbewussten Selbstbestrafungen bis hin zu diversen Krankheiten führen. Genau diese Menschen können dein Unterbewusstsein am Stärksten beeinflussen, aber auch verändern.

Außerdem findest du im Unterbewusstsein Ängste und Bedürfnisse. Dazu zählen auch deine Erfahrungen und Erlebnisse, die ebenfalls dort abgespeichert sind. Oder deine Vorurteile, die du entweder von anderen übernimmst oder selbst von deinen Erfahrungen ableitest.

Dein gesamtes Weltbild ist hier verankert. Aber wer genauer hinschaut, sieht, dass alle Inhalte unseres Unterbewusstseins subjektive Programme sind, die auf Glauben beruhen – jeder hat einen anderen Glauben und sieht die Welt anders. Nichts davon kann man im Allgemeinen als richtig oder falsch bezeichnen.

„Im Unterbewusstsein ist dein Selbstkonzept abgelegt, also das, was du über dich selbst wirklich glaubst, über deinen Wert oder Unwert, über deine Chancen, Fehler und Mängel. Diese Glaubenssätze prägen dein Denken, Fühlen, Handeln und natürlich als Ergebnis deine alltäglichen Erfahrungen. Du selbst erschaffst aktiv, aber nicht bewusst deine eigenen Erfahrungen. Du erschaffst deine Welt so, wie du glaubst, dass sie ist." [50]

## *Das Unbewusste – die Erde*

Dieser Bereich bildet das unterste Drittel und ist nicht direkt mit dem Bewusstsein verbunden. Es gibt hier nur wenige Möglichkeiten, indirekte Zugänge zu finden. Z.B. über Hypnose, Traumdeutung oder das Deuten von Krankheiten. Dieser Bereich ist für dich jetzt aber weniger relevant.

Eins sollte jetzt klar sein: Das Unterbewusstsein und das Unbewusste erschaffen die Erfahrungen, das ausführende Organ ist aber das Bewusstsein. Das heißt, positive Gefühle ziehen positive Erlebnisse an und negative Gefühle ziehen negative Erfahrungen an.

## WIE HÄNGEN GEHIRN UND ESSEN ZUSAMMEN?

Du triffst jeden Tag über 200 Essensentscheidungen, die von Emotionen, Gewohnheiten, Umwelt, anderen Menschen, aber auch durch die Lebensmittelindustrie beeinflusst werden.

Viele wissenschaftliche Studien zeigen bereits, wie wichtig stressabbauende Methoden, z.B. Yoga, Meditation, aber auch genügend Schlaf und natürliche Ernährung für die Verdauung sind.

Die Verdauung ist das einzige System im Körper, das ohne die Hilfe unseres Gehirns funktioniert, aber trotzdem eng mit ihm zusammenarbeitet (eher im Vorfeld). Sie hat praktisch ihr eigenes Gehirn. Aber trotzdem – je bessere Entscheidungen du für deine Verdauung im Vorfeld triffst, desto besser die Verdauung. Dazu zählt z.B.: wenig Alkohol, Stressreduktion, Flüssigkeitsmangel ausgleichen, Medikamente reduzieren, qualitativ schlechte Nahrungsmittel gegen natürliche Nahrungsmittel ersetzen.

Viele würden sagen, dass die Verdauung im Mund beginnt, aber das stimmt so nicht. Sie fängt an, sobald du etwas riechst, siehst oder an etwas Bestimmtes denkst. Da kann dir schon das Wasser im Mund zusammenlaufen. Wenn du also visualisierst, dass eine Mahlzeit gut verdaut wird, hilft das dem Körper.

## *Fangen wir also nochmals von vorne an:*

1. Du denkst, du bekommst eine gute Mahlzeit, die deinem Körper gut tut.
2. Ein Bissen wandert in deinen Mund, du zerkaust ihn gründlich. Damit haben die Enzyme, die im Speichel sind, die Chance, das Essen schon gut vorverdaut in die Magengegend zu entlassen. Kaust du dagegen schlecht und schlingst große Brocken hinunter, tut sich der Magen um einiges schwerer.
3. Im Magen angekommen, stapelt er das Gegessene sorgfältig nach gekommener Reihenfolge, z.B. Salat, Fleisch, Fisch, Gemüse, Reis, Obst, und genau so wird's verdaut. Deshalb solltest du, wenn du an Verdauungsproblemen leidest, diese Reihenfolge berücksichtigen. Im Magen also werden wieder gewisse Enzyme ausgeschüttet, die deine Speisen weiter aufspalten. Hier spielt vor allem Vitamin B12 eine wichtige Rolle.
4. Im Anschluss wird der Speisebrei in deinen Dünndarm weitergeschoben. Er ist verantwortlich für die Aufnahme der Nährstoffe aus dem Essen. Hier produzieren deine Darmzotten wieder Enzyme, um die Nährstoffe weiter aufzuspalten, damit diese dann ins Blut absorbiert werden können. Normalerweise sorgen diese Darmwände dafür, dass das benötigte Wasser und die wichtigen Nährstoffe an den Torwächtern vorbei ins Blut kommen. Durch ungesunde Ernährung, Medikamente und zu viele schlechte Bakterien oder Pilze wird die Darmschleimhaut geschädigt und die Darmwände werden zu durchlässig. Das kann neben Nahrungsmittelunverträglichkeiten auch Allergien, Kopfschmerzen, chronische Müdigkeit hervorrufen oder aber auch schwerwiegendere

Folgen haben.
5. Bauchspeicheldrüse, Leber, Gallenblase, das sind die wichtigsten Helfer deines Dünndarms. Sie enthalten verschiedene Enzyme, Hormone und wirken als Katalysator für diverse Toxine.
6. Ist das Essen zum größten Teil verdaut, kommt es weiter in den Dickdarm, indem sich wieder gute Bakterien befinden, die die schlechten kontrollieren sollten. Hier werden nochmals die restlichen Nährstoffe und das Wasser entzogen, bis es weiter in deinen Mastdarm transportiert wird, um dann wieder ausgeschieden zu werden.

Je besser vorverdaut und je bekömmlicher und nährstoffreicher dein Essen ist, desto leichter haben es die Magen-Darm-Bakterien, daraus Energie zu gewinnen, und dadurch hast du auch mehr Energie für dein Gehirn und triffst bessere Entscheidungen. „Du bist, was du isst" – dieses Sprichwort gibt's nicht umsonst.

## WIE HÄNGT DIE DARMGESUNDHEIT MIT DER WILLENSKRAFT ZUSAMMEN?

Wenn du Ziele erreichen möchtest, egal ob es eine optimalere Figur ist, sportliche oder berufliche Ziele sind, der Darm spielt dabei eine wichtigere Rolle, als du denkst.

Der Psychologe Roy F. Baumeister schreibt in seinem Buch „Die Macht der Disziplin"[51], dass Willenskraft keine Eigenschaft ist, die du hast oder nicht hast. Wir haben sie alle, nur musst du s wie einen Muskel nähren und trainieren. Nähren deswegen, weil sie von deinem Blutzucker abhängig ist. Je niedriger der ist, desto schwieriger wird's mit der Willenskraft. Baumeister meint, es sei aber auch davon abhängig, was du isst. Sehr zuckerhaltige Speisen lassen durch di daraus folgenden starken Schwankungen keine stabile Willenskraft zu. Trainieren heißt dagege Du musst am Tag oft Entscheidungen treffen... Wenn du ständig hin und her überlegst, soll ich, darf ich essen, schwächst du diesen Muskel. Deshalb ist es auch so wichtig, regelmäßig und gut vorgeplant zu essen. Roy F. Baumeister hat in seinen Studien herausgefunden, dass erfolgreiche Menschen gut strukturiert sind, um so wenigen Versuchungen wie möglich ausgesetzt zu sein.

### *Essen und Idealgewicht – wie kommst du dazu?*

1. Ungesunde Ernährung vermeiden
2. Blutzuckerschwankungen meiden, um ein Zuviel an Nahrung auszuschließen
3. Meiden von Diäten, um die Willenskraft nicht zu schwächen
4. In Ruhe essen, ohne weitere Störfaktoren wie Fernsehen, Computer, Zeitung...

**Alternativen:**
1. Liebe und akzeptiere deinen Körper, so wie er ist.
2. Höre auf deinen Körper und gib ihm, was er braucht. Beim Kalorienzählen oder Regeln befolgen hörst du nur auf andere, nicht aber auf dich selbst. An einem Tag braucht dein Körper mehr, am anderen weniger. Zudem kann Kalorienzählen zur Selbstverurteilung führen, wenn du mal mehr isst, als du solltest.
3. Iss nur natürliche Lebensmittel, ohne Zutatenliste, und hör auf ihn, wie viel er davon braucht. Dann bekommt der Körper alles, was er benötigt – er wird sich dafür mit Zufriedenheit, Gesundheit und Leistungsfähigkeit bedanken. Anfangs wird es wahrscheinlich passieren, dass du etwas zunimmst, bis sich der Stoffwechsel erholt hat, dann aber kommt es schnell zum Optimalgewicht.
4. Genügend Regeneration: Schlafen, Meditation, Entspannungsübungen, Yoga

## KÖRPERBEWUSSTSEIN – LIEBE DICH SELBST UND FÜHLE DIE LEICHTIGKEIT

Wie siehst du dich selber? Das Bewusstsein, schön und vollkommen sein zu müssen, bekommst du oft schon seit der Kindheit mit. Das setzt sich in unserer Entwicklung weiter fort. Egal, ob es Eltern, andere Bezugspersonen, Schule, Freunde, Trainer oder die Medien sind, die dir das Gefühl vermitteln, wenn du dies und das nicht machst oder nicht so aussiehst, wie bestimmte Personen, bist du nicht gut genug. Du hörst viel öfter, nicht perfekt zu sein, als das positive Gegenteil. Du bist entweder zu dick, zu hässlich für deinen Traumberuf oder Traumpartner, zu unbegabt... Aber kennst du irgendjemanden, der in allem perfekt ist? Der erste Schritt, um dem zu entkommen, ist, zu erkennen, welche Überzeugungen (negative Glaubenssätze) du hast und woher diese kommen. So kannst du erkennen, dass es sich dabei lediglich um Gedanken handelt, die du von außen bekommst bzw. bekommen hast. Und das Gute daran ist, die eigenen Gedanken kannst du ändern. Als zweiten Schritt musst du anfangen, dich selbst ohne Einschränkung zu akzeptieren und dementsprechende Maßnahmen setzen. Sei es, sich von Personen oder Einflüssen zu trennen, die dir das Gegenteil vermitteln wollen, oder tägliche Spiegelarbeit zu machen, um diese Gedanken zu festigen.

Als dritten Schritt schreibst du dir alle negativen Glaubenssätze auf, um sie nach und nach zu bearbeiten. Stell dir dabei ein kleines Kind vor und überlege, was du anrichtest, wenn du die ganzen negativen Glaubenssätze mit lauter Stimme an das Kind richtest. Wie, glaubst du, wird es reagieren? Jeder hat ein kleines inneres Kind in sich, und genau so fühlst du dich selbst, wenn du mit negativen Gedanken durch die Gegend läufst. Wie wäre es aber, wenn du deinem inneren Kind jeden Tag positive Gedanken gibst, wenn du es liebst und immer das Positive an einer Situation erkennen kannst? Wie würde dann dein Leben aussehen? Sicher nicht schlechter.

Wenn du dich erst einmal für diesen Weg entschieden und damit angefangen hast, wirst du erkennen, dass Medien darauf ausgerichtet sind, Profit aus deinen negativen Gedanken zu schlagen. Sie nützen Angst, Schuld und Schamgefühle, um dich zum Kaufen zu animieren. Dass nahestehende Personen eigentlich wollen, dass du zu dem wirst, was sie vielleicht nicht geschafft haben, dass Vorgesetzte oder Trainer Angst haben, mit dir nicht erfolgreich zu sein, kommt noch oftmals hinzu.

Der Leitgedanke bei vielen, die ein schwaches Selbstbewusstsein haben, ist: „Ich kann machen, was ich will, ich bin einfach nicht gut genug." Das führt dazu, dass dein Körper zum Fokus von Selbsthass wird. Fängst du damit an, zu erkennen, dass nur Schuld, Schamgefühle und fehlende Selbstakzeptanz dich davon abhalten, gute Leistungen zu bringen und dein Leben zu genießen, hast du schon sehr viel kapiert und geschafft.

Der Schlüssel, um Gewicht zu verlieren und halten zu können, ist Selbstakzeptanz. Und da kommt es nicht nur darauf an, wieviel du isst, sondern, was du isst, denn auch das ist eine Form der Selbstliebe.[52]

Hier kannst du einen Fragebogen ausfüllen, um einmal selbst zu sehen, wie du eigentlich über dich denkst.

**Tab. 6: Fragebogen: Wie denkst du über dich selbst?**

| Was trifft auf mich zu? | Stimmt | Stimmt nicht | Stimmt teilweise |
|---|---|---|---|
| Ich fühle mich ganz selten angespannt und/ oder gestresst | | | |
| Ich habe nie Angst, z.B. Angst um meine Gesundheit, dass ich zu dick werde, vor bestimmten Situationen… | | | |

| Was trifft auf mich zu? | Stimmt | Stimmt nicht | Stimmt teilweise |
|---|---|---|---|
| Ich bin nie wütend auf mich selbst | | | |
| Ich leide nie an Schuldgefühlen, z.B. wenn ich zu viel gegessen habe oder das Falsche gegessen habe | | | |
| An meinem Körper mag ich besonders gerne:<br>• meine Arme<br>• meine Oberschenkel<br>• meine Waden<br>• meine Gesäßmuskeln<br>• meinen Bauch<br>• meine Brust | | | |
| Mein Körper ist perfekt für mich | | | |
| Mein Körper leistet gute Arbeit für mich | | | |
| Ich höre immer auf das, was mir mein Körper sagt, z.B. trinke ich sofort etwas, sobald ich Durst habe, wenn ich Hunger habe, esse ich | | | |
| Mein Körper weiß genau, was er braucht, um gesund zu sein | | | |
| Ich vertraue lieber mir selbst als anderen | | | |
| Ich esse langsam und genieße jeden Bissen | | | |
| Ich kaue gut, damit das Essen für meinen Körper verträglicher wird | | | |
| Ich leide so gut wie nie an Verdauungsproblemen | | | |

## NAHRUNG UND GEDANKEN

| Was trifft auf mich zu? | Stimmt | Stimmt nicht | Stimmt teilweise |
|---|---|---|---|
| Ich bin geduldig und sehe die Dinge eher positiv. Ich kritisiere nicht gerne (ob mich selbst oder andere) | | | |
| Es fällt mir schwer, mich von Altlasten zu lösen, z.B. alte Gewohnheiten, Beziehungen, Einstellungen… | | | |
| Ich lebe ausschließlich im Jetzt (nicht in der Zukunft oder Vergangenheit) | | | |
| Ich achte stets darauf, gesunde Lebensmittel zu mir zu nehmen | | | |
| Ich bin geduldig und weiß, dass auch mein Körper seine Zeit braucht, um sich zu verändern | | | |
| In meinem Denken kommen weder Hass, Neid, Wut, Angst, Selbstmitleid, Scham noch Schuldgefühle vor | | | |

Hast du viele „Stimmt nicht" oder „Stimmt teilweise" angekreuzt, musst du deine Glaubenssätze überdenken und dich außerdem fragen, woher all diese negativen Gedanken kommen. So kannst du anfangen, zu erkennen, warum das eine oder andere einfach nicht so läuft, wie es soll und dementsprechend handeln.

# WIE GEDANKEN UND TATEN AUF GESUNDHEIT UND KÖRPER WIRKEN

Viele Menschen haben den Bezug zu sich selbst und zu ihren Gefühlen verloren. Sie glauben lieber den Studienergebnissen – ohne dabei zu wissen, wie diese zustande kommen –, als sich auf die eigenen Gefühle zu verlassen. Die Schulmedizin ist eine Art „Ersatzgott" geworden, von dem täglich neue Wunder erwartet werden. Der Physiotherapeut ist eine Art Ersatzfreund. Du glaubst fast alles, was du hörst, vor allem von Fachleuten. Denkst, du könntest deinem Schicksal sowieso nicht entkommen. Denn wenn jemand studiert hat und sich in einer Materie auskennt, hat er oder sie mehr Macht als du selbst. Du legst die Verantwortung lieber in die Hände eines Fachmannes, als an dir selbst zu arbeiten. Willst du gesund und leistungsfähig sein oder werden, musst du Selbstverantwortung übernehmen und an deinen Baustellen arbeiten. Kein anderer kann das für dich tun.[53]

Entgegen den Meinungen, dass nur Gene und ungesunde Lebensumstände für unsere Gesundheit verantwortlich sind, hat der Zellbiologe Bruce Lipton eine ganz andere Meinung dazu. In seinem Buch „Intelligente Zellen – Wie Erfahrungen unsere Gene steuern"[54] bringt er grundlegende Fakten und Meinungen, die sich schon seit der Zeit von Charles Darwin halten, in ein neues Licht. Er zeigt, dass dein Denken und Fühlen bis in jede einzelne deiner Zellen wirkt und beschreibt, wie das auf molekularer Ebene vor sich geht. Er sagt, die Gene weisen auf ein Potential hin, nicht auf unser Schicksal. Dazu hat er Studien mit einigen Zwillingen beschrieben, die zeigen, dass diese zwar dieselbe DNA teilen, aber wenn sie in unterschiedlichen Umgebungen aufwachsen, z.B. einer in China bei einer Familie in der Stadt, und der andere Zwilling auf einem Bauernhof in der USA, sich wichtige Lebensbereiche wie ihre Gesundheit, ihre Stärken und Schwächen, ihre Erfolge oder Misserfolge ganz unterschiedlich entwickeln.

Ein weiteres interessantes Buch zu diesem Thema bestätigt, dass es auch im Sport keine Talente gibt. Es gibt Voraussetzungen, die du fördern oder vernachlässigen kannst. Aber verantwortlich, ob du das Talent hast oder nicht, in dieser Sportart erfolgreich zu sein, hängt allein von deinem Tun ab. Im dem Buch „Talent ist overrated"[55] beschreibt Geoff Colvin genau dieses Phänomen. Warum sind manche Menschen so erfolgreich in dem, was sie tun? Ganz einfach: Weil sie hart für ihren Erfolg arbeiten.

Hier schließt sich der Kreis, denn willst du erfolgreich oder der bzw. die Erfolgreichste sein, ist harte Arbeit gefragt. Jeder einzelne Baustein ist wichtig, sei es das Training, in der Arbeit, die Ernährung, die mentale Komponente oder das Umfeld. Wer überall das Optimum herausholt, wird am Ende ganz oben stehen.

# KAPITEL 6

# REZEPTSAMMLUNG

Die Rezepte beziehen sich auf durchschnittliche Mengen und, wenn nicht anders angegeben, auf eine Portion. Die Menge musst du individuell nach deinem Verbrauch anpassen. Alle Getreidesorten solltest du idealerweise am Vortrag oder zumindest ein paar Stunden einweichen, bevor du sie kochst. Wenn das nicht möglich ist, dann musst du wenigstens das Getreide gründlich mit heißem Wasser abspülen.

Eine Portion Obst oder Früchte entspricht ca. 150 g. Bei der Angabe von Milch oder Milchersatz wurde immer die Vollmilch berechnet. Das Gleiche gilt auch bei Joghurt, auch hier wurde die Vollfettvariante (3,6%) als Bemessungsgrundlage herangezogen.

Bei den Nährwerten von Mehl wurde, wenn nicht anders angegeben, Dinkelvollkornmehl verwendet. Bei den Eiern sind mittelgroße Eier gemeint (1 Ei = ca. 55 g). Wenn geschrieben steht mixen, dann wurden die Lebensmittel mit einem Multizerkleinerer oder ähnlichem gemixt.

## WARMES FRÜHSTÜCK

### Buchweizenbrei

50 g Buchweizen
Doppelte Menge Wasser (100 ml)
150 g Beeren, z.B. Himbeeren
120 g (1 Stück) Banane
15 g Cashewnüsse
150 ml Vollmilch
Vanille

Buchweizen mit der doppelten Menge Wasser weich kochen (kann am Vorabend gemacht werden), im Anschluss oder am nächsten Morgen das Obst klein schneiden und zum Brei mischen, nochmal mit etwas Milch aufkochen, mit Cashewkerne bestreuen und mit Vanille würzen.

*Nährwertangaben pro Portion: 538 kcal, 82,5 g KH, 15 g EW, 15 g Fett*

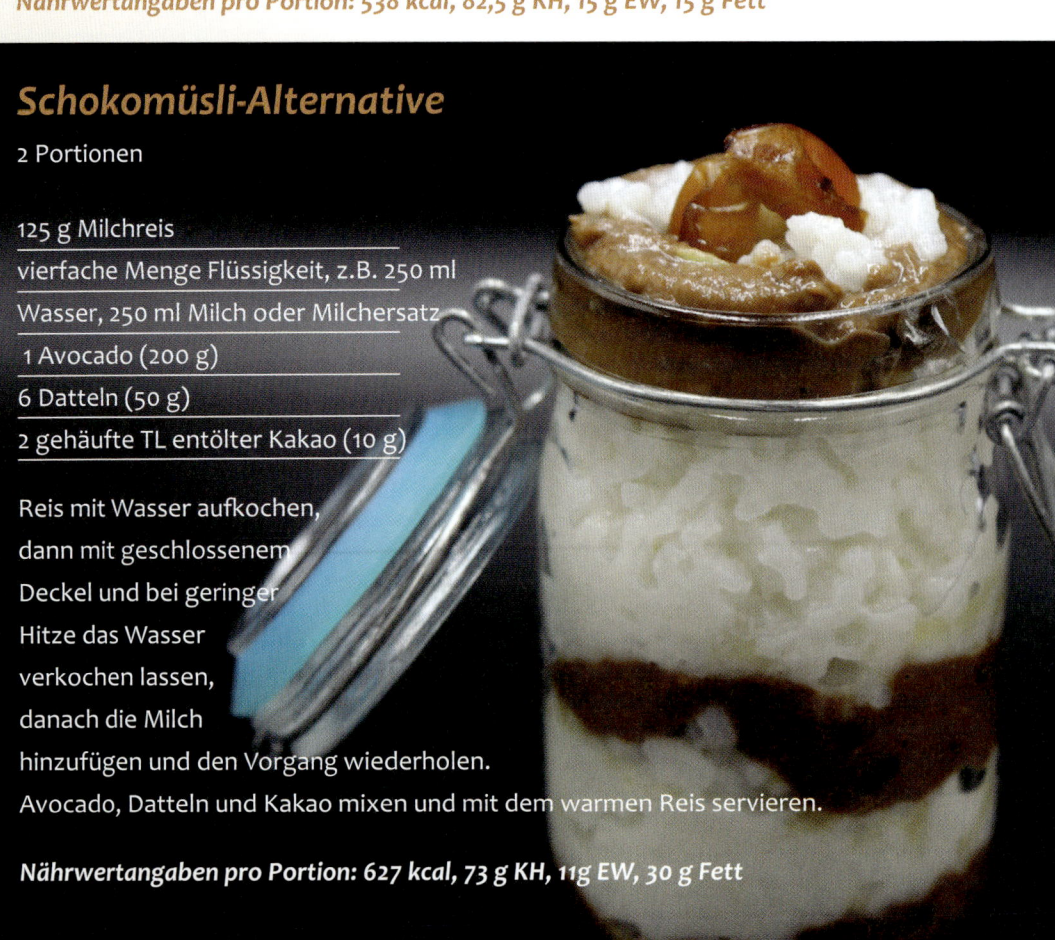

### Schokomüsli-Alternative

2 Portionen

125 g Milchreis
vierfache Menge Flüssigkeit, z.B. 250 ml Wasser, 250 ml Milch oder Milchersatz
1 Avocado (200 g)
6 Datteln (50 g)
2 gehäufte TL entölter Kakao (10 g)

Reis mit Wasser aufkochen, dann mit geschlossenem Deckel und bei geringer Hitze das Wasser verkochen lassen, danach die Milch hinzufügen und den Vorgang wiederholen.
Avocado, Datteln und Kakao mixen und mit dem warmen Reis servieren.

*Nährwertangaben pro Portion: 627 kcal, 73 g KH, 11g EW, 30 g Fett*

## Polenta süß

50 g Maisgrieß

250 ml Vollmilch oder Reismilch

2 Portionen Obst,

z.B. 150 g Beeren, 150 g Banane

10 g Cashewkerne

Vanille

Milch aufkochen, Maisgrieß einrühren, kurz aufkochen lassen und zur Seite stellen. Dort fünf Minuten ziehen lassen. Das Obst klein schneiden und mit den restlichen Zutaten den Maisgrießbrei garnieren.

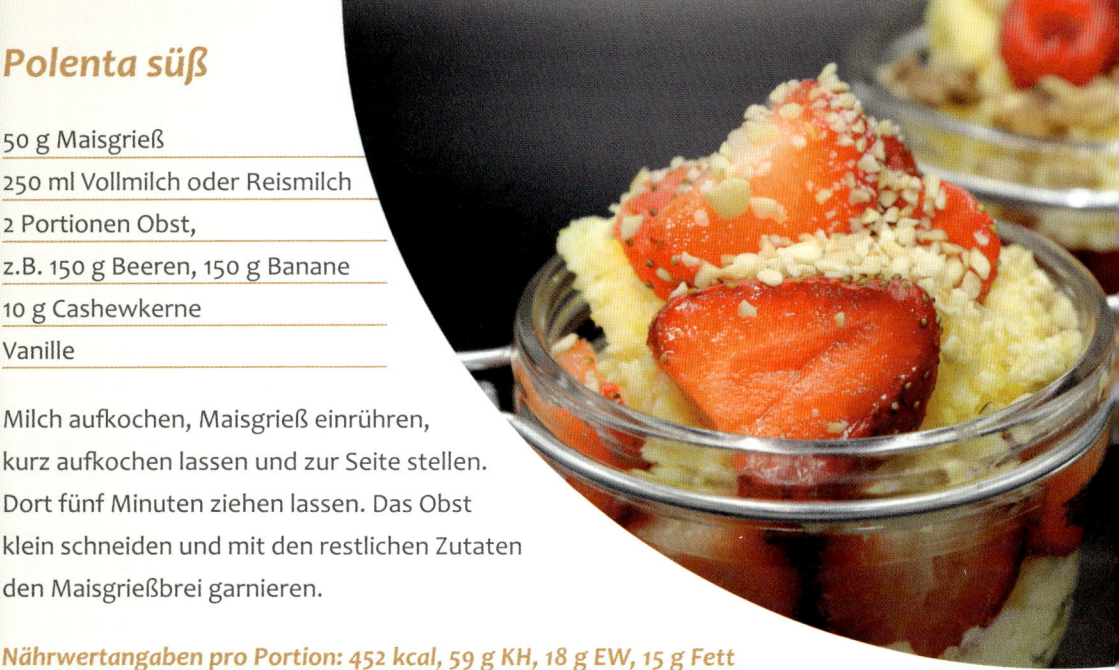

**Nährwertangaben pro Portion:** 452 kcal, 59 g KH, 18 g EW, 15 g Fett

## Eierfrühstück

2 Eier

200 g Gemüse nach Wahl

25 g Zwiebeln

1 TL Butter

Getrockneter Oregano nach Belieben

50 g Bauernbrot

30 g Schinken oder Käse oder nur Butter

Butter in der Pfanne schmelzen, Zwiebeln anschwitzen, Gemüse dazu mischen und zum Schluss die Eier als Spiegeleier anbraten.

**Nährwertangaben pro Portion:** 482 kcal, 37 g KH, 26 g EW, 23 g Fett

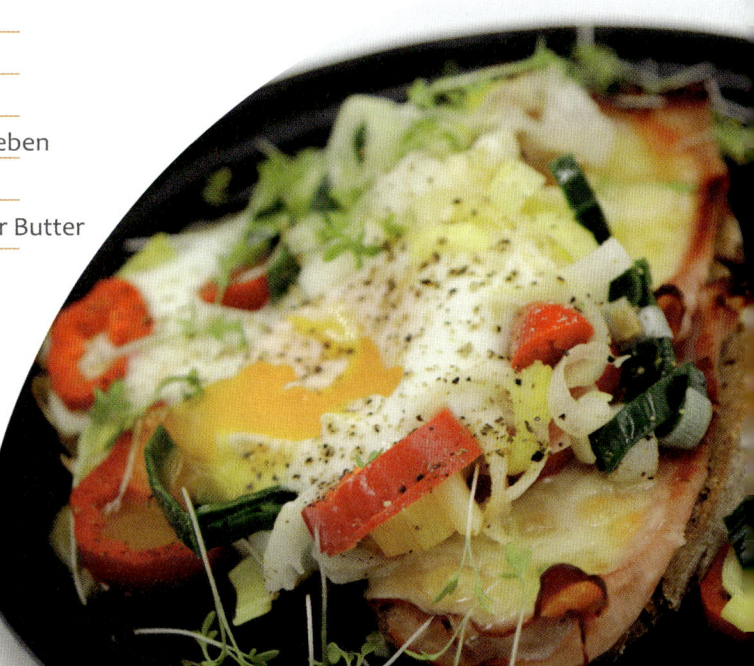

## WARMES FRÜHSTÜCK

### Hirsemüsli

50 g Hirse

100 ml Wasser

75 ml Vollmilch

300 g Obst nach Wahl

1 Ei (Eigelb und Eiklar trennen)

10 g Kokosmus oder anderes Nussmus

Gewürze nach Geschmack

Hirse gut waschen, in einen Topf geben und mit Wasser, Milch und Eigelb mischen. Den Inhalt einmal kurz aufkochen lassen, die Temperatur auf mittlere Hitze stellen und noch zehn Minuten weiter köcheln lassen. Dann mit einem Deckel zudecken und vom Herd stellen. So lange ziehen lassen, bis die Flüssigkeit komplett von den Hirsen aufgesaugt wurde (kann man aber auch schon am Vortag kochen und am Morgen nochmal kurz erwärmen). Zum Schluss das Eiklar schaumig schlagen und vorsichtig unterheben. Das Obst klein schneiden und ungekocht dazu essen.

*Nährwertangaben pro Portion: 569 kcal, 85 g KH, 19 g EW, 15 g Fett*

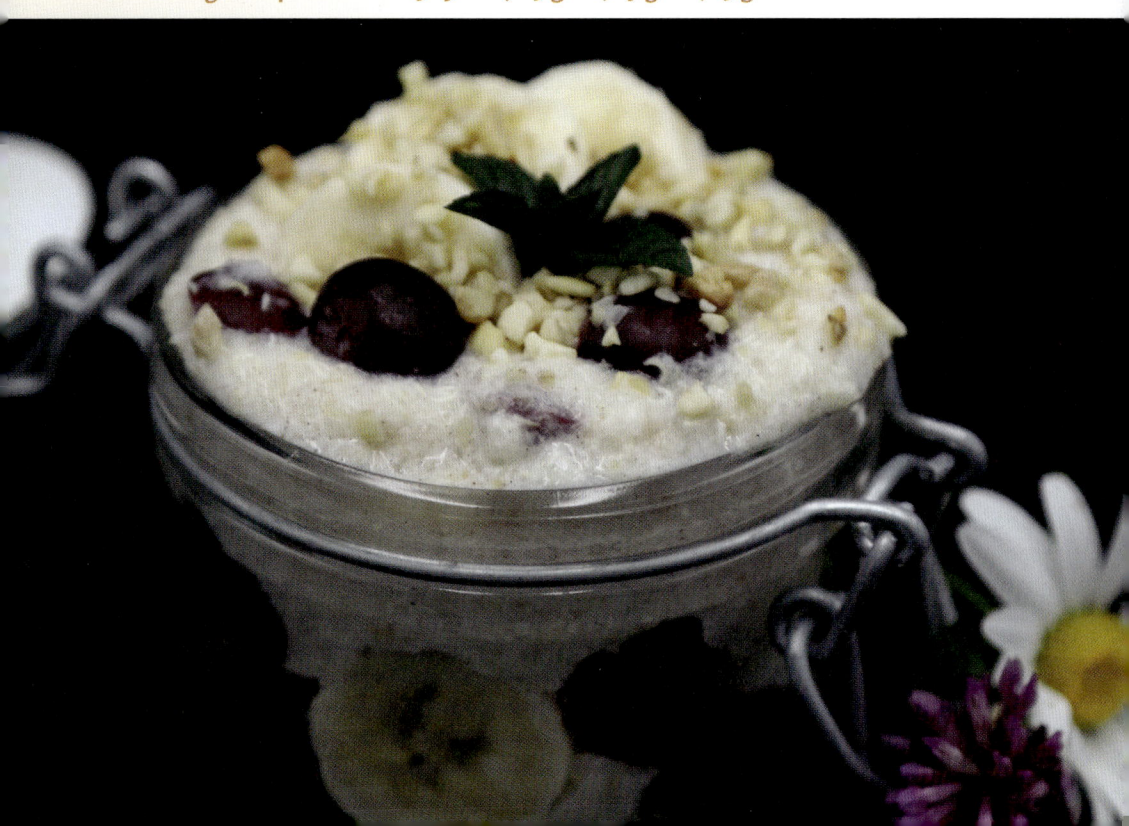

## Waffel mit Sauerrahm und Marmelade
**4 Portionen**

4 Eier
250 ml Vollmilch
250 g Vollkornmehl
30 g Sauerrahm
Prise Salz
1 Pkg. Vanillezucker (10 g)
1 TL Backpulver
Etwas Butter zum Bestreichen des Waffeleisens

**Toppings:**

- Sauerrahm und Himbeermarmelade
- Banane und Nussmus
- Früchte und Joghurt oder nur Früchte

Eier, Milch, Mehl, Gewürze gut vermischen, bis eine cremige Konsistenz entsteht. Waffeleisen mit Butter bestreichen und den Teig einfüllen. Die fertig gebackenen Waffeln mit Sauerrahm und Himbeermarmelade bestreichen.

*Nährwertangaben pro Portion (ohne Topping):*
*160 kcal, 7 g KH, 8 g EW, 10,5 g Fett*

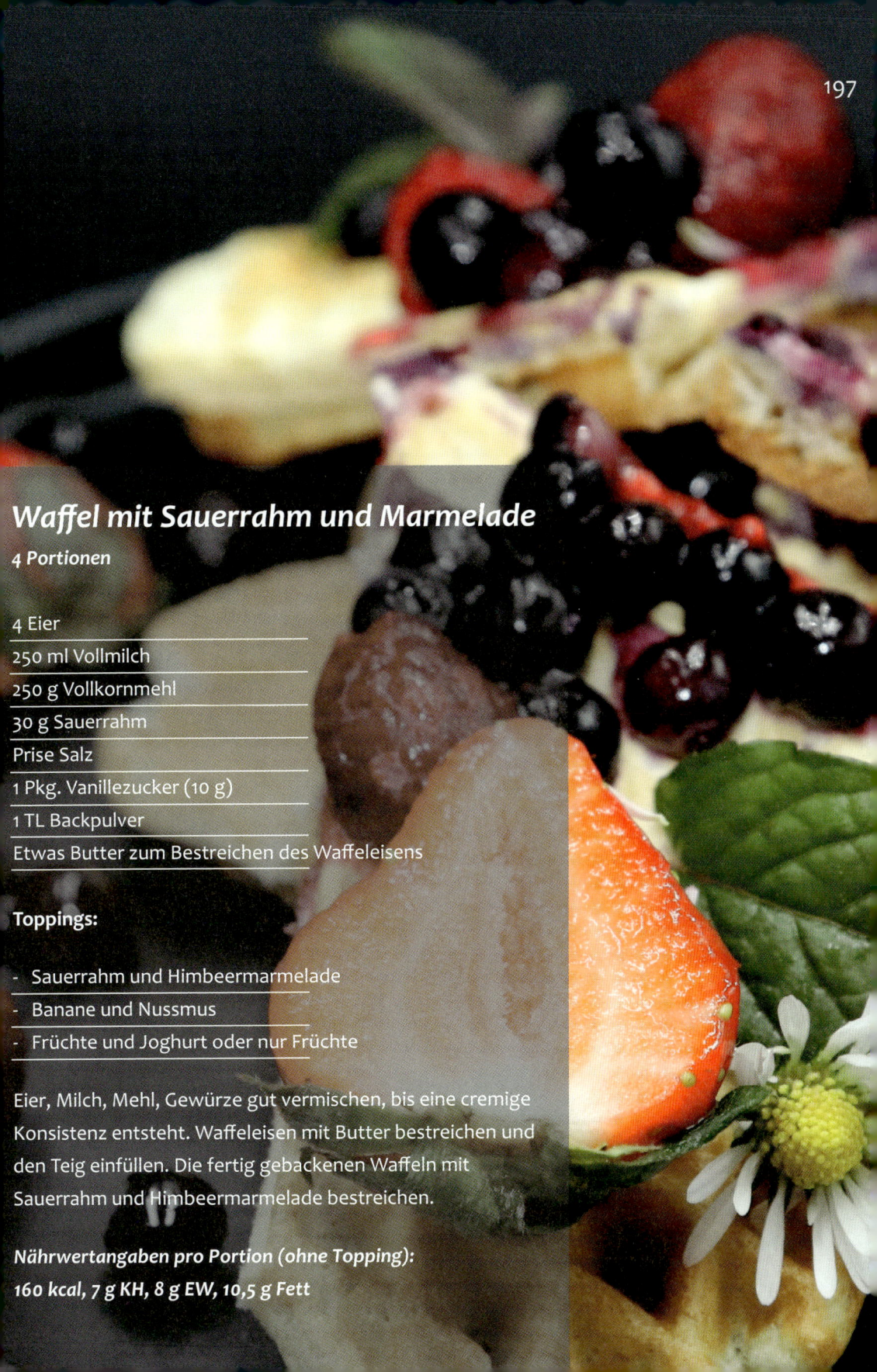

# WARMES FRÜHSTÜCK

## Buchweizenpalatschinken
Mit hausgemachter Marmelade oder Zimtjoghurt und frischem Obst

1 Ei

25 g Buchweizenmehl

Prise Salz

Ca. 30 ml Milch oder Milchersatz

5 g Butter

150 g Obst

125 g Joghurt (alternativ Kokosjoghurt ohne Soja)

Eier, Milch, Mehl, Gewürze gut vermischen, bis eine cremige Konsistenz entsteht.
In der Pfanne mit etwas Butter die Palatschinken herausbraten. Joghurt mit Früchten und Zimt mischen und in den Palatschinken füllen.

*Nährwertangaben pro Portion: 438 kcal, 51 g KH, 16g EW, 18 g Fett*

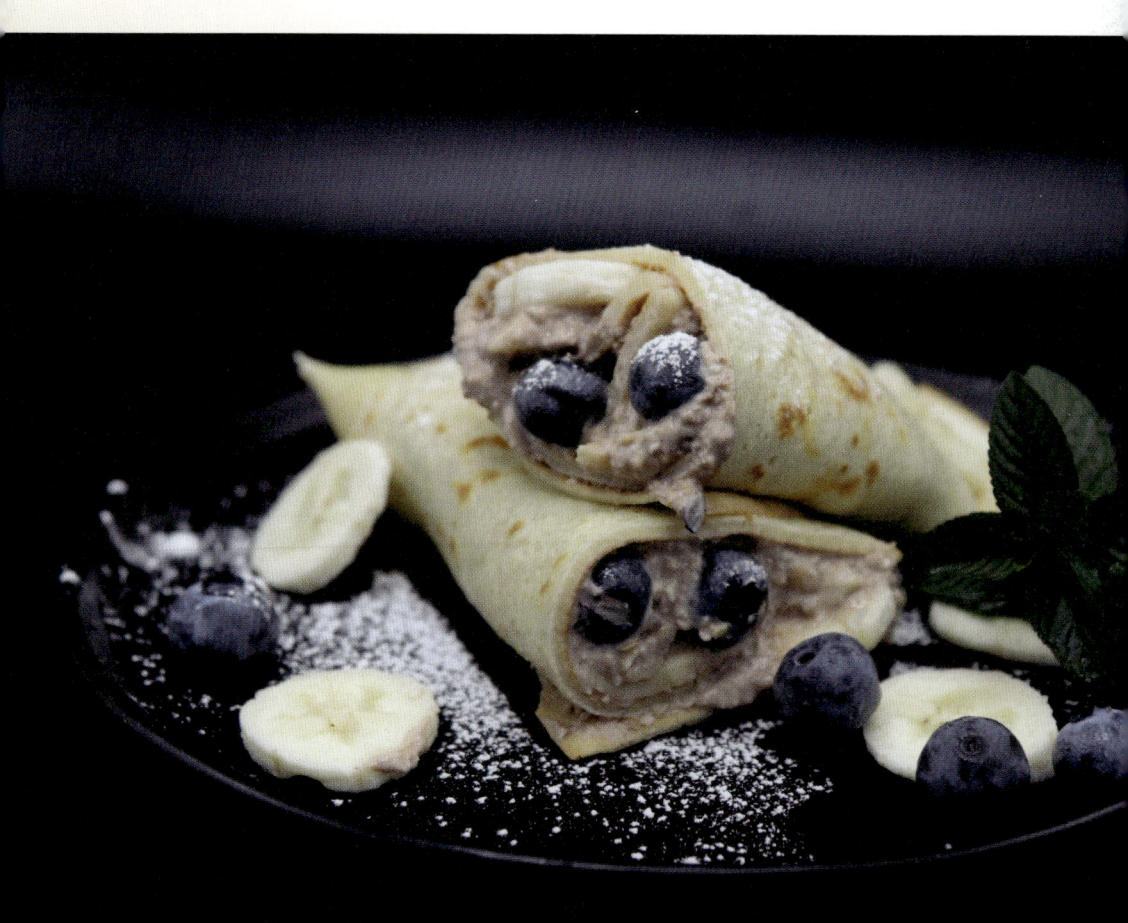

## Haferflocken-Porridge mit Topfen

50 g Haferflocken
300 g Obst
125 g Topfen
10 g geriebene Walnüsse
Zimt

Haferflocken mit Wasser aufkochen, Topfen dazu mischen und ebenfalls kurz warm machen. Obst klein schneiden und darunter mischen. Mit Nüssen und Zimt verfeinern.

*Nährwertangaben pro Portion:*
*538 kcal, 78 g KH, 28 g EW, 11 g Fett*

## Warmer Getreidebrei mit Ei

4 Portionen

250 g Getreide, z.B. Hirse, Risotto, Reis, Buchweizen

200–250 ml Wasser

250 ml Milch

2 Eier

Früchte, z.B. 1 Banane und 5 EL Apfelmus

Gewürze wie Zimt, Vanille, Kardamom oder Kakao

1 EL Nussmus

Getreide am Vorabend mit Wasser aufkochen und ca. drei bis fünf Minuten bei mittlerer Hitze köcheln lassen, danach den Deckel darauf geben, vom Herd nehmen und ziehen lassen. Am nächsten Tag Milch einrühren, Eier als Ganzes dazumischen und aufkochen lassen, so lange, bis die Flüssigkeit aufgesaugt wurde - dann mit Obst mischen und würzen.

*Nährwertangaben pro Portion: 350 kcal, 59 g KH, 13g EW, 6 g Fett*

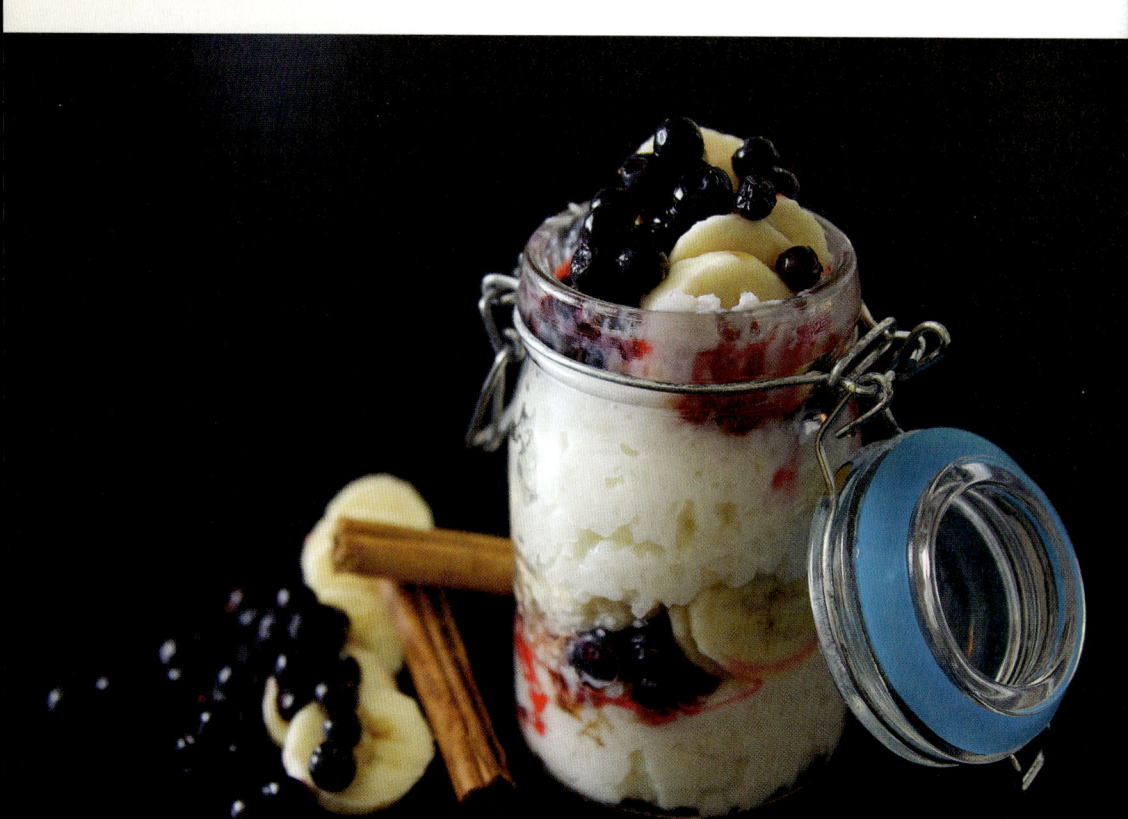

KALTES FRÜHSTÜCK 201

## Proteinmüsli

50 g Haferflocken

125 g Magertopfen

150 g Banane

150 g Erdbeeren

15 g geriebene Mandeln

Haferflocken entweder über Nacht in Wasser einweichen oder am Morgen mit Wasser aufkochen. Topfen, Früchte und Mandeln mit etwas Wasser zu einem Smoothie mixen und mit den eingeweichten Haferflocken mischen. Du kannst das Müsli kalt oder auch warm genießen. Wenn du es lieber warm hast, einfach alles zusammen nochmal kurz aufkochen.

*Nährwertangaben pro Portion:*
*562 kcal, 86 g KH, 23 g EW, 12,5 g Fett*

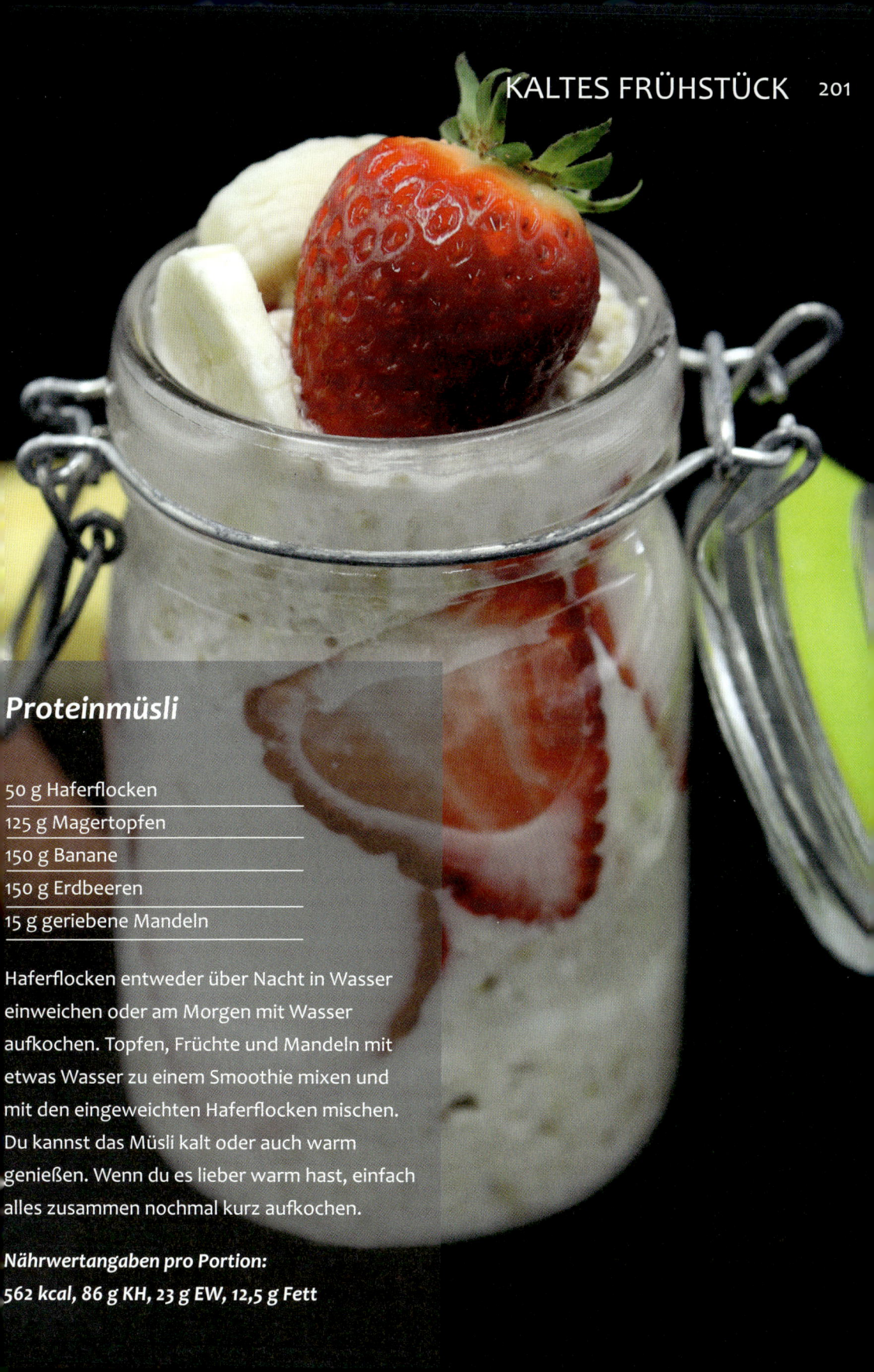

# KALTES FRÜHSTÜCK

## Budwigtopfen verfeinert

45 ml Leinöl
15 ml Sahne
125 g Topfen
20 g Honig
100 g Beeren
1/2 TL Zimt

Zuerst Leinöl mit Sahne in einer Glas- oder Porzellanschüssel mischen – wichtig! Anschließend den Topfen dazu mischen – Reihenfolge einhalten! Zum Schluss noch mit Zimt, Honig und Obst verfeinern. Das Orginalrezept von Johanna Budwig wird nur mit Leinöl, Sahne und Topfen gemacht.

*Nährwertangaben pro Portion:*
*586 kcal, 28,5 g KH, 11 g EW, 45,5 g Fett*

## Birchermüsli

50 g Haferflocken
150 ml Milch
30 ml Sahne
115 g Apfel gerieben
100 g Banane
10 g geriebene Mandeln
Zimt nach Belieben

Alle Zutaten bis auf die Früchte am Vortag einweichen und ziehen lassen. Am Morgen nur noch den Apfel hinein reiben und die Banane in Scheiben schneiden und unter das Müsli mischen.

*Nährwertangaben pro Portion:*
*566 kcal, 70,5 g KH, 16 g EW, 22,5 g Fett*

## Hotelfrühstück

1 kleine Schüssel Früchtemüsli
(ca. 3 EL Haferlocken, 150 g Obst, Joghurt, Wasser)

1 große Scheibe Schwarzbrot

10 g Butter

1 weiches Ei

1/2 Paprika

2 kleine Scheiben Kochschinken

2 kleine Scheiben Käse

**Nährwertangaben pro Portion:**
*760 kcal, 90 g KH, 34 g EW, 27 g Fett*

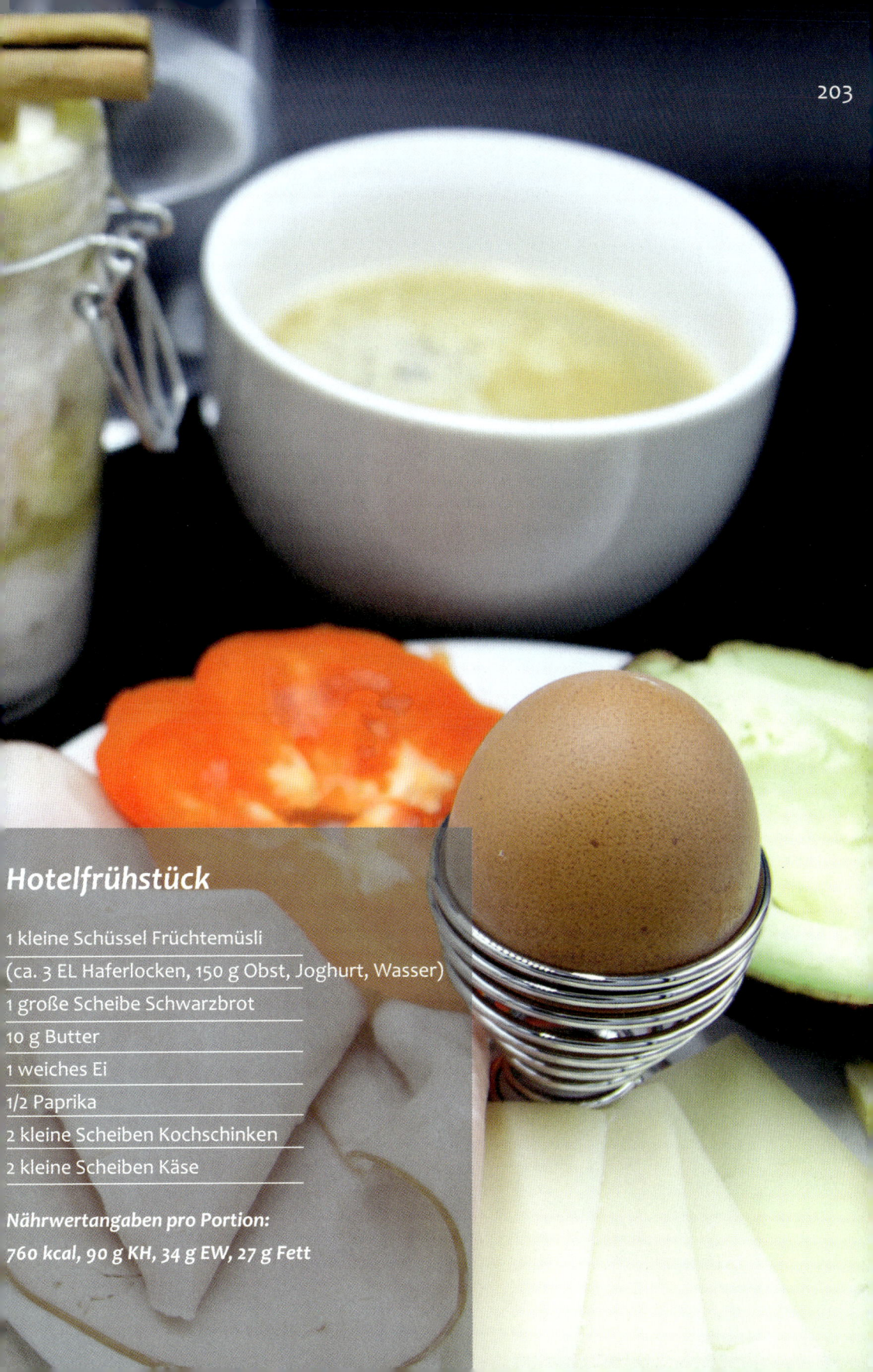

# KALTES FRÜHSTÜCK

## Brotbeläge

- Butter und Schnittlauch, Radieschen, Paprika, Sprossen
- Erdnussbutter mit Bananenscheiben
- Schinken und getrocknete Tomaten
- Geräucherter Lachs mit Kresse und Tomaten, Paprika
- Schinken, Prosciutto oder Salami, Vogerlsalat, Kräuter, Tomaten
- Butter und Marmelade bzw. Honig
- Hüttenkäse bzw. Frischkäse mit Marmelade oder Honig
- Avocadobutter (zerdrückte, weiche Avocado), Salz und Pfeffer
- Aufstriche, z.B. Humus, Linsenaufstrich, Liptauer
- Leberpastete mit Paprika

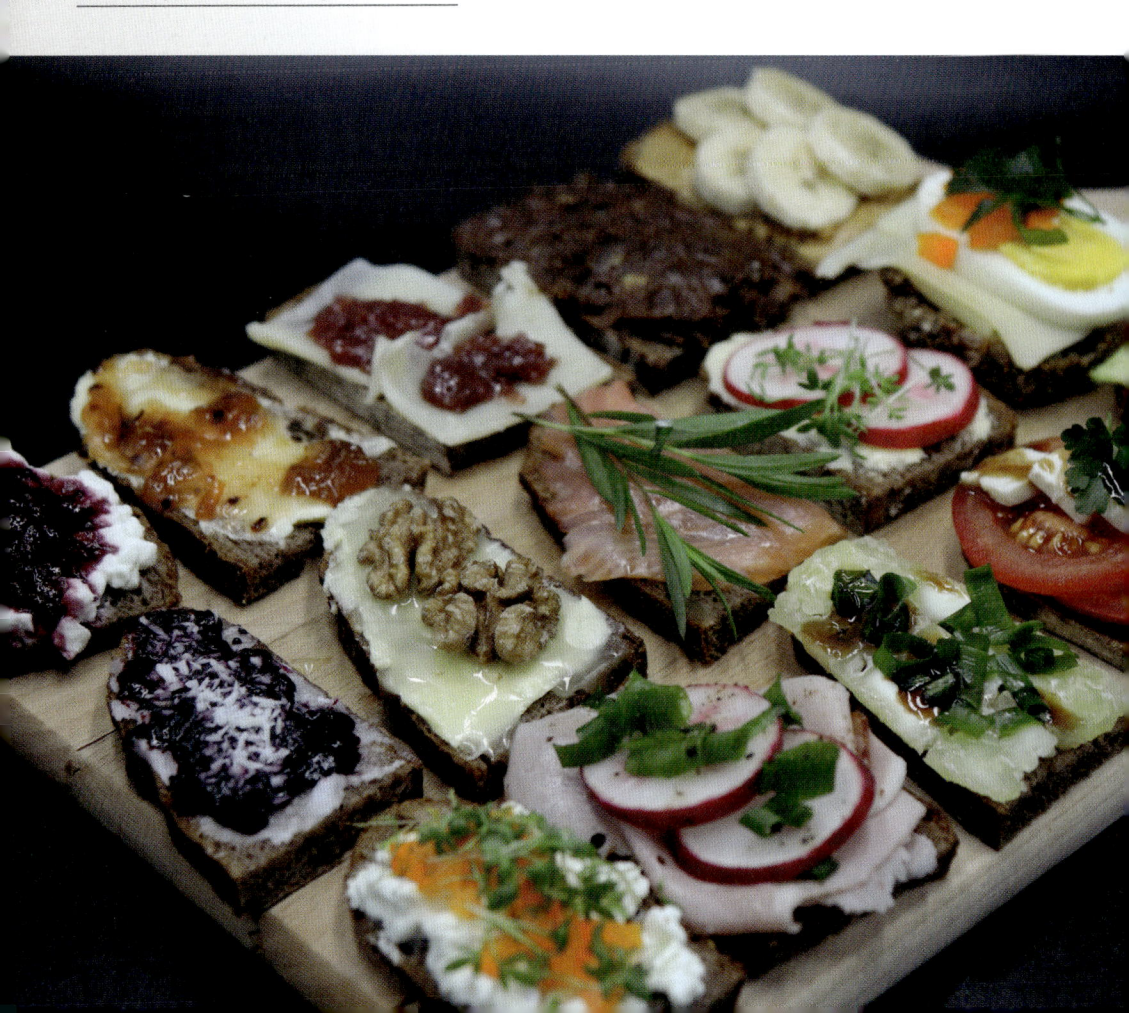

## Schoko Crunchy Müsli

ca. 15 Portionen

270 g Haferflocken
100 g Cashews, Mandeln, Kürbiskerne
20 g Leinsamen ganz
30 g Kokosraspeln
1/2 TL Meersalz
1/2 TL Zimt
30 g entölter Bio-Kakao
60 g Virgin Coconut Oil
120 g Honig

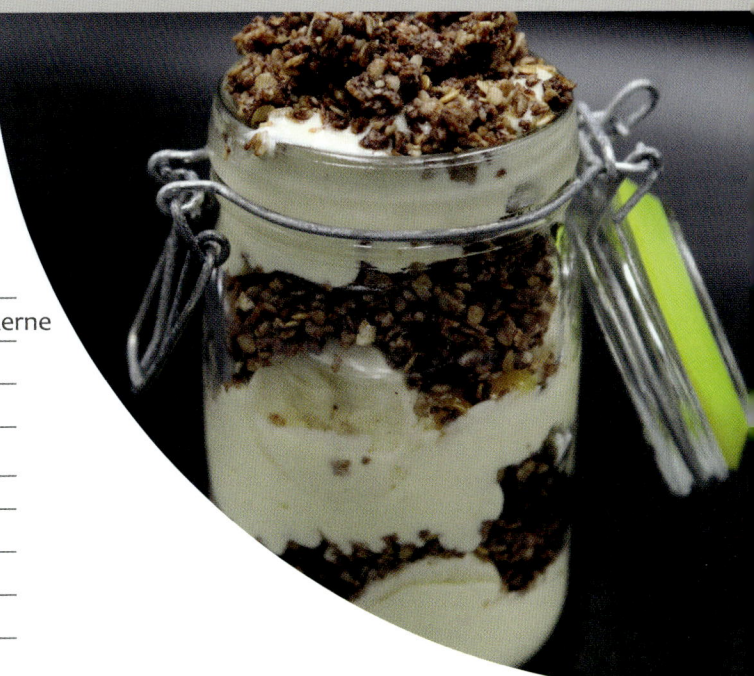

Das Backrohr auf 170 °C vorheizen. Nüsse, Samen, Kokosraspeln und Gewürze miteinander mixen und mit den Haferflocken mischen. Öl und Honig etwas erwärmen, damit es flüssig wird und zu den restlichen Zutaten geben. Gut umrühren. Alles auf ein Backblech geben und 20 Minuten backen. Auskühlen lassen und luftdicht aufbewahren. Je nach Bedarf mit Milch oder Milchersatz mischen. Dieses Müsli eignet sich auch gut zum Mitnehmen auf Reisen.

*Nährwertangaben pro Portion: 194 kcal, 19 g KH, 4 g EW,*
*10,5 g Fett (ohne Milchprodukte oder Früchte)*

## Avocadennutella

2 Portionen

1 weiche Avocado (200 g)
2 getrocknete Datteln (17 g) – falls sie hart sind, mit etwas heißem Wasser überbrühen)
2 EL entölter Kakao (20 g)

Avocado gut pürieren, mit den restlichen Zutaten mischen und als Brotaufstrich verwenden.

*Nährwertangaben pro Portion: 240 kcal, 7 g KH, 3 g EW, 21 g Fett*

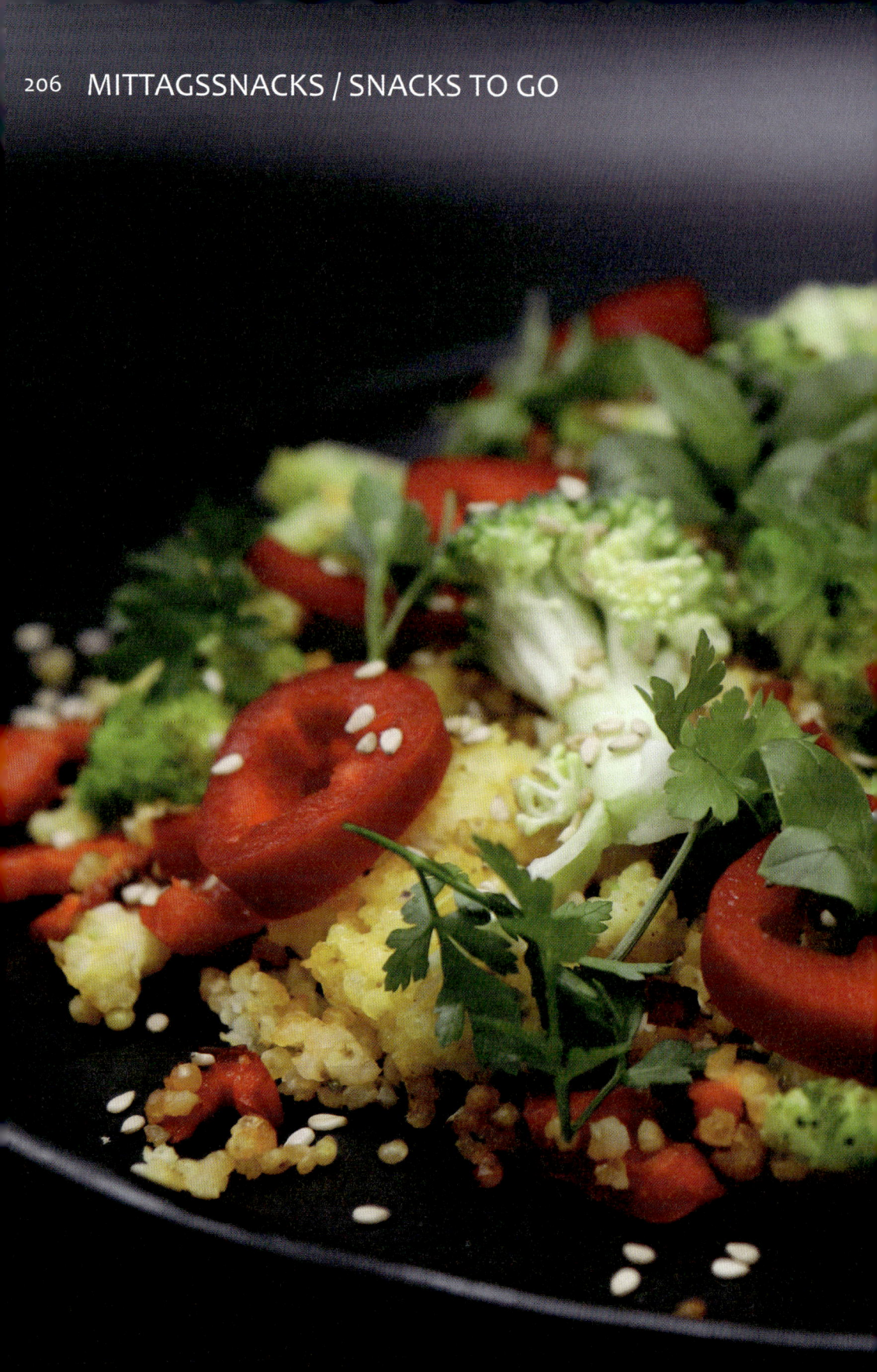

## Eisenhaltiges Mittagessen (vegetarisch)

2 Eier
150 g Paprika
150 g Brokkoli
10 g Sesam
5 g Butter
10 g Petersilie,
10 g Basilikum
50 g Hirse
100 ml Wasser
Pfeffer und unraffiniertes Salz

Hirse gut waschen und mit der doppelten Menge Wasser kochen (wie Reis). Ich würde mir gleich mehr machen und als Frühstück mit Früchten essen. Gemüse klein schneiden und in etwas Butter in einer Pfanne anrösten. Eier in Form von Spiegeleier darüber geben und den Deckel kurz darauflegen, bis das Ei die gewünschte Konsistenz hat. Danach die Samen darüber streuen und zum Schluss mit Kräutern und Gewürzen abschmecken.

**Nährwertangaben pro Portion:**
**536 kcal, 51 g KH, 27 g EW, 23 g Fett**

## Cottage Cheese im Glas (vegetarisch)

200 g Cottage Cheese natur (4,5 g Fett)
300 g Gemüse wie Tomaten, Paprika, Gurken, Frühlingszwiebel
6 getrocknete Datteln (50 g)
1/2 TL Curry, weitere Gewürze nach Geschmack

Gemüse klein schneiden und mit den restlichen Zutaten vermischen. In ein Einmachglas gefüllt und im Kühlschrank gelagert, hält sich diese Form des Cottage Cheese ein bis zwei Tage und kann jederzeit pur verspeist oder als Brotaufstrich gegessen werden.

*Nährwertangaben pro Portion ohne Brot: 428 kcal, 52 g KH, 29,5 g EW, 10 g Fett*

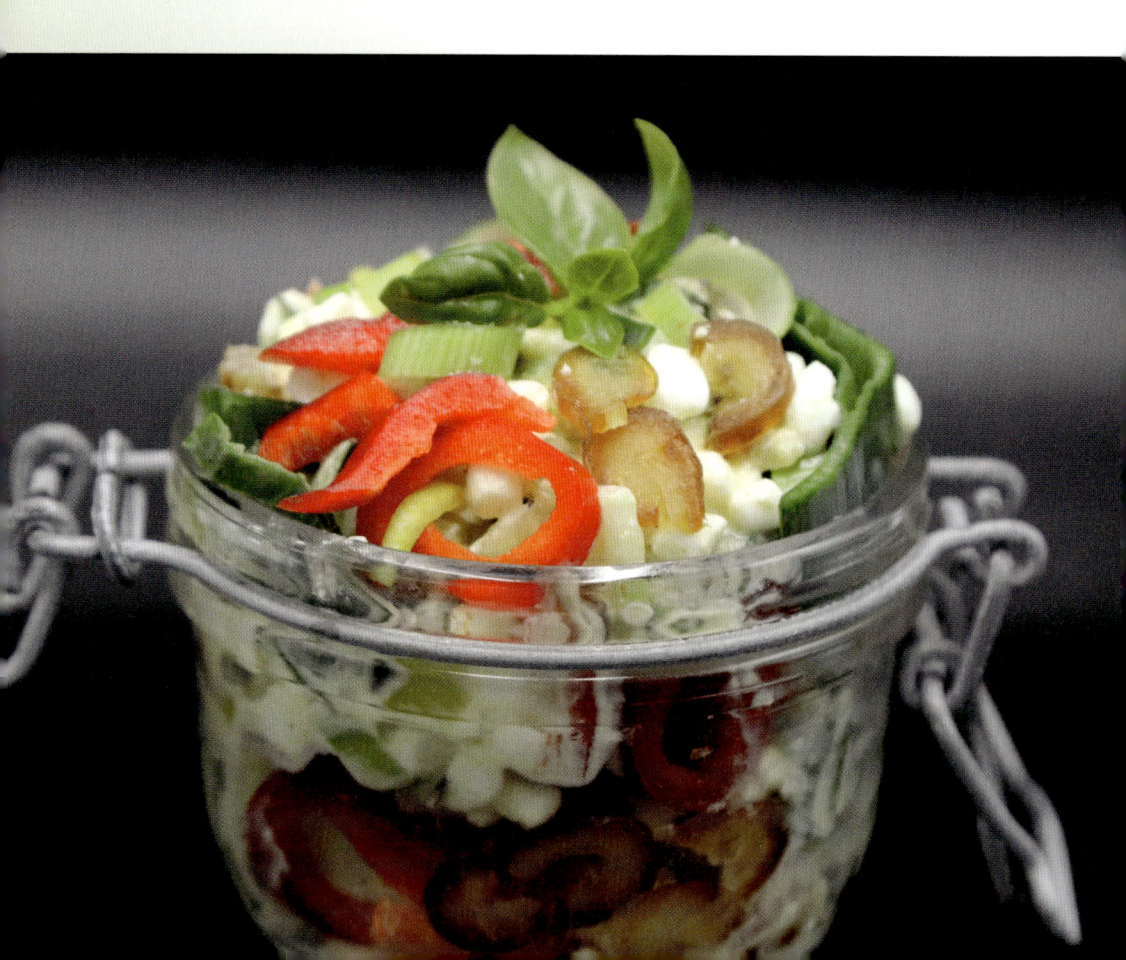

# Kartoffel-Hülsenfrüchte-Laibchen

Für ca. 20 Laibchen

500 g Kartoffeln, roh, aber geraspelt

3 Eier

125 g Magertopfen

150 g Linsen (oder Speck)

150 g Gemüse, z.B. getrocknete Tomaten, Paprika, Zwiebel

150 g Mehl

1 Knoblauchzehe zerdrückt

Frische Kräuter nach Belieben

15 g Butterschmalz zum Herausbraten

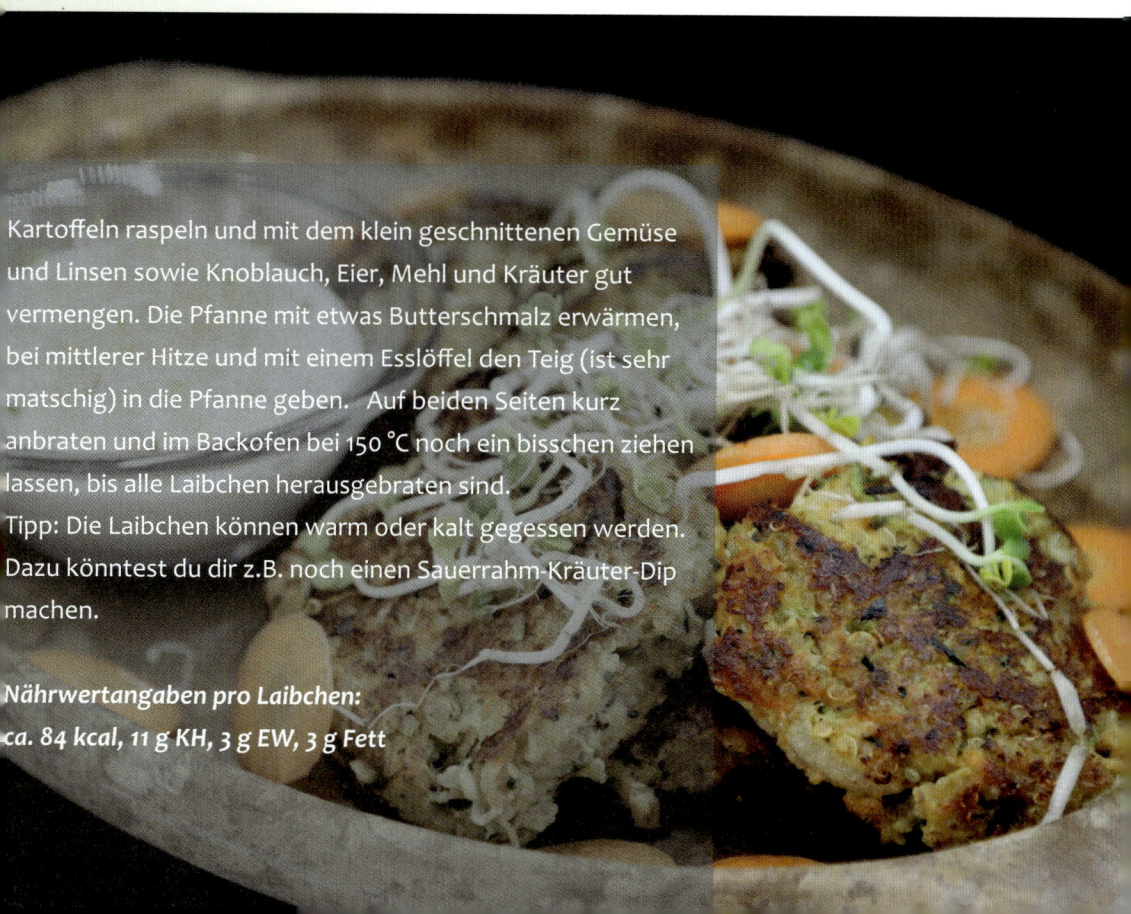

Kartoffeln raspeln und mit dem klein geschnittenen Gemüse und Linsen sowie Knoblauch, Eier, Mehl und Kräuter gut vermengen. Die Pfanne mit etwas Butterschmalz erwärmen, bei mittlerer Hitze und mit einem Esslöffel den Teig (ist sehr matschig) in die Pfanne geben. Auf beiden Seiten kurz anbraten und im Backofen bei 150 °C noch ein bisschen ziehen lassen, bis alle Laibchen herausgebraten sind.
Tipp: Die Laibchen können warm oder kalt gegessen werden. Dazu könntest du dir z.B. noch einen Sauerrahm-Kräuter-Dip machen.

**Nährwertangaben pro Laibchen:**
**ca. 84 kcal, 11 g KH, 3 g EW, 3 g Fett**

MITTAGSSNACKS / SNACKS TO GO

## Nina's Pizzabrötchen

Für 12 Stück:

| 250 g Magertopfen |
| 40 ml Olivenöl |
| 1 Ei |
| 250 g Vollkornmehl (Buchweizen- oder Hirsemehl, wenn man die Brötchen glutenfrei haben möchte) |
| 1 Pkg. Weinstein Backpulver |
| 1 EL Tomatenmark |
| 50 g Parmesan, geraspelt |
| 100 g Speck, gewürfelt |
| Salz, Pfeffer, Pizzagewürz |
| Nach Belieben Gemüse, z.B. 1 Paprika, |
| 12 kleine Kirschtomaten, |
| 1 kleine Zwiebel |

Den Ofen auf 180 °C vorheizen. Alles gut miteinander mischen und auf ein mit Backpapier ausgelegtes Blech verteilen (Achtung, denn der Teig ist etwas weich und klebrig). In den vorgeheizten Ofen ca. 20–30 Minuten bei Ober- und Unterhitze backen.
**Tipp:** Eignet sich ideal zum Mitnehmen auf Reisen

*Nährwertangaben pro Stück:*
*ca. 176 kcal, 17,5 g KH, 8,5 g EW, 7,5 g Fett*

## Green Smoothie

(vegetarisch)

250 g frischer Blattspinat
100 g Banane
50 g Avocado
15 g Marmelade
125 g Magertopfen
100 ml Vollmilch
Wasser nach Bedarf

Früchte schälen und mit allen Zutaten in einem Mixgerät oder dergleichen mixen und genießen!

*Nährwertangaben pro Portion: 395 kcal, 41,5 g KH, 16 g EW, 17 g Fett*

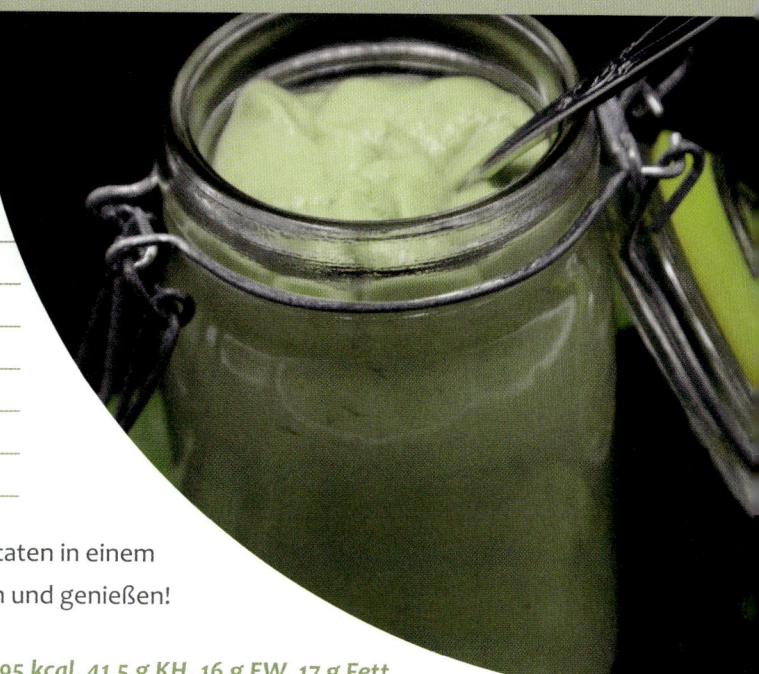

## Bananen-Pancakes

(vegetarisch)

2 Eier
25 g Dinkelvollkornmehl
140 g Banane
15 ml Milch
5 g Butter zum Herausbraten

Banane mit der Gabel zerquetschen, alle Zutaten miteinander mischen und in einer beschichteten Pfanne oder auf einer Crêpeplatte heraus braten und mit Früchten garnieren.

*Nährwertangaben pro Portion (ohne extra Früchte):*
*429 kcal, 47 g KH,*
*16 g EW, 18 g Fett*

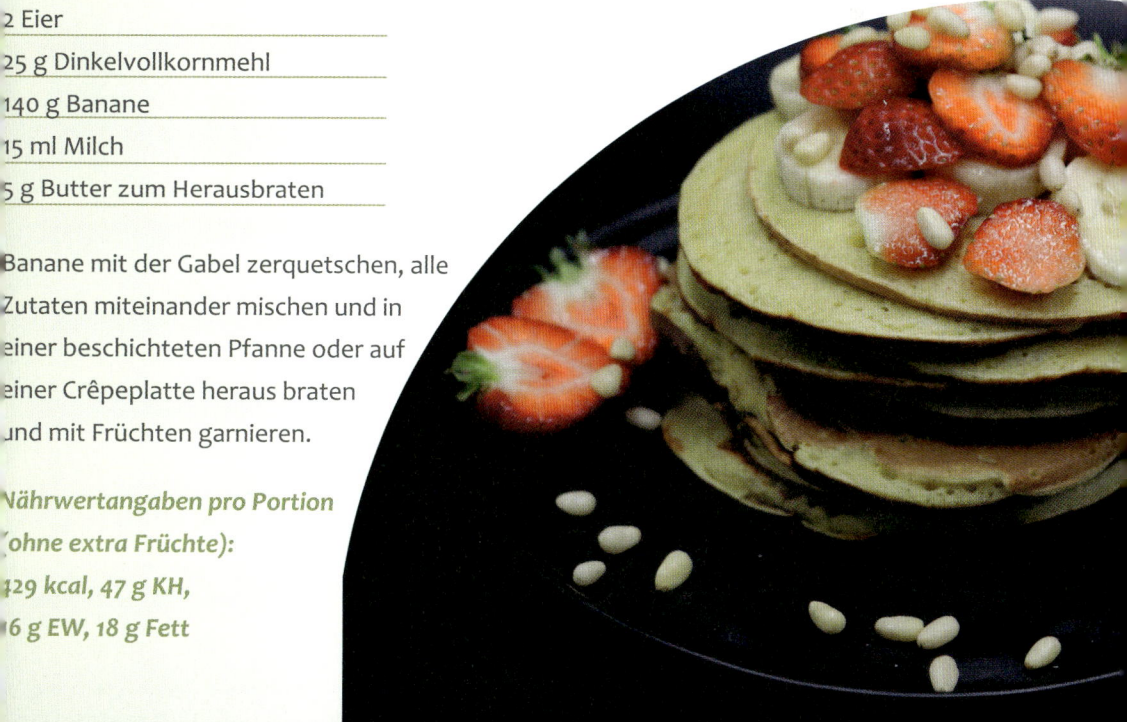

## Grüne Kokosmilch (vegetarisch)

85 g Banane
100 g Mango
100 ml Kokosmilch
100 g Mangold
Wasser nach Geschmack

Alles gut miteinander mixen und Wasser hinzufügen, je nachdem, welche Konsistenz man haben möchte.

**Nährwertangaben pro Portion:**
*183 kcal, 36,5 g KH, 4 g EW, 2 g Fett*

# Gefülltes Pitabrot

2 Portionen

**Brot:**
100 g Weizenmehl glatt
1/4 TL Salz
10 ml Olivenöl
50 ml Wasser

In der Mitte des Mehls eine kleine Mulde machen und Salz, Olivenöl und etwas Wasser hineinschütten. Dann nach und nach mit dem Mehl mischen und kneten, bis ein Teig entsteht, der nicht mehr auf der Platte klebt.

**Fülle:**
150 g Rinderhackfleisch – optional auch fein geschnittenes Hühnerfleisch oder Thunfisch
100 g Frischkäse, z.B. Ziegen- oder Schafskäse oder Cottage Cheese
300 g Salat wie grüner Salat, Rotkohl, Tomaten, Paprika (roh)
Gewürze nach Geschmack
5 g Butterschmalz zum Anbraten des Fleisches

Den Teig ausrollen und in einer Pfanne ohne Butter auf beiden Seiten kurz anbraten.
Dann mit dem Frischkäse bestreichen, Fleisch in einer Pfanne mit etwas Butterschmalz anbraten oder Thunfisch aus der Dose verwenden.
Gemüse ganz fein schneiden und alles im Brot einrollen.

***Nährwertangaben pro Portion:***
**512 kcal, 45 g KH, 27,5 g EW, 23,5 g Fett**

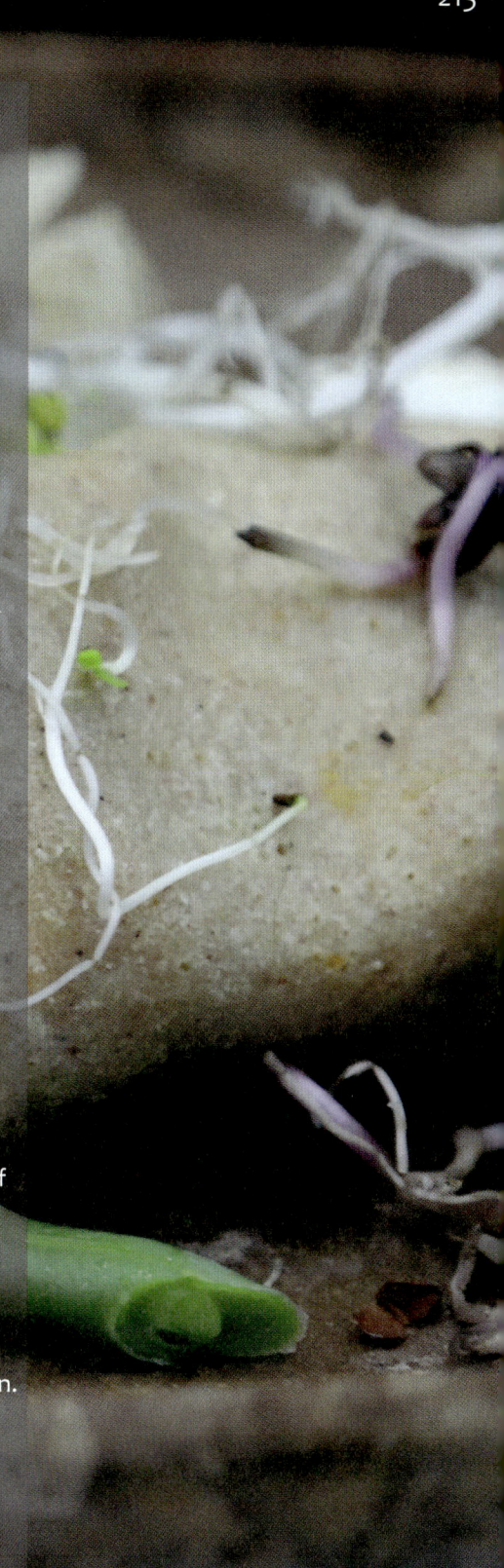

# HAUPTSPEISEN

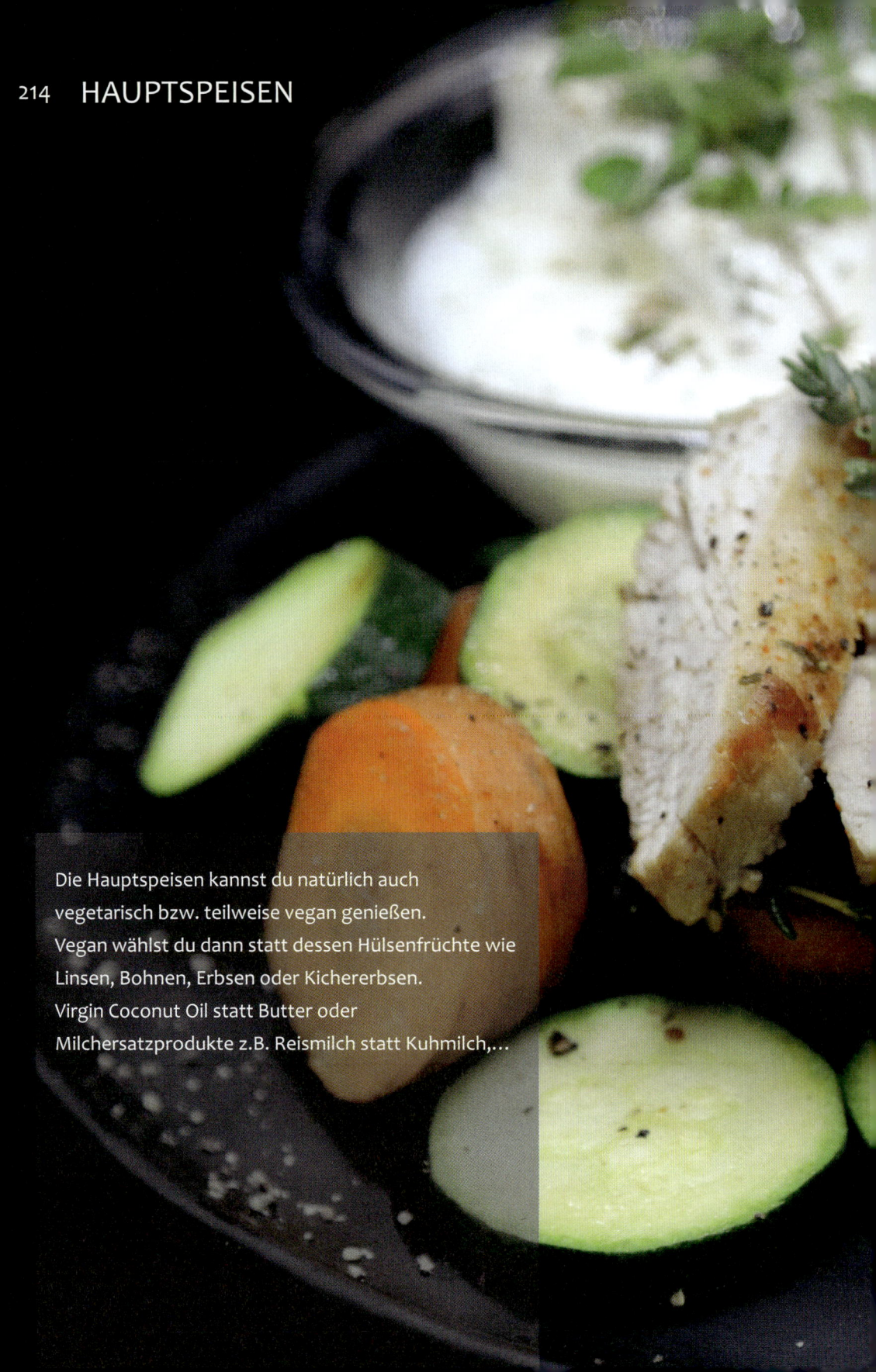

Die Hauptspeisen kannst du natürlich auch vegetarisch bzw. teilweise vegan genießen. Vegan wählst du dann statt dessen Hülsenfrüchte wie Linsen, Bohnen, Erbsen oder Kichererbsen. Virgin Coconut Oil statt Butter oder Milchersatzprodukte z.B. Reismilch statt Kuhmilch,…

## Gemüse, Putenfleisch und Eiersauce
2 Portionen

400 g Gemüse z.B. Karotten und Zucchini
300 g Kartoffeln
300 g Putenschnitzel
5 g Butterschmalz

Für die Sauce:
2 Eier
1 TL Senf
125 ml Joghurt
Salz und Pfeffer
Ein Spritzer Zitrone
Schnittlauch

Kartoffeln waschen (wenn gewünscht gleich schälen) und weich kochen. Die Schnitzel salzen und in einer Pfanne mit etwas Fett scharf abraten. Gemüse waschen, in beliebig große Teile schneiden, mit dem Fleisch kurz mitbraten (die Temperatur dabei auf mittlere Hitze zurück schalten). Mit etwas Wasser aufgießen und verkochen lassen, damit das Gemüse die gewünschte Konsistenz erhält.

Für die Sauce: Die Eier hart kochen, kleinwürfelig schneiden, mit Joghurt und Schnittlauch mischen und mit Zitrone, Salz, Pfeffer und Senf würzen.

**Nährwertangaben pro Portion:**
*478 kcal, 39 g KH, 48 g EW, 13 g Fett*

# HAUPTSPEISEN

## Süßkartoffel- oder Kürbiscurry mit Kartoffeln *(vegetarisch)*

4 Portionen

| |
|---|
| 800 g Hokkaidokürbis oder Süßkartoffeln |
| 600 g festkochende Kartoffeln |
| 450 g Zwiebeln |
| 2 Knoblauchzehen |
| 250 g Kichererbsen |
| 500 g Tomatensauce |
| 200 ml Wasser |
| 200 ml Kokosmilch |
| Etwas Chili, etwas Ingwer |
| 1/2 TL Curry |
| 1/2 EL indische Gewürzmischung |
| Salz, Pfeffer |
| Evtl. frischer Koriander oder Petersilie |
| 5 g Butterschmalz |

Das Kürbisfleisch und die geschälten Kartoffeln in 2 bis 3 cm große Stücke schneiden. Das restliche Gemüse fein schneiden. Die Orange halbieren, eine Hälfte auspressen und die andere Hälfte in Spalten schneiden.

Butterschmalz in einem Topf erhitzen, Zwiebeln anschwitzen, dann Ingwer, Knoblauch, Chili und Kartoffeln dazugeben und weitere drei Minuten anbraten. Danach die Kürbisstücke hinzumischen und kurz mitbraten. Mit Wasser ablöschen und alles weichkochen. Dann erst die Kokosmilch dazugeben und aufkochen. Zum Schluss mit Pfeffer, Salz und würzen.

*Nährwertangaben pro Portion: 499 kcal, 73 g KH, 13,5 g EW, 15,5 g Fett*

## Rindfleischwok süß/scharf mit Naturreis

150 g Rindfleisch
(Beiried, Schnitzel, Rostbraten oder Filet)
20 g Sojasauce
5 g Butterschmalz
250 g Gemüse
(Frühlingszwiebel, Lauch, Karotten, Brokkoli, Paprika…)
10 g Cashewkerne
150 g gekochter Reis (ca. 70 g roher Reis)
1 Messerspitze Chili
30 g Honig
Knoblauch, Salz, frische Kräuter

Rindfleisch in Streifen schneiden und mit Sojasauce marinieren.
Das Gemüse in der gewünschten Größe schneiden.
Öl in der Pfanne erhitzen, das Filet darin anbraten, mit Wasser ablöschen und kurz köcheln lassen, bis das Wasser etwas verdampft ist. Gemüse dazu geben, würzen und mit Erdnüssen bestreuen.

*Nährwertangaben pro Portion:*
*727 kcal, 86 g KH, 50 g EW, 18 g Fett*

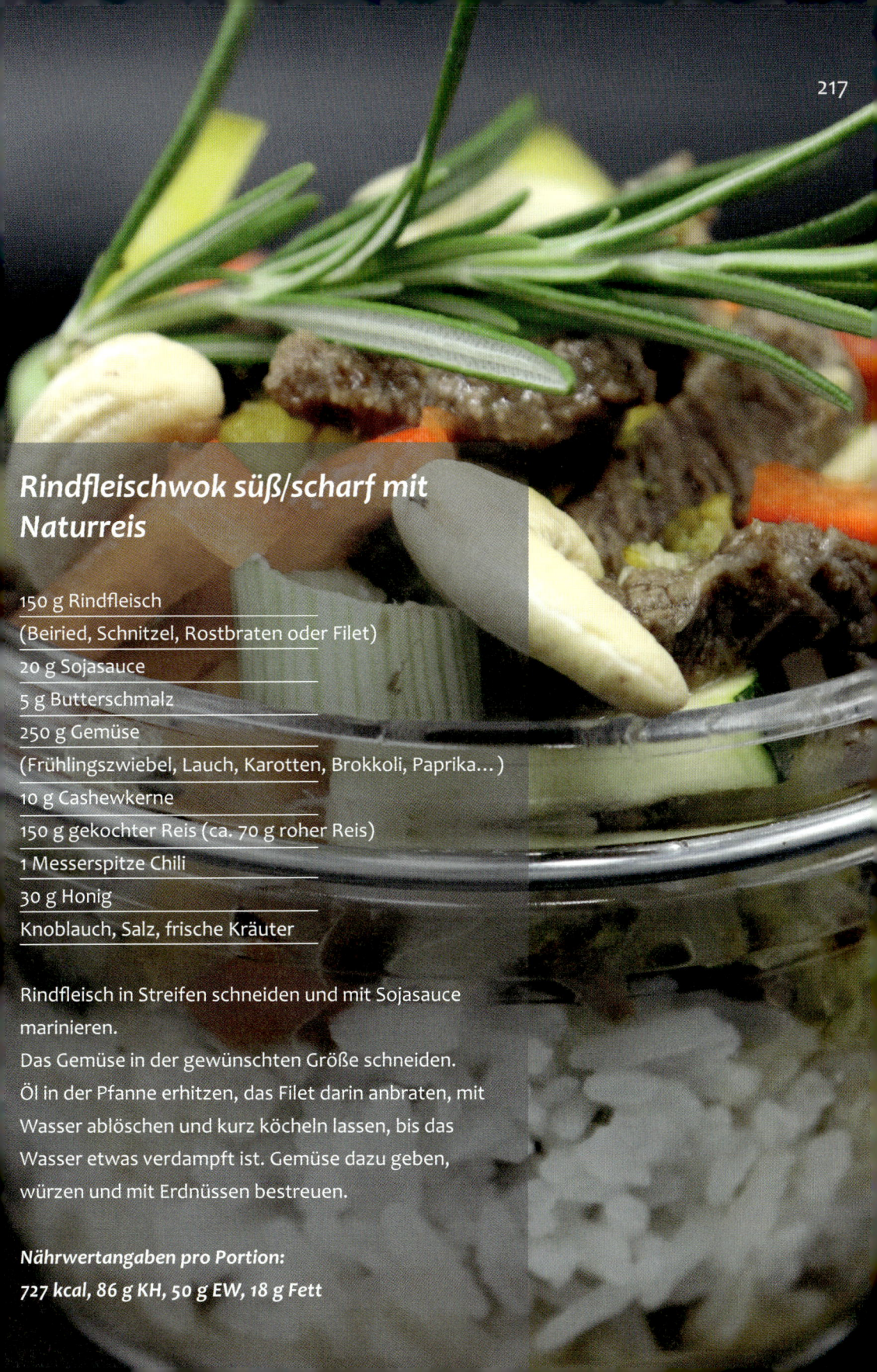

# HAUPTSPEISEN

## Spinat mit Kartoffeln und Spiegelei *(vegetarisch)*

200 g frischer Blattspinat
200 g Kartoffeln
200 g Zwiebel
1 Knoblauchzehe
2 Eier
10 g Butter
30 g Parmesan

Kartoffeln mit der Schale kochen. In der Zwischenzeit den Spinat waschen, im Anschluss blanchieren (also mit heißem Wasser übergießen) und mit der klein geschnittenen Zwiebel und dem Knoblauch dünsten. Butter in der Pfanne erwärmen und die Spiegeleier darin braten. Die gekochten Kartoffeln schälen und salzen. Alles zusammen warm servieren und mit Parmesan bestreuen.

*Nährwertangaben pro Portion: 596 kcal, 48,5 g KH, 29 g EW, 30 g Fett*

## Gemüserisotto *(vegetarisch)*

50 g Risottoreis (dreifache Menge Wasser)
1 Zwiebel, 1 Knoblauchzehe
10 g Butter
300 g Gemüse nach Saison, z.B. Brokkoli, Karotten, Rotkraut
(150 g Fischfilet) optional

Fischfilet waschen, mit etwas Zitronensaft beträufeln, mit frischen Kräutern und Meersalz bestreuen (Fisch immer säubern, säuern, salzen) und mit etwas Wasser weich dünsten. Zwiebeln in feine Stücke hacken und mit Butter sowie dem Risottoreis in einem Topf anschwitzen. Nach und nach das Wasser unterrühren und vom Reis aufsaugen lassen. Den Reis auf schwacher Hitze langsam garen und häufig umrühren, bis die Flüssigkeit vollständig aufgenommen wurde. Erst, wenn der Reis schon etwas weich ist, das geschnittene Gemüse dazugeben, damit es noch etwas knackig bleibt. Zum Schluss nach Geschmack würzen und mit dem gedämpften Fisch servieren.

*Nährwertangaben pro Portion mit Fisch: 565 kcal, 66 g KH, 46 g EW, 11 g Fett*

# Gemüse-Pasta (vegan)

2 Portionen

500 g Tomaten,
10 g Tomatenmark
200 g grünes Gemüse, z.B. Mangold, Zucchini, Brokkoli...
200 g Zwiebel
2 Knoblauchzehen
150 g Paprika
120 g Spaghetti
240 g gekochte Kichererbsen
1 TL Senf,
1 TL Honig,
1 EL Olivenöl
Oregano und frische Kräuter

Gemüse waschen und klein schneiden. Die Kichererbsen im Sieb abgießen, nochmals kalt waschen und abtropfen lassen.
Nudelwasser mit reichlich unraffiniertem Salz aufkochen und die Nudeln darin bissfest kochen. In der Zwischenzeit Gemüse (bis auf die Tomaten) 2 bis 3 Minuten andünsten, dann Tomatenmark und Tomatenstücke dazugeben.
Würzen und bei mittlerer Hitze ca. 10 Minuten zugedeckt köcheln lassen. Kichererbsen unter die Sauce mischen und mit der Pasta vermischen.
Nochmals etwas würzen.

*Nährwertangaben pro Portion: 545 kcal, 86 g KH, 23 g EW, 11 g Fett*

# HAUPTSPEISEN

## Cremesuppen mit Kokosmilch *(vegan)*
4 Portionen

800 g von einer Gemüsesorte, z.B. Kürbis, Süßkartoffeln, rote Rüben, Karotten…
800 ml Gemüsefond
500 ml Bio-Kokosmilch, zuckerfrei
1 große Zwiebel
Frischer Ingwer nach Belieben
**Gewürze:** Wacholder, Muskat, Sternanis, Vanille, Lorbeer und Chili  1 TL Virgin Coconut Oil zum Anbraten

Kürbis waschen, entkernen und in kleine Würfel schneiden. In Kokosöl mit den geschnittenen Zwiebel anschwitzen und mit Gemüsefond und Kokosmilch aufgießen. Mit Wacholder, Muskat, Sternanis, Vanille, Lorbeer und Chili ein Gewürzsäckchen herstellen und zur Suppe geben. Ca. 30 Minuten leicht kochen lassen. Gewürzsäckchen entnehmen, Suppe gut mixen und fertig abschmecken.

*Nährwertangaben pro Portion:*
*201 kcal, 36 g KH, 5 g EW, 3 g Fett*

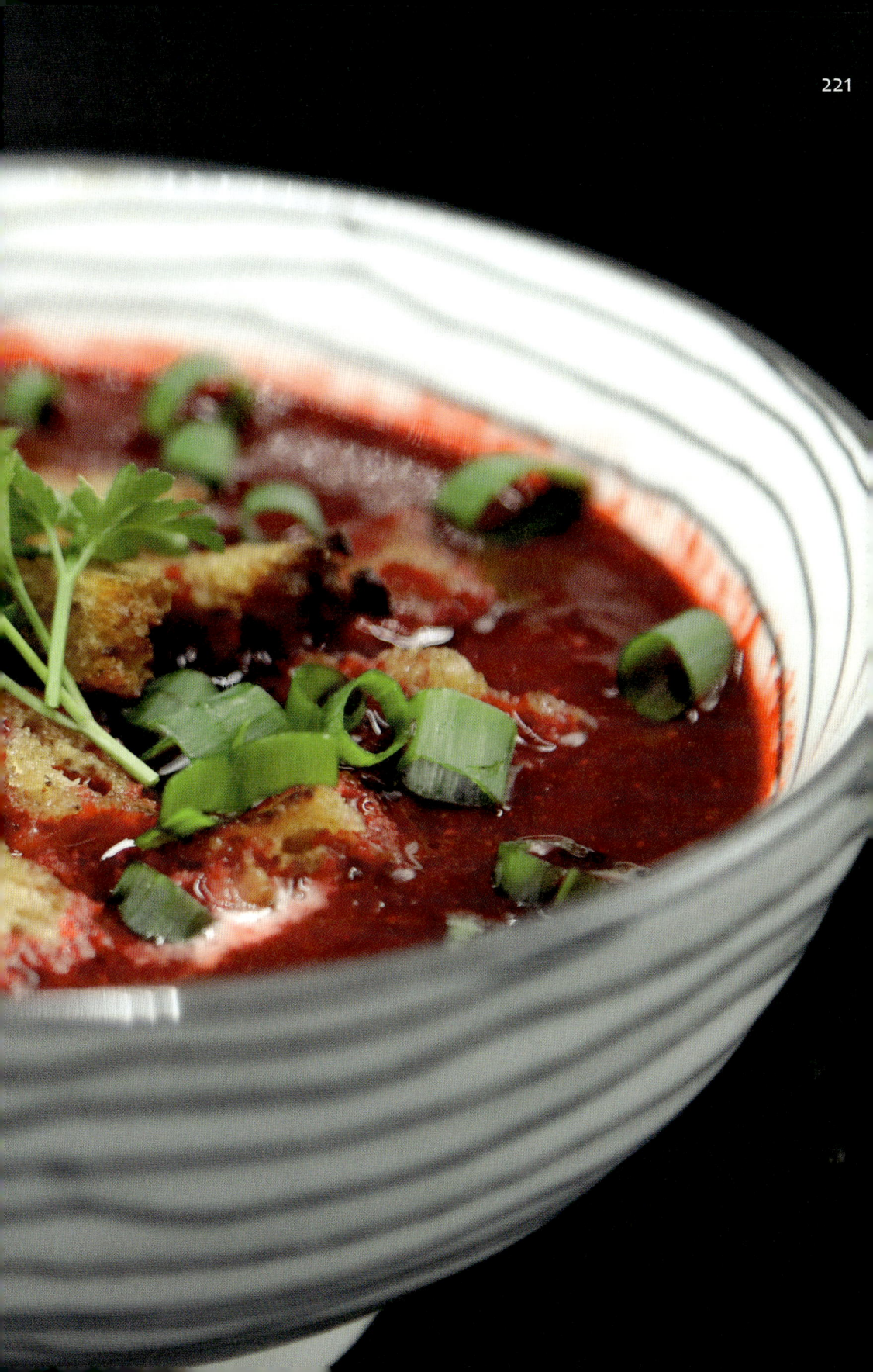

## Chicken Curry mit Ananas und Jasminreis

50 g Jasminreis (doppelte Menge Wasser)
300 g gemischtes Gemüse, z.B. Karotten, Lauch, grüne Bohnen
125 g Hühnergeschnetzeltes
100 ml Kokosmilch
1 TL Curry
100 g Ananas
Gewürze nach Geschmack

Reis mit der doppelten Menge Wasser weich dünsten. Gemüse in grobe Stücke schneiden. Die halbe Menge Kokosmilch in eine Pfanne schütten, mit 1 TL Curry oder 2 EL Currypaste würzen und für 2 Minuten kochen.
Das Hühnerfleisch dazugeben und wieder für 2 Minuten kochen. Nocheinmal 1/2 Tasse Kokosmilch dazugeben. Dann die Ananas und das Gemüse hinzufügen und wieder 2 Minuten kochen.
Zum Schluss das Ganze mit Gewürzen nach Geschmack verfeinern.

*Nährwertangaben pro Portion: 699 kcal, 68 g KH, 40 g EW, 30 g Fett*

## Nudeln mit Kräuterpesto und Cherrytomaten (vegetarisch)

100 g Nudeln
100 g kleine Cherrytomaten
15 g Kräuterpesto
Etwas Rucola zum Garnieren

Nudeln in Salzwasser bissfest kochen und abseihen. Die Nudeln in den Topf zurückschütten, Tomaten zu den Nudeln geben, kurz anbraten und das Pesto zum Schluss darüber verteilen. (Nicht mehr heiß machen).

*Nährwertangaben pro Portion: 448 kcal, 74,5 g KH, 14 g EW, 9 g Fett*

# Fischfilet oder Lachs mit Kartoffeln und Gemüse
## (vegetarisch)

100 g (vorwiegend festkochende) Kartoffeln

150 g frisches Fischfilet, z.B. Lachs, Forelle, Saibling

50 g Crème fraîche

1 EL Sojasauce

100 g Champignons

200 g Gemüse (Brokkoli, Karotten, Lauch)

Saft einer 1/4 Zitrone

5 g Butterschmalz

Kartoffeln schälen und vierteln, dann in kochendes Wasser werfen und weichkochen (sollte ca. 10 bis15 Minuten dauern). Brokkoli und Karotten grob schneiden und, kurz bevor die Kartoffeln weich sind, das Gemüse dazu geben. Alles noch max. 5 Minuten kochen und abseihen. Fischfilet säubern, säuern, salzen. Das heißt, zuerst kalt abwaschen, mit einer Küchenrolle trocken tupfen, dann mit Zitrone beträufeln und zum Schluss salzen. Dann ca. 1 TL Butterschmalz in die Pfanne geben, Fisch ein paar Minuten bei mittlerer Hitze anbraten, wenden und durchbraten.

Sauce: Lauch in feine Ringe schneiden, kurz anbraten Champignons gut waschen, Enden kürzen, in feine Scheiben schneiden, zum Lauch hinzugeben und so lange braten, bis das Wasser, das dabei entsteht, verkocht ist. Danach mit Sojasauce ablöschen und die Crème fraîche unterrühren.

*Nährwertangaben pro Portion: 538 kcal, 32 g KH, 41 g EW, 25 g Fett*

## HAUPTSPEISEN

## *Blutwurstgröstl mit Spiegelei*

350 g Kartoffeln
50 g Blutwurst
(wer das nicht mag, kann auch ein anderes Fleisch nehmen)
230 g Zwiebel
70 g Frühlingszwiebel
1 Ei
Frische Kräuter, Salz, Knoblauch, Pfeffer

Blutwurst in kleine Stücke schneiden und anrösten (braucht kein extra Fett). Gekochte Kartoffel in kleine Scheiben schneiden. Zwiebeln klein schneiden. Bei mittlerer Hitze in der Pfanne mit anbraten. Kartoffeln dazugeben und fertig braten. Knusprig anrösten bzw. braun werden lassen und mit den Gewürzen abschmecken. Daneben in einer kleinen Pfanne das Ei zu einem Spiegelei anbraten und über das Gröstl geben. Du kannst natürlich auch anderes Gemüse als Zwiebeln oder Frühlingszwiebeln verwenden.

*Nährwertangaben pro Portion:*
*530 kcal, 78,5 g KH, 21,5 g EW, 13 g Fett*

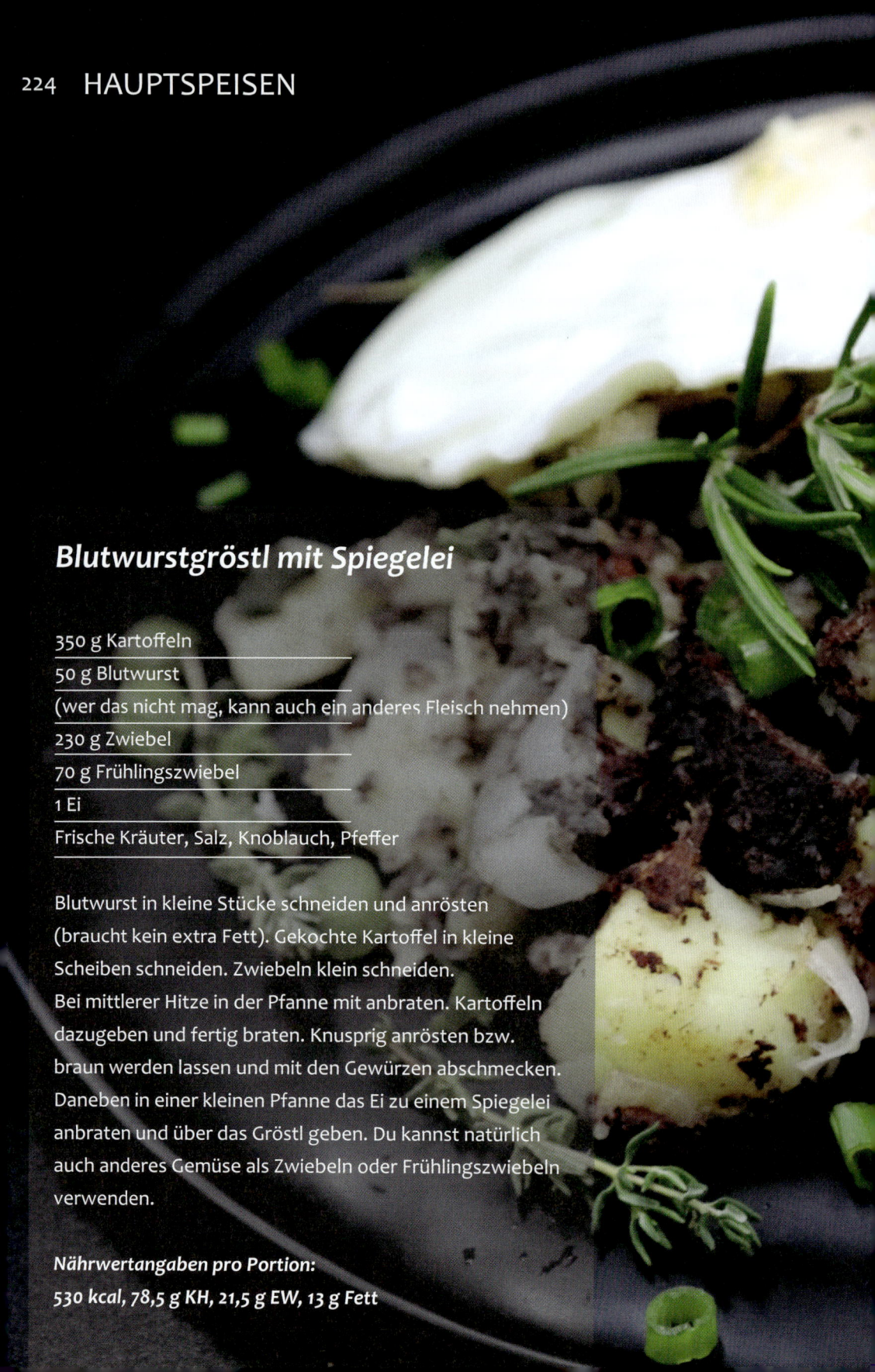

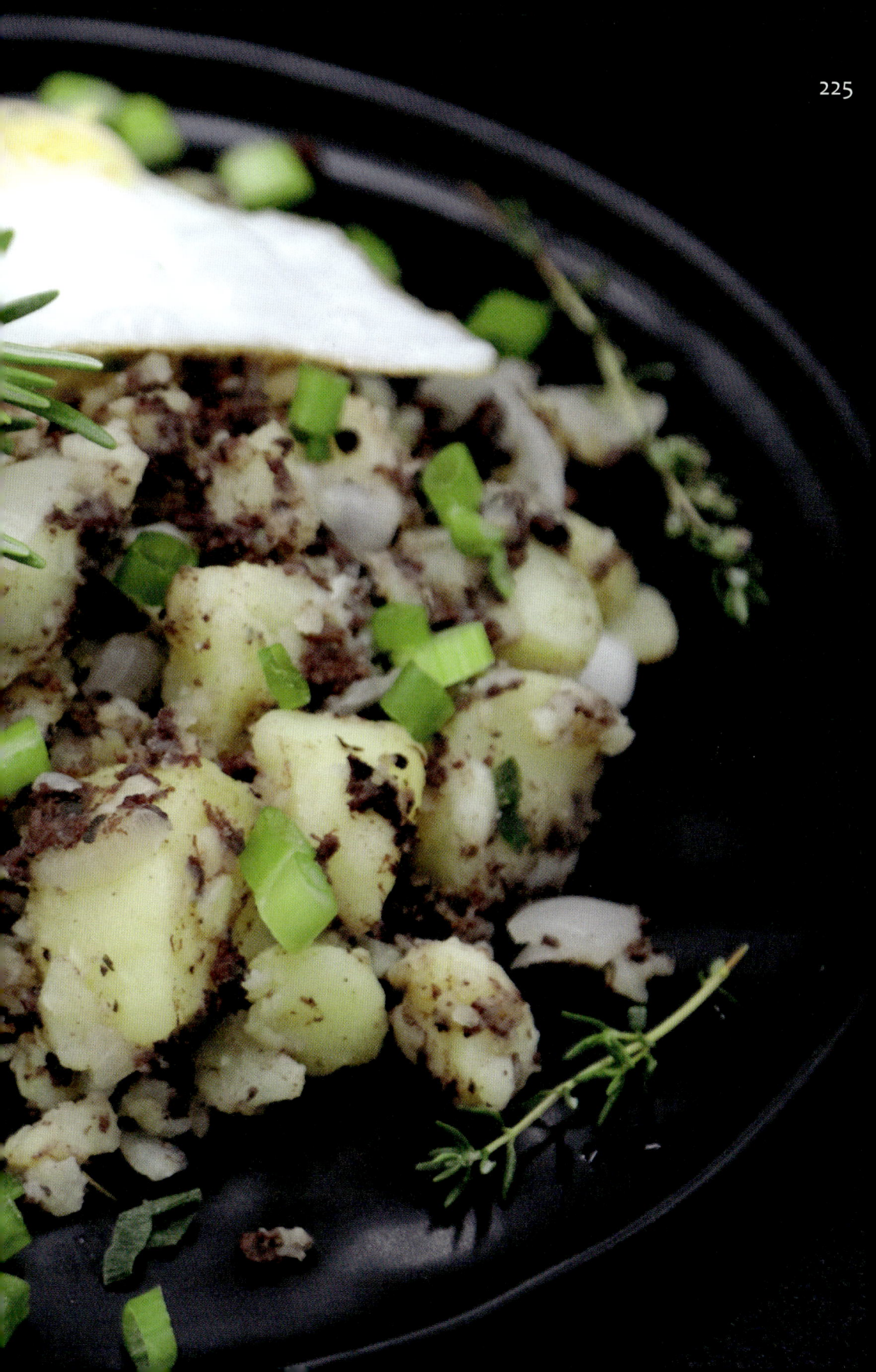

## HAUPTSPEISEN

### *Kürbisgemüse mit Feta* *(vegetarisch)*

150 g Kürbis
100 g Kartoffeln (am besten vom Vortag)
100 g Zucchini
50 g Zwiebel
100 g Feta
Kräuter und Gewürze nach Belieben

Das Gemüse klein schneiden, in der Pfanne anrösten, mit etwas Wasser ablöschen und weichkochen lassen. Feta in Würfel schneiden und mitanbraten, würzen. Du könntest auch noch Speck oder Ei dazu geben, wenn du magst.

*Nährwertangaben pro Portion: 457 kcal, 42 g KH, 24 g EW, 20 g Fett*

### *Putensteak-Toast*

150 g Putenfleisch
100 g Schwarzbrot
155 g (1 Stück) Paprika
100 g Lauch
1 Stange Frühlingszwiebel
10 Cocktailtomaten
5 g Butterschmalz für die Pfanne
Salz, Pfeffer

Fleisch würzen und im Butterschmalz auf beiden Seiten schön durchbraten. Gemüse klein schneiden und ebenfalls mit anbraten, sobald das Fleisch auf beiden Seiten angebraten wurde. Brot toasten, Fleisch und Gemüse darauflegen und, wenn gewünscht, Cocktailsauce und/oder Schnittlauch-Sauerrahm-Joghurt-Sauce darüber verteilen.

*Nährwertangaben pro Portion (ohne Sauce): 619 kcal, 72 g KH, 54 g EW, 11 g Fett*

## Chili con Carne

5 Portionen

800 g Hackfleisch

460 g Zwiebeln

600 g passierte Tomaten

240 g Kidneybohnen, gekocht

250 g Reis (roh)

Chili, Knoblauch, Salz, Pfeffer, Kreuzkümmel

Naturreis mit der doppelten Menge Wasser weichdünsten. Die Zwiebeln und den Knoblauch würfeln und in Butterschmalz 5 Minuten anschwitzen, bis sie weich sind. Gewürze dazugeben und ca. 2 Minuten dünsten. Das Hackfleisch in den Topf geben und bei großer Hitze ringsherum anbraten. Die Tomatensauce unterrühren und mit Salz und Pfeffer kräftig würzen. Etwas köcheln lassen, dann die Bohnen dazu geben und nochmal abschmecken.

*Nährwertangaben pro Portion: 597 kcal, 51 g KH, 41 g EW, 24 g Fett*

# HAUPTSPEISEN

## Gnocchi mit Tomaten, Basilikum und Pinienkerne (vegetarisch)
2 Portionen

**Gnocchi:**

250 g Topfen

100 g Kartoffelmehl

80 g Gerstenmehl (optional jedes Mehl möglich)

1 Ei

40 g Parmesan gerieben

Prise Salz

**Sauce:**

500 g passierte Tomaten, oder, wer es lieber mag, frische Tomaten

100 g frische Tomaten

15 g Pinienkerne

Basilikum, Salz, Pfeffer, Paprikapulver

Topfen mit Mehl, einer Prise Salz, Pfeffer, Parmesan und Ei verrühren. Das Ganze zu einem festen Teig kneten, eine Rolle formen und in daumenbreite Stücke schneiden. Anschließend die Stücke in das köchelnde Salzwasser geben. Ca. 10 Minuten bei schwacher Hitze köcheln lassen, bis die Gnocchi oben schwimmen, dann in einem großen Sieb abseihen.
Die fertigen Gnocchi mit etwas Butter und Paprikapulver anrösten. Die passierten Tomaten und getrockneten Tomaten dazu geben und kurz mitrösten. Zum Schluss die Pinienkerne und das frische Basilikum darüber verteilen.

**Nährwertangaben pro Portion:**
**667 kcal, 75 g KH, 30 g EW, 25 g Fett**

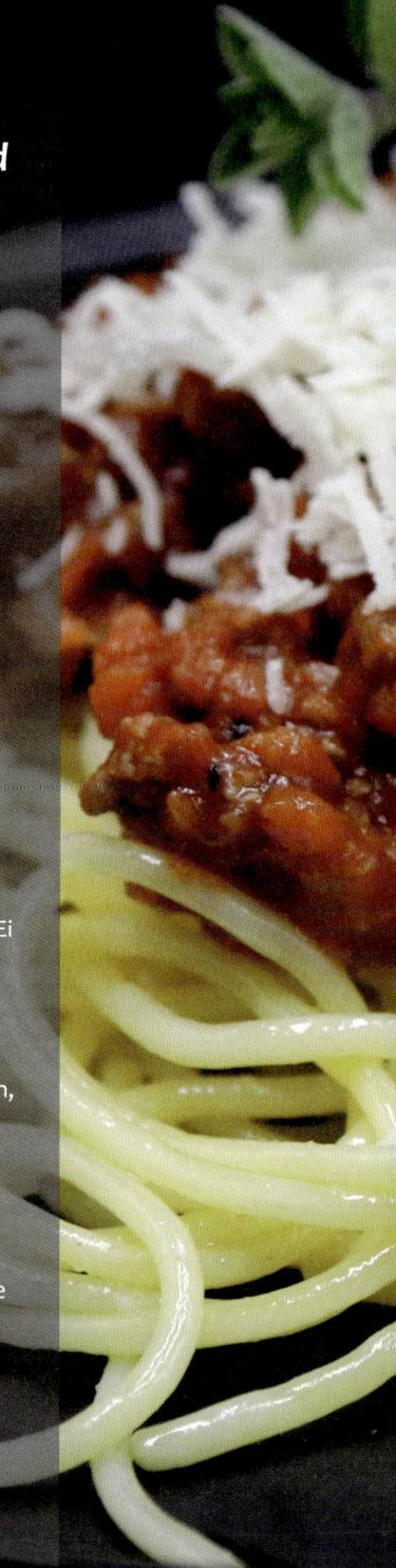

## Spaghetti Bolognese

4 Portionen

600 g Hackfleisch (Rind)
800 g passierte Tomaten
230 g Zwiebel
200 g Karotten
4 Zehen Knoblauch
30 g Tomatenmark
Frischer Basilikum
Zitrone
Salz, Pfeffer, Muskat
1 Schuss Rotwein
10 g Butterschmalz
400 g Nudeln

Zwiebelwürfel langsam im Butterschmalz anschwitzen. Hackfleisch dazugeben und goldbraun anbraten. Sellerie und Karotten reiben und dazugeben. Topf vom Herd nehmen, Tomatenmark, Zitronensaft, Salz, Pfeffer beimengen. Mit ein wenig Rotwein ablöschen, die passierten Tomaten hinzufügen und alles zusammen köcheln lassen (je länger, desto besser).
Zum Schluss mit Salz, Knoblauch, Muskat und Basilikum würzen.

**Tipp:** Statt den Nudeln, kann man auch mal ein Kartoffel-Kohlrabi-Püree dazu essen.

*Nährwertangaben pro Portion:*
*662 kcal, 86,5 g KH, 48 g EW, 12 g Fett*

HAUPTSPEISEN

## Gemüsestrudel zur Resteverwertung

4 Portionen

1 Blätterteig
350 g Gemüse nach Wahl
Ca. 350 g übrig gebliebene Kartoffeln
100 g Speck
250 g Ricotta
Salz, Pfeffer, Kümmel

Den Speck in kleine Würfel schneiden und in der Pfanne anrösten. Klein geschnittenes Gemüse ebenfalls darin anrösten, mit Salz, Pfeffer und Kümmel würzen. Zum Schluss in den ausgerollten Blätterteig einwickeln. Den Strudel dann noch für ca. 30 Minuten im vorgewärmten Backofen bei ca. 200 °C backen lassen.

*Nährwertangaben pro Portion:*
*580 kcal, 41 g KH, 15,5 g EW, 37,5 g Fett*

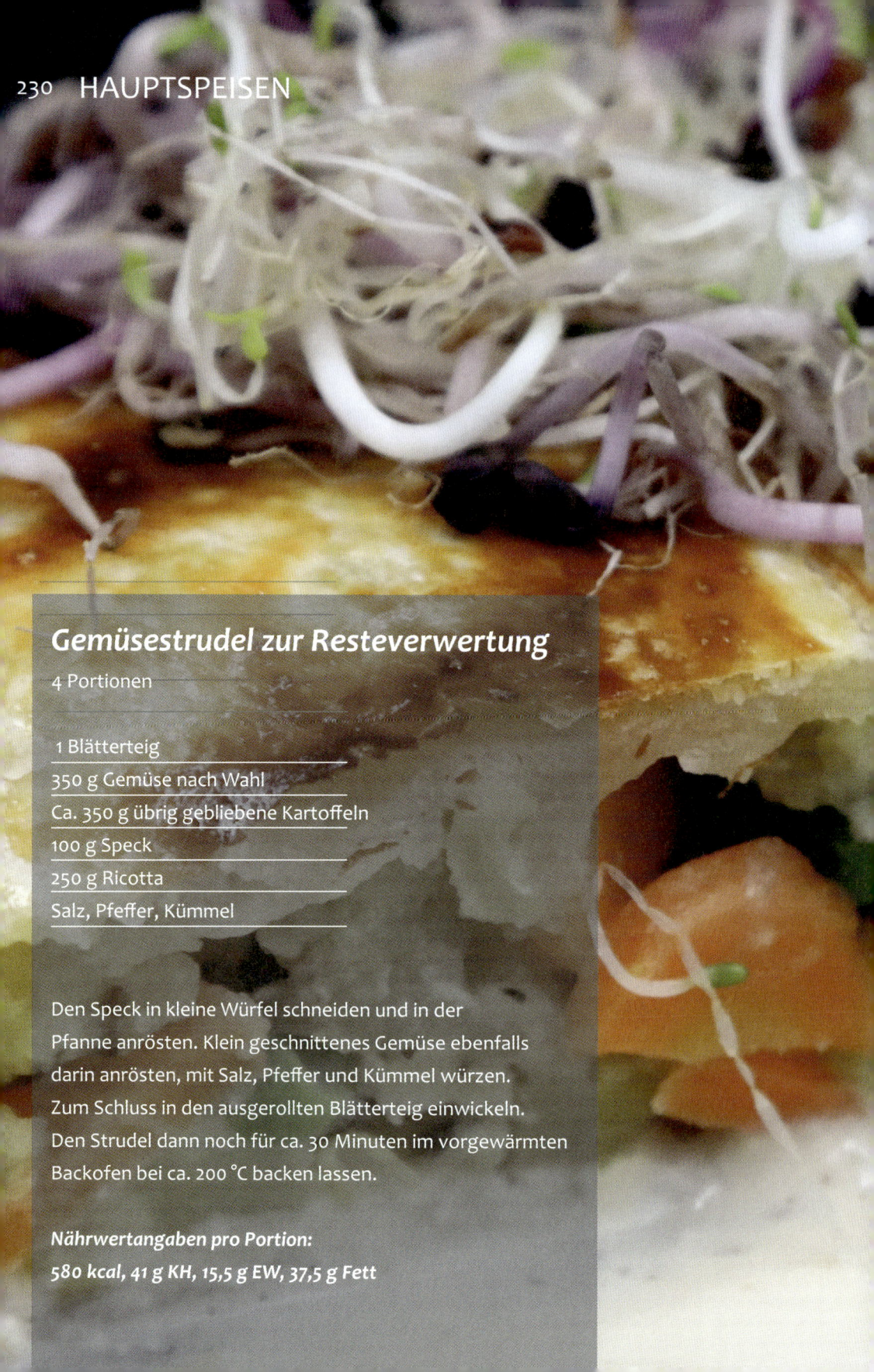

231

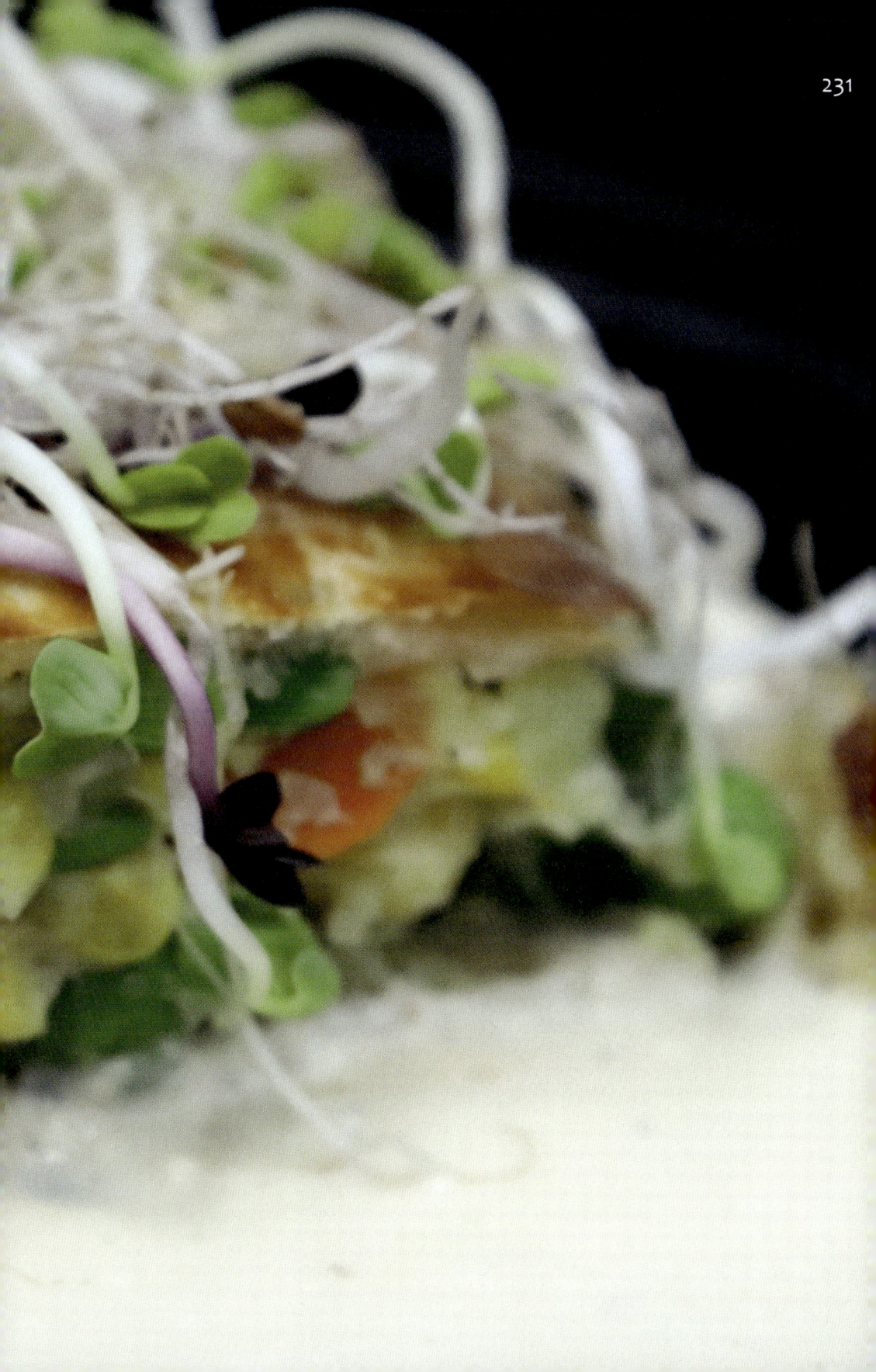

## HAUPTSPEISEN

### Topfennockerl (vegetarisch)
3 Portionen

| 30 g Butter |
| 250 g Magertopfen |
| 1 Ei |
| 100 g Dinkelmehl |
| Salz |
| 20 g Butter für die Brösel |
| 80 g Semmelbrösel |
| 50 g Apfelmus (Beispiel) |

Butter, Ei, Topfen und Salz mixen, anschließend das Mehl unterheben. Den Teig ca. 30 Minuten rasten lassen. Die Nockerl mit 2 Suppenlöffeln oder mit der Hand formen und anschließend im Salzwasser ziehen lassen, bis sie alle oben schwimmen. Die Butter in einer Pfanne schmelzen lassen, die Brösel dazumischen, kurz anbraten. Die Nockerl abseihen und durch die Bröselmischung wälzen. Dazu passen Preiselbeeren, Zwetschkenröster, Apfelmus oder Kompott.

*Nährwertangaben pro Portion:*
*417 kcal, 47 g KH, 15 g EW, 17,5 g Fett*

233

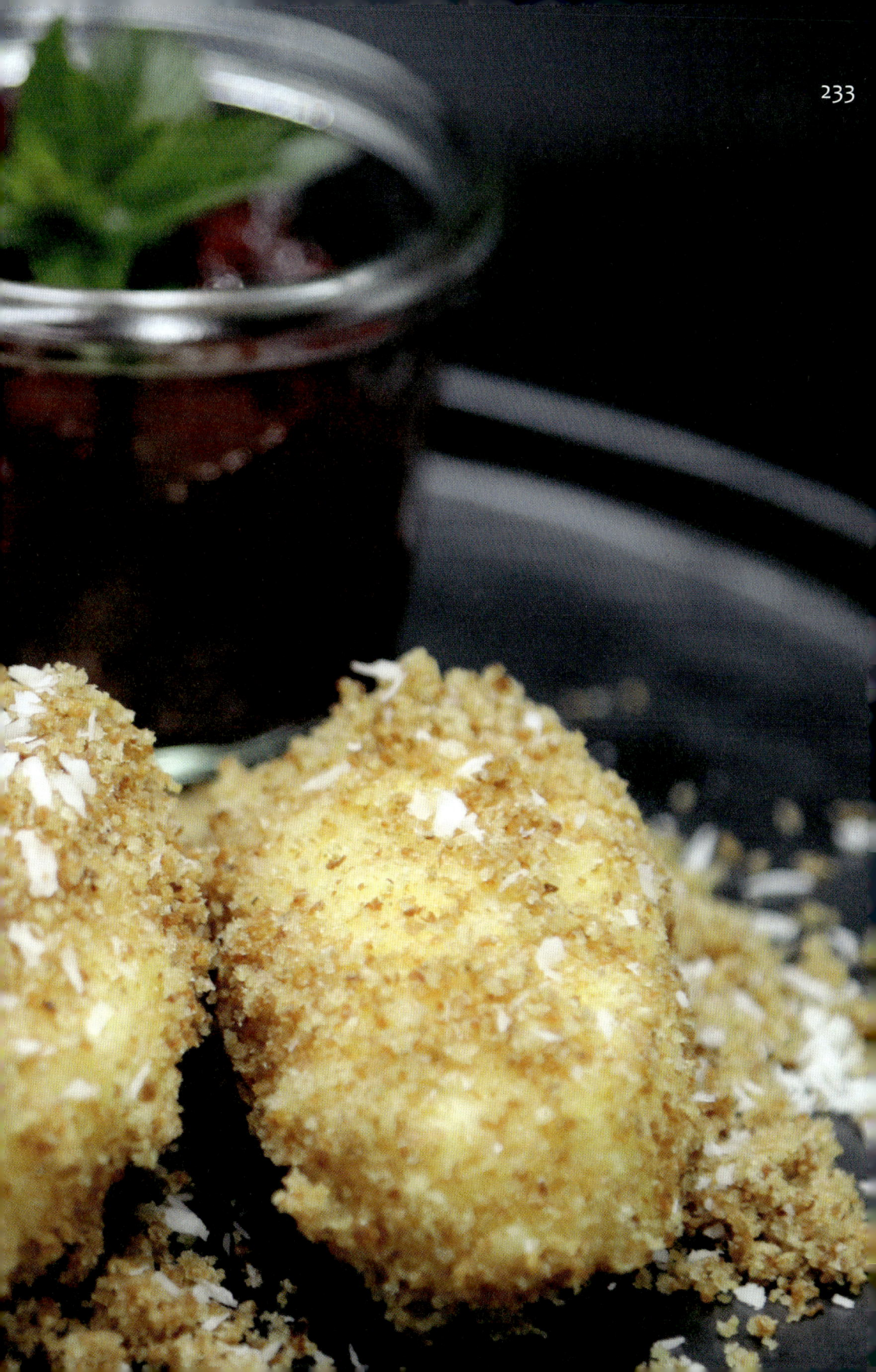

## Obstknödel (vegetarisch)

3 Portionen

| | |
|---|---|
| 12 | Marillen, Zwetschken, Erdbeeren,... |
| 250 g | Topfen |
| 100 g | Mehl |
| 1 | Eidotter (muss nicht sein, hält aber alles besser zusammen) |
| | Salz |
| 70 g | Semmelbrösel |
| 30 g | Butter |

Topfen, Mehl und eine Prise Salz miteinander vermischen und zu einem Teig kneten. Den Teig zu einer langen Rolle formen und in gleich große Stücke schneiden. Danach das Obst mit den Teigstücken umhüllen und zu einem Knödel formen. Zum Schluss ca. 10 Minuten im Salzwasser köcheln lassen. Extra Zucker ist nicht in der Nährwertangabe mit einkalkuliert.
Butter in einer extra Pfanne schmelzen und Semmelbrösel darüber verteilen, durchmischen, etwas anbraten lassen und vom Herd stellen. Die fertigen Knödel aus dem Wasser holen, abtropfen lassen und im Butter-Bröselgemisch wälzen. Wer es braucht, kann noch etwas Zucker darüber streuen und genießen.

*Nährwertangaben pro Portion:*
*381 kcal, 45 g KH, 17 g EW, 13 g Fett*

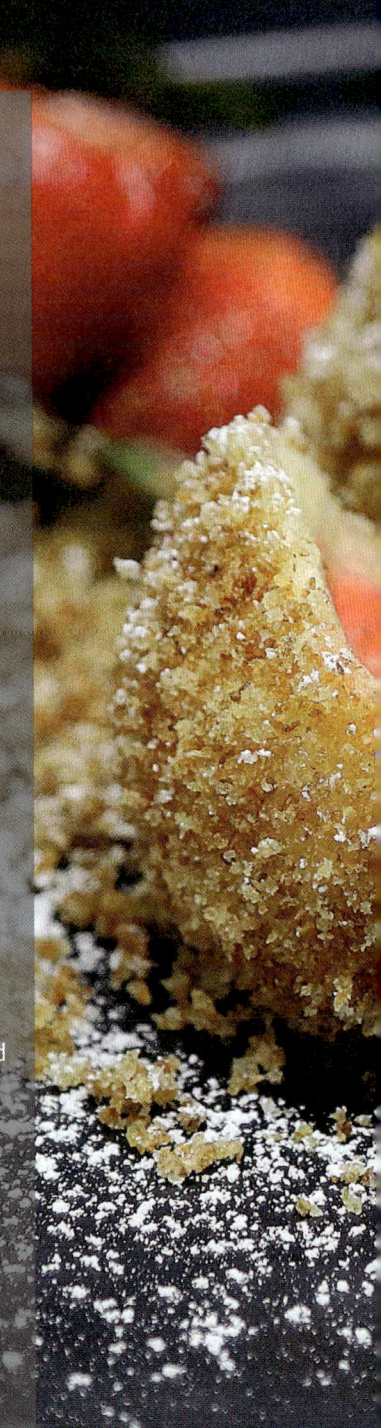

235

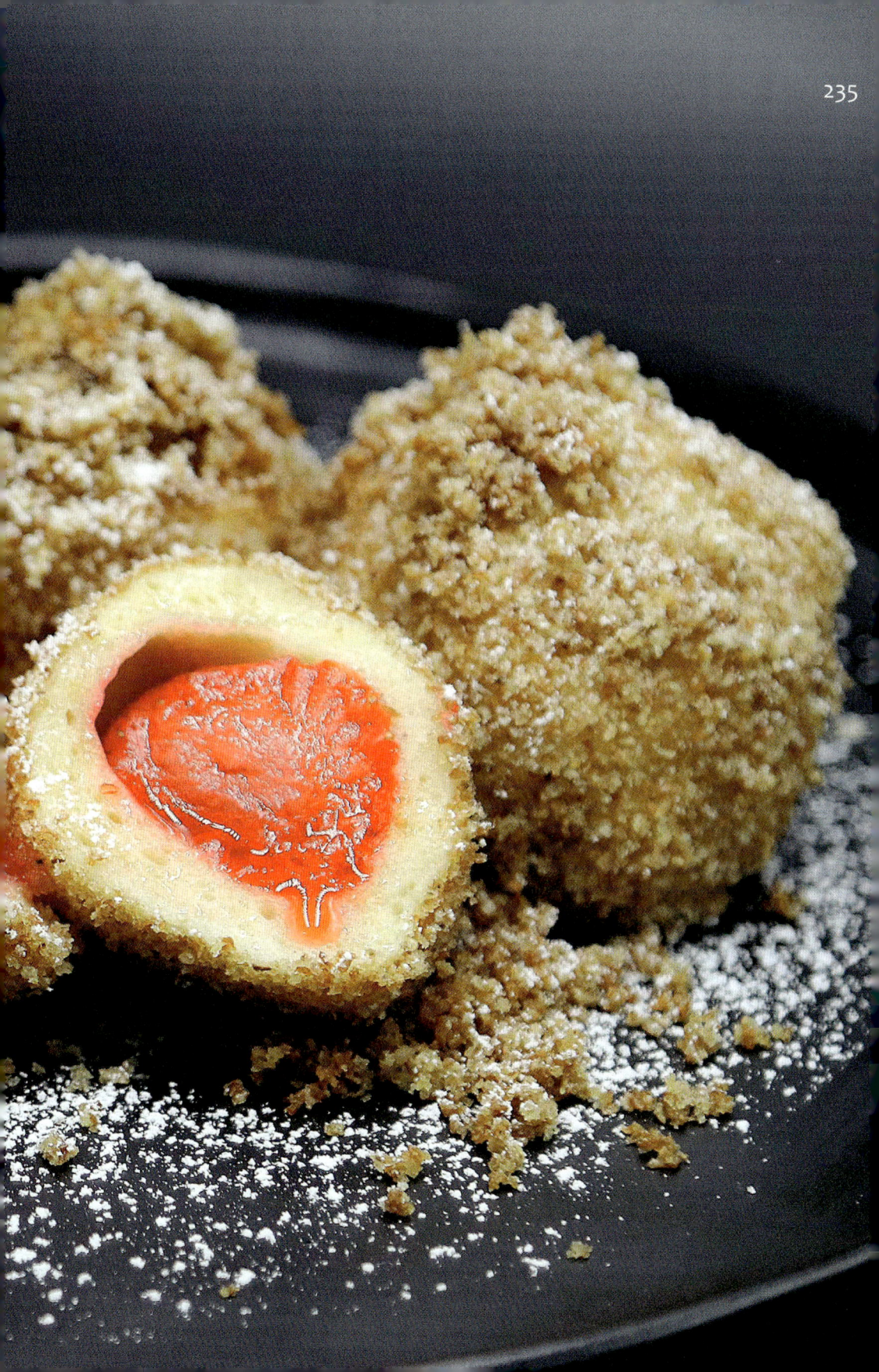

## HAUPTSPEISEN

### Fajitas mit Hühnerfleisch

2 Portionen

240 g Hühnerfleisch
500 g Gemüse (Paprika, Frühlingszwiebel, Lauch…)
20 g Butterschmalz
40 g Guacamole (Avocado, Zitronensaft, Salz, Pfeffer)
40 g Käse
Rucola
Gewürze nach Geschmack, z.B. Paprikapulver, Chili

Hühnerfleisch würzen und in kleine Stücke schneiden. Mit der Hälfte des Butterschmalzes die Fleischstücke anbraten. Gemüse waschen, in die gewünschte Größe schneiden und in einer anderen Pfanne mit dem restlichen Butterschmalz anbraten. Eventuell noch etwas Wasser dazugeben, wenn das Gemüse weicher sein soll. Für die Guacamole eine weiche Avocado mit der Gabel zerdrücken und mit einem Spritzer Zitronensaft, Salz und Pfeffer würzen. Den Käse reiben. Die Maistortillas werden anschließend je nach Wunsch mit Fleisch, Gemüse, Käse und der Guacamole belegt und eingerollt.

**Maistortillas:**

100 g Maismehl (ich mahle Maisgrieß immer durch die Mühle)
75 g Buchweizenmehl
1 Ei
1 TL Salz
Wasser nach Konsistenzwunsch

Mehl mit dem Ei und dem Salz mischen und je nachdem, wie dick du die Tortilla haben willst, mehr oder weniger Wasser dazumischen. Der Teig ist etwas flüssiger als ein Palatschinkenteig. Mit einer Kelle den Teig in die Pfanne schütten und ohne Fett auf beiden Seiten anbraten.

*Nährwertangaben pro Portion: 666 kcal, 52 g KH, 48 g EW, 28 g Fett*

## Pikanter Hirseauflauf

4 Portionen

| |
|---|
| 250 g Hirse |
| 375 ml Wasser |
| 375 ml Vollmilch |
| 1 TL Salz |
| 80 g Butter |
| 4 Eier |
| 100 g gekochter Schinken |
| 300 g Gemüse, z.B. Erbsen, Karotten, Lauch, Zwiebel, Champignons |
| Frische Petersilie |

Hirse waschen und mit dem Wasser-Milch-Gemisch und Salz weich dünsten. Eier trennen, Butter, Dotter schaumig rühren, würzen und unter die gekochte Hirse mischen. Eiweiß steif schlagen und unterheben. Den kleingeschnittenen Schinken und das Gemüse darunter mischen und alles in eine gefettete Auflaufform geben. Bei 180 °C ca. 40 Minuten backen. Zum Schluss mit Petersilie bestreuen.

*Nährwertangaben pro Portion: 505 kcal, 49 g KH, 19 g EW, 24 g Fett*

## Karotten-Topfen-Laibchen (vegetarisch)

3 Portionen

| |
|---|
| 2 Eier |
| 150 g Maisgrieß |
| 450 g (3 große) Karotten |
| 230 g (1 große) Zwiebel |
| 20 g Butterschmalz |
| 1 TL Kräuter |
| Salz, Pfeffer |
| 500 g Magertopfen |

Topfen, fein geschnittene Zwiebel, fein geraspelte Karotten, Eier und Maisgrieß zu einem festen Teig rühren und würzen. Mit der Hand Laibchen formen, eventuell in etwas Semmelbröseln wenden und in einer Pfanne mit Fett auf beiden Seiten herausbraten.

*Nährwertangaben pro Portion: 443 kcal, 58,5 g KH, 23 g EW, 12 g Fett*

## HAUPTSPEISEN

## Lachslaibchen (vegetarisch)

2 Portionen

200 g Räucherlachs
2 Eier
30 g Haferflocken
5 g scharfer Senf
Dill oder Petersilie
1 Stück (100 g) Zwiebel
10 g Butterschmalz zum Herausbraten

Alle Zutaten miteinander mixen und kurz ziehen lassen. Öl in der Pfanne erhitzen (Achtung, nicht zu heiß!). Mit einem Esslöffel den Teig in die heiße Pfanne geben und auf beiden Seiten durchbraten. (wie bei Laibchen – nur kann man diesen Teig nicht formen, weil er zu flüssig ist). Formt die Laibchen lieber Klein.
Nach Belieben mit einem Joghurt-Kräuter-Dip verfeinern. Kartoffeln und gedünstetes Wurzelgemüse sind passende Beilagen.

*Nährwertangaben pro Portion:*
*358 kcal, 12 g KH, 28 g EW, 21 g Fett*

239

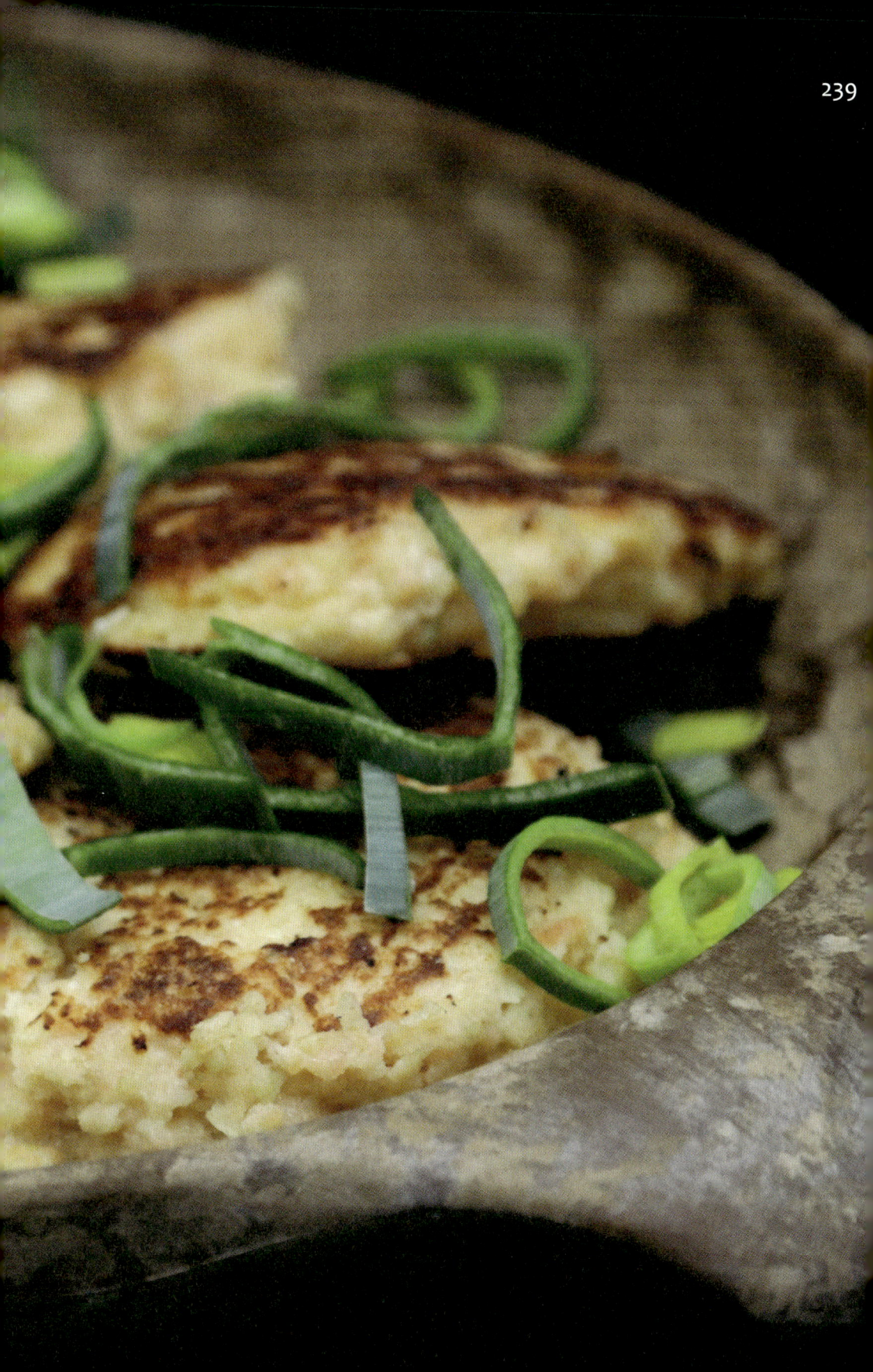

## HAUPTSPEISEN

## Gerstensuppe mit Rindfleisch

4 Portionen

800 g Rindfleisch (Braten)
100 g Zwiebel
1 kg Suppengrün (Karotten, Lauch, Pastinaken, Petersilie…)
5 Pfefferkörner
3 Wacholderbeeren
1 Lorbeerblatt
Salz, Pfeffer
2 l kaltes Wasser
200 g Gerste (Graupe)

Gerste am besten über Nacht im Wasser einweichen und das Einweichwasser wegschütten. Dann mit der doppelten Menge Wasser weichkochen. Erst zum Schluss nochmal mit der Suppe ca. 30 Minuten mitkochen. Fleisch waschen und ins kalte Wasser geben. Aufkochen lassen und den Schaum abschöpfen. Wenn nur mehr wenig Schaum entsteht, die Hälfte des gewaschenen, eventuell geschälten Gemüses und Gewürze dazu geben und ca. ein bis vier Stunden köcheln lassen (je länger, desto besser). Eventuell nochmals mit Wasser aufgießen. Dann alles abseihen, das Fleisch vom Fett befreien und klein schneiden. Das Gemüse abseihen und wegwerfen. (Alle guten Stoffe bleiben in der Suppe). Dann das geschnittene Fleisch mit der Suppe wieder in den Topf geben. Das restliche Gemüse klein schneiden und nochmals 30 Minuten inklusive Gerste köcheln lassen. Dann erst die gewünschte Menge auf dem Teller servieren und würzen. Dies ist insofern sinnvoll, da die nicht sofort gegessene Suppe dadurch nicht so schnell sauer wird und sich so über eine Woche in einem Einmachglas im Kühlschrank halten kann.

*Nährwertangaben pro Portion: 452 kcal, 43 g KH, 47 g EW, 9 g Fett*

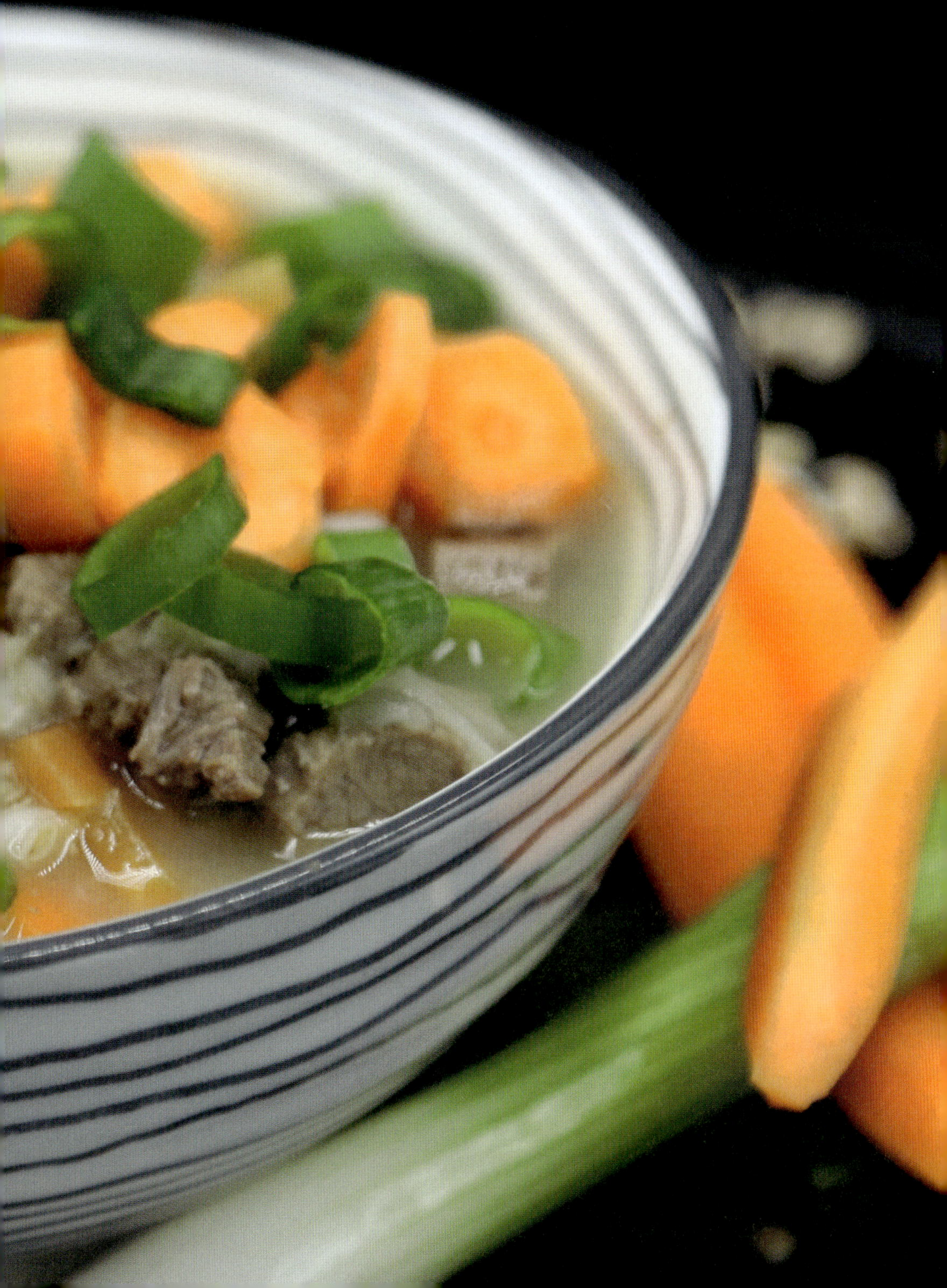

## HAUPTSPEISEN

## Hülsenfrüchte-Reispfanne süß/scharf

3 Portionen

240 g Kichererbsen gekocht
20 ml Sojasauce
100 g Speck, gewürfelt
75 g Feta
800 g Gemüse (Frühlingszwiebel, Lauch, Karotten, Brokkoli, Paprika…)
150 g gekochter Reis (ca. 70 g roher Reis)
1 Messerspitze Chili
30 g Honig
5 g scharfer Senf
Knoblauch, Salz, frische Kräuter

Reis mit der doppelten Menge Wasser weichkochen. Speck ohne Fett anrösten und das geschnittene Gemüse dazu geben. Zum Schluss die Kichererbsen und den Feta daruntermischen. Abschließend den Reis dazu geben und mit Sojasauce, Chili, Salz, Senf und Honig, Knoblauch und frischen Kräutern würzen. Das Rezept kannst du so variieren, dass es immer anders schmeckt, z.B. Linsen statt Kichererbsen, anderes Gemüse, andere Beilage, z.B. Hirse, Dinkelreis, Gerste…

*Nährwertangaben pro Portion: 479 kcal, 55,5 g KH, 23 g EW, 17 g Fett*

## Variationsshakes

Wähle eine Grundzutat für den Shake, z.B. Kuhmilch (normaler Fettgehalt), Mandelmilch, Hafermilch, Kokosmilch, Ziegenmilch, Schafmilch, Stutenmilch, Joghurt. Es können auch zwei Milchsorten kombiniert werden, oder halb Milch, halb Joghurt.

Wähle eine Zutat, die viel Eiweiß enthält, z.B. Hüttenkäse, Topfen, Erdnussbutter, Mandelmus, Sesampaste, evtl. etwas Eiweißpulver, gekochte Bohnen, Linsen, Erbsen…

Schneide Früchte oder Gemüse für eine dickere Konsistenz und einen gesünderen Nährwert, z.B. Banane, Beeren, Marillen, Birnen, Kürbis, Paprika…

## Proteinmuffins

Für 6 Muffins

150 g Topfen (mager)
150 g Hüttenkäse
30 g Haferflocken (hauchzart)
1 Pkg. Vanillezucker
30 g Rohrzucker
50 g Heidelbeeren
2 Eier (trennen)

Backofen auf 180 °C vorheizen. Eier trennen und Eiweiß fest schlagen. Die restlichen Zutaten miteinander mischen (nur die Hälfte der Beeren dazumischen!). Dann den Eischnee unterheben und noch einmal gut durchrühren. In die Muffinformen füllen, die restlichen Beeren zur Dekoration auf den Muffins verteilen und ca. 25 Minuten bei Ober- und Unterhitze backen. Muffins fallen, nachdem sie abgekühlt sind, wieder etwas zusammen.

*Nährwertangaben pro Portion*
*(1 Muffin): 126 kcal, 13 g KH, 10 g EW, 3,5 g Fett*

# SNACKS, SHAKES, RIEGEL, KUCHEN UND CO

## Reiskugeln süß
10 Kugeln

400 g gekochter Risotto- oder Sushi-Reis

25 g Zucker

60 g Beeren

60 g Bitterschokolade (85%)

60 ml Kokosmilch

Etwas Saft einer Zitrone

1 1/2 TL unraffiniertes Salz

Reis klebrig kochen. Den Reis in einer Schüssel mit Kokosmilch vermengen. Dann mit Zucker süßen, mit Zitronensaft abschmecken und etwas salzen. Wenn der Reis abgekühlt ist, mit Schokolade und Beeren mischen und kleine Kugeln formen.

Ideal zum Mitnehmen für Wettkämpfe ´oder Trainings, um schnell Energie zu bekommen, ohne den Magen zu belasten. Viele weitere solcher Rezepte findet man im Buch „Essen für Sieger" von Thomas Biju und Dr. Allen Lim.

**Nährwertangaben pro Portion:**
**96 kcal, 15 g KH, 1,5 g EW, 3 g Fett**

## Reisriegel pikant
12 Portionen

600 g Klebereis z.B. Milchreis oder Sushireis

1,125 l Wasser

100 g fein gewürfeltes Gemüse nach Wahl

6 Eier, leicht verquirlt

40 g Käse

40 g gewürfelter Kochschinken oder rote Linsen (gekocht oder aus der Dose)

1/2 TL unraffiniertes Salz

Viele frische Kräuter nach Geschmack, z.B. Oregano, Basilikum, Petersilie...

Reis kochen, das Gemüse, den Schicken oder die Linsen anbraten, die Eier darübergießen und stocken lassen. Den Reis mit dem Rest vermengen, in eine Back- oder Auflaufform geben und mit Käse bestreuen. Im Backofen bei ca. 180 °C goldbraun backen. Den Reiskuchen auskühlen lassen und in Riegel schneiden. In ein Butterpapier wickeln und als Powersnack mitnehmen.

*Nährwertangaben pro Portion:*
*243 kcal, 41 g KH, 7,5 g EW, 4,5 g Fett*

## Kokos-Schoko-Cookies
20 Stück

40 g Datteln
10 g dunkel Schokolade (85%)
20 g Butter
3 Eier
1/2 Pkg. Backpulver
100 g Kokosraspeln

Backofen auf 175 °C vorheizen. Die Datteln und die dunkle Schokolade zerkleinern und mit der weichen (nicht warmen) Butter mischen. Dann die Eier dazu mischen und Kokosraspeln mit dem Backpulver darunter heben.
Die Masse auf einem Backpapier ausgelegten, kleinen Auflaufform verteilen und im Backofen ca.15 Minuten backen.

*Nährwertangaben pro Stück: 62 kcal, 2 g KH, 1,5 g EW, 5 g Fett*

## Zuckerfreie Kekse
20 Stück

20 g geschroteter Leinsamen
40 g hauchzarte Haferflocken
40 g Datteln
30 g getrocknete Apfelringe
1/2 Pkg. Backpulver
30 g geriebene Mandeln
30 g Kokosöl
40 ml Wasser
Prise Zimt und Vanille

Den Backofen auf 175 °C vorheizen. Alle Zutaten in einem Multizerkleinerer vermengen und klein hacken. Den Teig dann zu kleinen Kügelchen formen und auf ein mit Backpapier belegtes Backblech legen. Mit einer Gabel die Kügelchen etwas niederdrücken und für ca. 20 Minuten in den Backofen geben.

*Nährwertangaben pro Stück: 46 kcal, 4 g KH, 1 g EW, 2,5 g Fett*

## Kakao-Omega-3-Müsli

4 Portionen

200 g Haferflocken

30 g Walnüsse

30 g Leinsamen

15 g entölter Kakao

60 g Datteln

Vollmilch-Joghurt

Frische Früchte

Alle Zutaten mit einem „Zerkleinerer" ganz fein mixen und in eine Aufbewahrungsbox geben. Bei Bedarf mit Wasser ca. 15 Minuten einweichen und mit Joghurt und frischen Früchten genießen.

**Nährwertangaben pro Portion (ohne Joghurt und Früchte):**
318 kcal, 41 g KH, 10,5 g EW, 11,5 g Fett

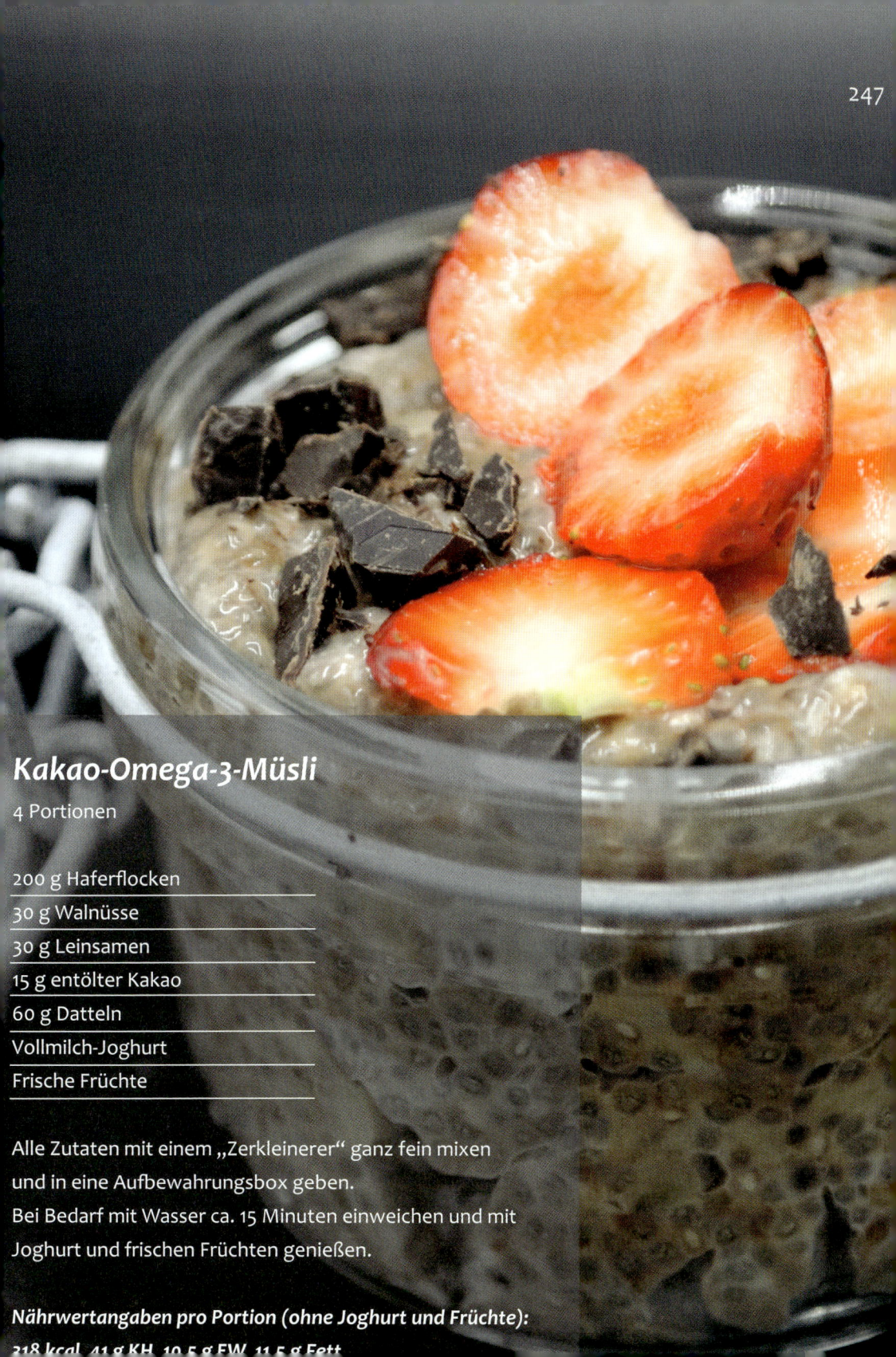

# SNACKS, SHAKES, RIEGEL, KUCHEN UND CO

## Müsliriegel
ca. 12 Stück

100 g Erdnussbutter (Achtung auf Zusatzstoffe)
80 g Zucker
80 g Honig
50 g Trockenfrüchte, z.B. Datteln, Rosinen, Cranberries…
30 g V.C.O. Kokosöl
130 g kernige Haferflocken
1 Prise Zimt, Kardamom
1 TL entölter Kakao

Kokosöl in der Pfanne erwärmen, damit es etwas flüssiger wird. Honig und Zucker (nicht erwärmen) und Erdnussbutter mischen. Mit den restlichen Zutaten vermengen, auf ein mit Backpapier ausgelegtes Blech setzen und zu einem Viereck formen. Anschließend 15 Minuten im Ofen backen. Die Masse abkühlen lassen und in die passende Form schneiden.

*Nährwertangaben pro Stück: 137 kcal, 16 g KH, 2,5 g EW, 6 g Fett*

## Kathrin`s Bananenbrot
20 Stück

500 g reife Bananen
4 große Eier
200 g geriebene Mandeln
2 TL Zimt, Prise Vanille
3 TL Backpulver

Alle Zutaten miteinander vermengen. In eine kleine Kastenform (einfetten und bemehlen) geben und bei 180 °C ca. 40 Minuten backen.

*Nährwertangaben pro Stück: 100 kcal, 6 g KH, 4 g EW, 6,5 g Fett*

## Dattel-Topfen-Kuchen
20 Portionen

100 g Datteln, zerkleinert, so fein es geht

50 g Haferflocken zart

100 g geriebene Mandeln oder Mohn (zur Abwechslung)

1 Pkg. Backpulver

3 Eier

250 g Magertopfen

Alle Zutaten miteinander vermengen. In eine kleine Kastenform (einfetten und bemehlen) geben und bei 180 °C ca. 45 Minuten backen.

**Nährwertangaben pro Portion:**
*94 kcal, 6 g KH, 5 g EW, 5 g Fett*

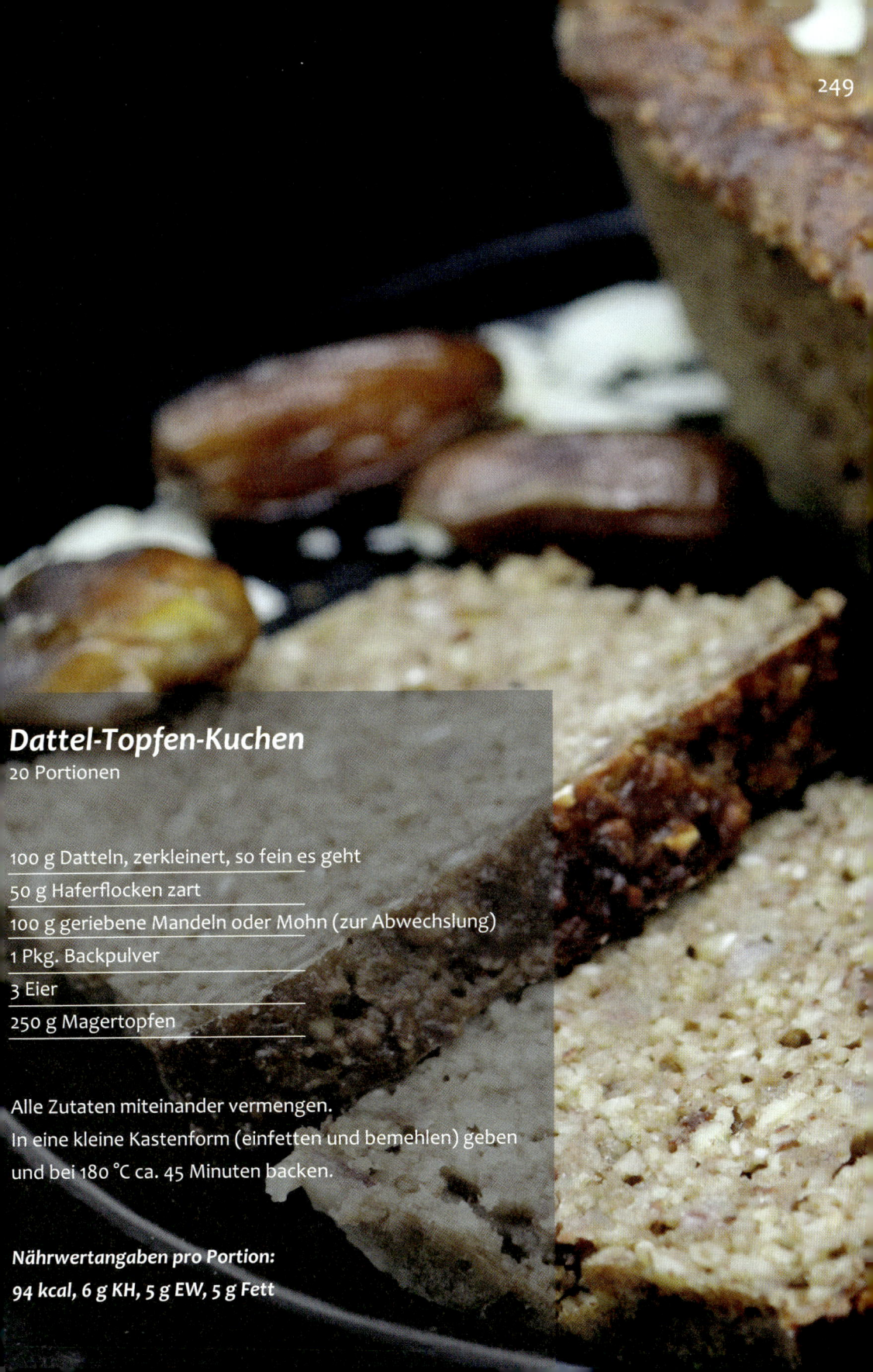

## Süßkartoffel-Schoko-Kuchen

12 Stücke

20 g geschrotete Leinsamen
350 g Süßkartoffel
6 Datteln (50 g)
1 TL Zimt
85 g geriebene Nüsse nach Wahl gemischt
50 g Buchweizenmehl
30 g entöltes Kakaopulver
Prise unraffiniertes Salz

Leinsamen mit 4 EL Wasser ca. 20 Minuten quellen lassen. Süßkartoffel schälen, in kleine Stücke schneiden und mit etwas Wasser gemischt weich garen lassen. Übriges Wasser eventuell wegschütten.

Backofen auf 180 °C vorheizen. Ein Backblech mit Backpapier auslegen. Süßkartoffeln, Leinsamen, Datteln und Zimt mit einem Stabmixer fein pürieren. Dann mit dem Rest vermischen und auf dem Backblech verteilen. 30 Minuten backen, abkühlen lassen und in Stücke schneiden. Eventuell mit Mandelsplittern und frischem Obst garnieren oder mit einer Glasur aus dunkler Schokolade (85%) überziehen.

*Nährwertangaben pro Stück: 90 kcal, 7 g KH, 2 g EW, 5,5 g Fett*

## Topfen-Bananen-Kuchen

15 Portionen

3 große Bananen (400 g)
3 große Eier
250 g Magertopfen
200 g Dinkelmehl
100 g geriebene Mandeln
10 g Backpulver

Backofen auf 185 °C vorheizen. Alle Zutaten miteinander vermengen. In eine kleine Kastenform geben (einfetten und bemehlen) und bei 185 °C ca. 60 Minuten backen.

**Nährwertangaben pro Portion:**
*134 kcal, 15 g KH, 6 g EW, 5 g Fett*

# BROTREZEPTE UND SONSTIGES

## Eiweißbrot

12 Scheiben

250 g Topfen
3 große Eier
80 g gemahlene Mandeln
80 g geschroteter Leinsamen
40 g gemahlene Braunhirse, Erdmandeln oder sonstiges Mehl
½ Pkg. Backpulver
¾ TL unraffiniertes Salz
Evtl. Prise Kardamom

Den Boden einer kleinen rechteckigen Form (ca. 17 cm), mit Butter bestreichen und mit Körnern oder Samen bemehlen (z.B. Sesam). Alle Zutaten zu einem Teig verrühren (wird sehr matschig), in die Form füllen und bei 180 °C ca. 50 Minuten backen.

**Nährwertangaben pro Scheibe:**
**115 kcal, 4 g KH, 7,5 g EW, 7 g Fett**

*Rezept: Daniela Pfeifer www.daniela-pfeifer.at*
*Low Carb Goodies*

## Einfaches Brot

20 Scheiben

500 g Vollkornmehl (man kann auch glutenfreies Mehl verwenden)
2 TL unraffiniertes Salz
30 ml Obstessig
1 Pkg. Trockenhefe
Ca. 500 ml lauwarmes Wasser

Eine rechteckige Backform (ca. 20 bis 22 cm) einfetten und bemehlen. Alle Zutaten in einer Schüssel gut verrühren, mindestens vier bis fünf Stunden gehen lassen. Bei 200°C Ober- und Unterhitze ca. eine Stunde backen.

*Nährwertangaben pro Scheibe:*
*95 kcal, 15,5 g KH, 1 g EW, 3 g Fett*

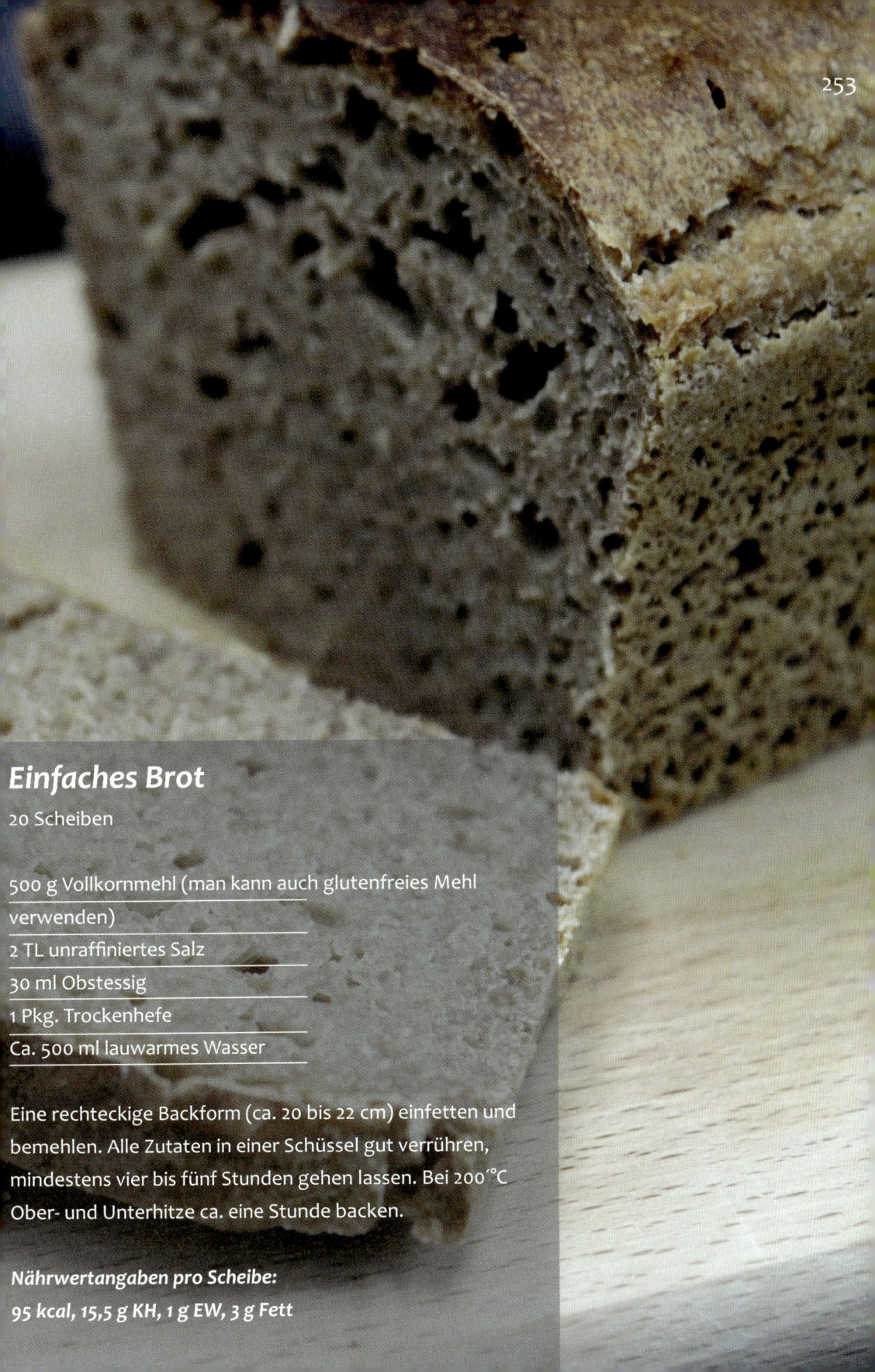

## BROTREZEPTE UND SONSTIGES

### Müsli-Brot-Mix
12 Scheiben

120 g Haferflocken
40 g Sesam
40 g Leinsamen
40 g Kürbiskerne
40 g Sonnenblumenkerne
20 g Flohsamenschalen
1 TL unraffiniertes Salz
1 TL Kümmel
600 ml lauwarmes Wasser

Alle Zutaten miteinander vermischen und mindestens drei Stunden stehen lassen, aber noch besser über Nacht. Auf einem mit Backpapier ausgelegten Backblech schön verstreichen (je dünner, desto knuspriger wird das Brot, je dicker, desto fluffiger). Bei 180 °C Ober- und Unterhitze ca. 50–60 Minuten backen. Es sollte nicht zu dunkel werden.

**Nährwertangaben pro Scheibe:**
102 kcal, 7 g KH, 4 g EW, 6 g Fett

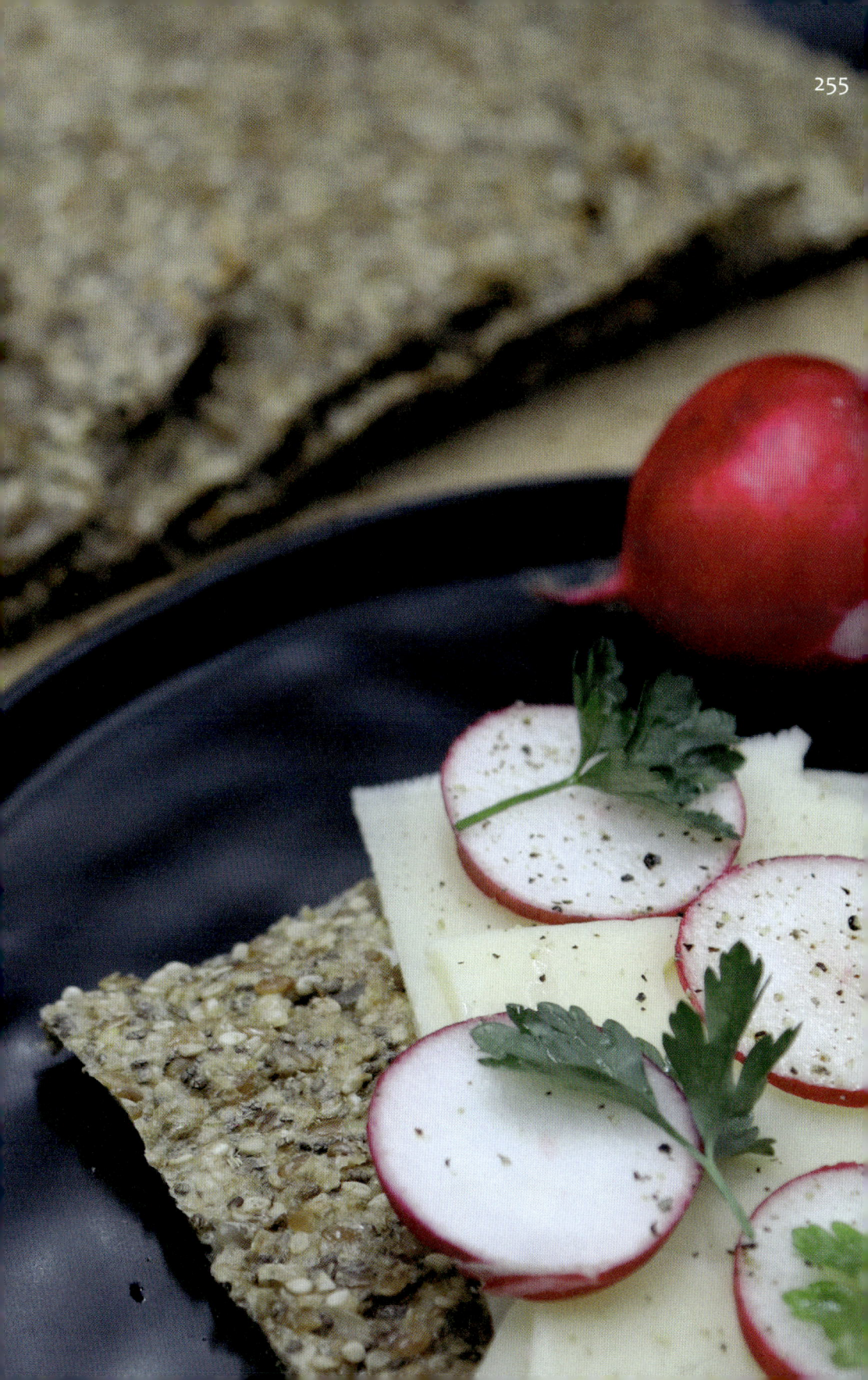

## Schnelle Frühstücksweckerl
4 Weckerl

| 150 g Buchweizenmehl |
| 2 TL Weinsteinbackpulver |
| 1 Ei |
| 35 ml Vollmilch |
| 35 ml Wasser |
| ½ TL Salz |
| 10 g Sesam zum Bestreuen |

Das Backrohr auf 250°C vorheizen. Alle Zutaten mischen und kleine Weckerl formen, evtl. mit Sesam bestreuen. Auf ein Backpapier legen und bei mittlerer Schiene 10 bis 15 Minuten ins Rohr geben, bis sie goldbraun sind.

*Nährwertangaben pro Stück: 180 kcal, 31,5 g KH, 4 g EW, 3,5 g Fett*

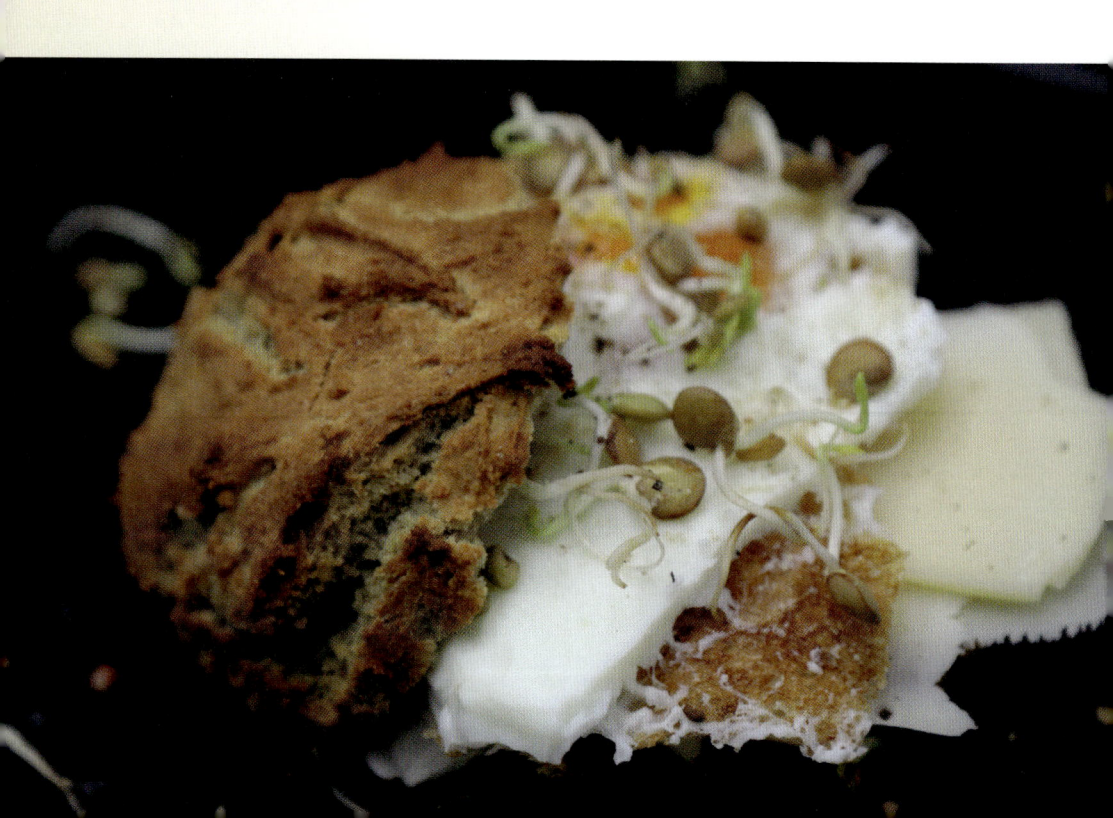

# Kartoffelfladen
10 Stück

500 g mehlige Kartoffeln

100 g Gerstenmehl (optional jedes Mehl möglich)

75 g Kartoffelmehl bzw. Kartoffelstärke

1 TL Salz

50 g Sauerrahm

50 g geschmolzene Butter

Dies ist ein Gericht, dass man gut mit zu viel gekochten Kartoffeln machen kann. Die Kartoffeln schälen und in etwas Salzwasser weichkochen, danach durch eine Kartoffelpresse drücken. Die gepressten Kartoffeln mit Sauerrahm, Butter und Salz mischen und im Kühlschrank abkühlen lassen – am besten über Nacht. Dann erst das Mehl darunter mischen. Den Teig zu einer Rolle formen, in zehn Teile schneiden und in Dessertteller große Stücke ausrollen (Achtung, der Teig ist eher klebrig und weich!). In einer Pfanne ohne Fett auf beiden Seiten heraus braten. Diese Fladen eignen sich sehr gut zum Einwickeln von Würsten, grob geschnittenem Gemüse oder Lachs.

*Nährwertangaben pro Stück: 109 kcal, 13 g KH, 2 g EW, 5 g Fett*

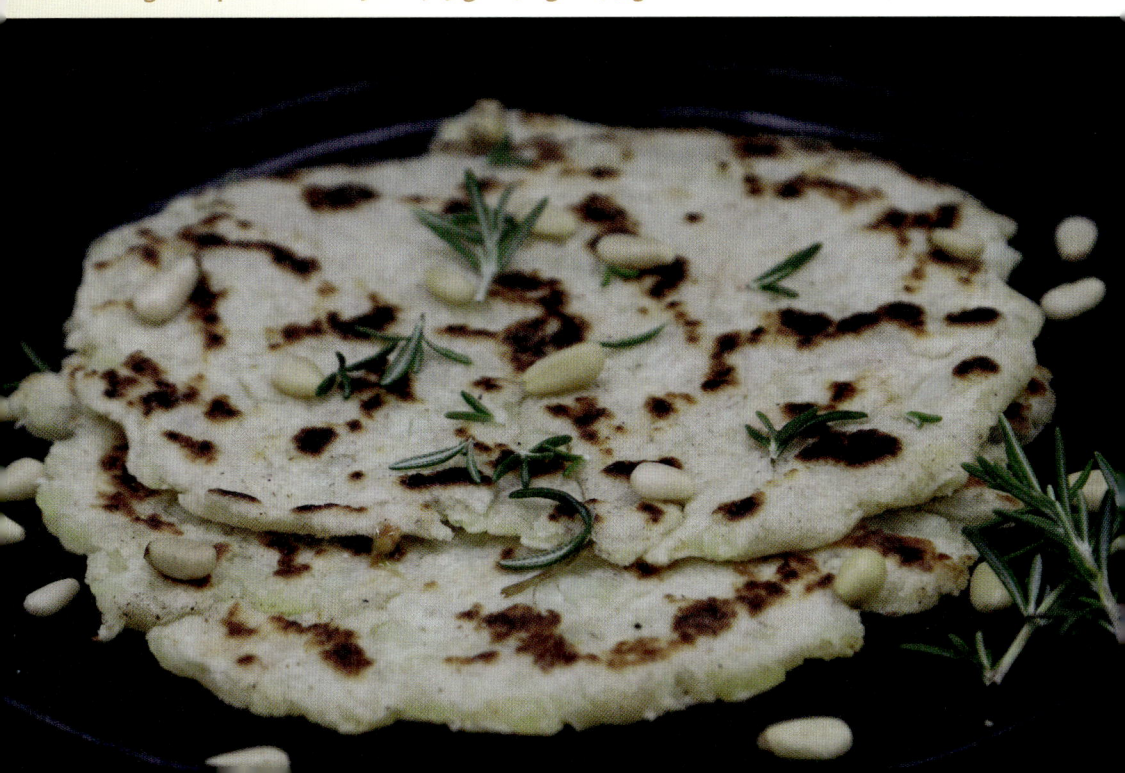

## Aktivierte Nüsse

Nüsse nach Wahl: vier Tassen Nüsse mit zwei Teelöffel Meersalz (bei Mandeln nur einen Teelöffel Meersalz) in Wasser mindestens sieben Stunden (am besten über Nacht. Mach eine Bissprobe, um zu sehen, ob die Nuss bis nach innen nass ist) einweichen (bei Zimmertemperatur), abseihen und mit Wasser abspülen. Danach mit einer Küchenrolle etwas trocknen, auf einem Backblech verteilen und in das Dörrgerät oder bei 50 °C in den vorgewärmten Ofen geben. Solltest du kein Umluftrohr haben, lass die ersten Stunden das Rohr einen Spalt geöffnet. 8 bis 16 Stunden (abhängig von Nusssorte und Rohr oder Dörrgerät) trocknen lassen, bis sie trocken und knusprig sind (Bissprobe). Aufbewahrung in einem luftdichten Behälter im Kühlschrank.

Die aktivierten Nüsse können verfeinert werden: 2 Tassen knusprige Walnüsse, 2 Teelöffel geschmolzene Butter, 2 Teelöffel getrockneter Rosmarin, 1 Teelöffel Meersalz, ½ Teelöffel

Cayenne Pfeffer (weglassen, wenn man es nicht so scharf mag) vermengen und auf dem Backblech für 10 Minuten nochmals ins Rohr geben. Aufbewahrung in einem luftdichten Behälter im Kühlschrank.
Man kann natürlich seine Kreativität walten lassen und beliebige Kräuter oder Gewürze verwenden.
Die Gewürzmischungen von Sonnentor eigenen sich auch sehr gut.

Rezept: Birgit Venetz www.joyfulhealth.at

KAPITEL 7

# ANHANG

# EISENREICHE ESSENSBEISPIELE

### Putenschnitzel mit Brokkoli und Hirse

120 g Putenschnitzel

250 – 300 g Brokkoli und Karotten

120 g Hirse gekocht (ca. 60 g roh)

1 TL Butterschmalz

1 EL Olivenöl

### Spiegeleier mit Tomaten, Frühlingszwiebel, Kresse und Sesam

2 Eier

200 g Tomaten

100 g Frühlingszwiebel

1 TL Olivenöl

2 EL Kresse

2 TL Sesam

160 g Kartoffeln

### Kichererbsenwok mit Kurkuma, Frühlingszwiebel, Erbsenschoten, Naturreis

120 g Kichererbsen

100 g Frühlingszwiebel

150 g Erbsenschoten

120 g Naturreis gekocht

1 TL Kurkuma

1 TL Kokosöl

### Putensteak mit Karotten, Kohlrabi und Petersilienkartoffeln

120 g Putenschnitzel

160 g Kartoffeln

2 EL gehackte Petersilie

150 g Karotten

150 g Kohlrabi

1 TL Butterschmalz

1 EL Olivenöl

## Hirseomelette mit verschiedenen Füllungen

2 Eier

2 EL Hirsemehl

Mich nach Bedarf

Prise Salz

1 TL Butter zum Herausbraten:

Teig mischen und in der Pfanne wie Crepes herausbraten

**Spinat-Tomaten-Füllung:**

250 g frischen oder gefrorenen Spinat

100 g Tomaten

30 g Pinienkerne

1 Knoblauchzehe

**Linsenfüllung:**

100 g Linsen (gekocht)

40 g getrocknete Tomaten in Öl

20 g zerhackte Mandeln

50 g Rucola

## Linsen-Kartoffel-Gemüseeintopf mit Kochschinken

150 g Kartoffeln

100 g Linsen

200 g Gemüse (Brokkoli, Karotten, Zwiebeln, Knoblauch…)

50 g Kochschinken

1 EL Olivenöl

## Hühnerbrust mit Erbsenreis

120 g Hühnerbrust

100 g Erbsen

200 g Karotten und Zwiebel

1 TL Butterschmalz

120 g Natur-Rundkornreis

# EISENREICHE ESSENSBEISPIELE

## Spinatkartoffeln und Spiegelei

| 2 Eier |
| 1 TL Olivenöl |
| 250 g Spinat |
| 160 g Kartoffeln |
| 1 TL Butter |
| 15 g Sesam |
| 1 Knoblauchzehe |

## Putenbrust mit Süßkartoffeln, Brokkoli und Sprossen

| 120 g Putenbrust |
| 150 g Süßkartoffeln |
| 200 g Brokkoli |
| 2 EL Sprossen |
| 1 TL Butterschmalz |
| 1 EL Olivenöl |

## Rindsschnitzel mit Tomatensalat, Petersilie und Kartoffeln

| 120 g Rinderschnitzel |
| 160 g Kartoffeln |
| 2 EL gehackte Petersilie |
| 200 g Tomaten |
| 50 g Zwiebel |
| 1 TL Butterschmalz |
| 1 EL Olivenöl |
| 2 EL Balsamico |

## Eisenhaltiges Müsli

| 60 g Hirseflocken oder ganze Hirse (roh) |
| 150 ml Mandelmilch |
| 2 TL entölter Kakao |
| 30 g Cranberries |
| 30 g Sesam |
| 50 g frische Beeren |

Hirseflocken oder ganze Hirse mit der Mandelmilch weichkochen, den Rest dazugeben und mit den gewünschten Gewürzen abschmecken.

## ZINKREICHE ESSENSBEISPIELE

### Müsli aus:
50 g Haferflocken oder Haferschrot

10 g Leinsaat

20 g geriebene Mandeln oder Cashewkerne

Alles über Nacht in Wasser oder Hafermilch einweichen

15 g Trockenfrüchte

100 g frische Früchte

3 – 4 Paranüsse (für den Tages-Selenbedarf)

### Quinoapfanne
100 g Quinoa

250 g Gemüse

30 g Kürbiskerne oder 50 g Cashewkerne

Gewürze und Kräuter

1 EL Olivenöl

### Grüner Smoothie:
100 g Spinat

100 g Früchte

10 g Kürbiskerne

Wasser oder Mandelmilch nach Bedarf

### Jause:
2 Scheiben Dinkelvollkornbrot mit Sonnenblumenkernen

Schinken oder fein geschnittenes Roastbeef mit Paprikastreifen

# SÄURE-BASENKALENDER – ÜBERSICHT

Hier findest du eine Übersichtstabelle, welche Lebensmittel basisch oder neutral sind oder ob es sich um gute bzw. schlechte Säurebildner handelt. Die Lebensmittel im grünen und gelben Bereich solltest du so oft wie möglich einbauen, die im blauen Bereich nicht bei jeder Mahlzeit, und wenn, dann nur in Kombination mit basischen Lebensmitteln. Die Lebensmittel im roten Bereich solltest du weitestgehend meiden, um deinen Körper möglichst basisch zu halten. Gleichzeitig kannst du herauslesen, ob es sich um Kohlenhydrate, Fette oder Proteine handelt.

**Tab. 7: Säure Basenkalender**

| Basisch | Neutral | Gute Säurebildner | Schlechte Säurebildner |
|---|---|---|---|
| Gemüse = einfache Kohlenhydrate mit wenig bis mittlerer Insulinausschüttung | Öle = Fett | Glutenfreies Getreide = komplexe Kohlenhydrate | Tierisches = Eiweiß und Fett |
| Grünes Gemüse, Salat, Chinakohl, Kohlsprossen, Spinat, Brokkoli, Frühlingszwiebel, Tomaten, Spargel, Sellerie, Pilze, Kohlrabi, Karotten, Zucchini, Paprika, Oliven, Avocado, Sprossen, z.B. Kresse, Sojasprossen | Butter, Sahne, Olivenöl, Leinöl, Butterschmalz, Virgin Coconut Oil | Quinoa, Amaranth, Hirse, Naturreis, Buchweizen, Polenta, Haferflocken, Nudeln und Brot aus diesen Mehlen<br><br>Zucker: Kokosblütenzucker, Honig, Reissirup | Eier, Fleisch, vor allem Schweinefleisch, Fisch und Meeresfrüchte aus Massentierhaltung, Wurst und minderwertiger Schinken, Milchprodukte, vor allem Lightprodukte, Fisch aus Massentierhaltung |

| Gemüse = einfache Kohlenhydrate mit höherer Insulinausschüttung | Bio-Kokosprodukte und Milch und Milchersatz = Fett mit vielen Ballaststoffen | Bio-Getreide = komplexe Kohlenhydrate | Pflanzliches = Eiweiß und Fett |
|---|---|---|---|
| Kartoffeln, Süßkartoffeln, Kürbis, Mais, Erbsen, Rote Rüben | Kokosmus, Kokosraspeln, Kokosmehl, Kokosmilch, Mandelmilch, Reismilch, Biomilch, Milchprodukte in biologischer Qualität oder direkt vom Bauern (wenn du Milchprodukte verträgst) | Dinkel, Gerste, Couscous und Bulgur aus Dinkel, gekeimtes Getreide | Getreideprodukte aus Auszugsmehlen: Weizenprodukte wie Weißmehl, Kuchen, Gebäck, Plundergebäck, Nudeln, Müsli wie Crunchymüslis und Cornflakes mit Zucker versetzt |
| Gewürze und Kräuter = Kohlenhydrate | | Hülsenfrüchte = Kohlenhydrate und Eiweiß | Zuckersorten = schnelle Kohlenhydrate: |
| Unraffiniertes Salz, Pfeffer, Ingwer, Basilikum, Oregano, Zimt, Vanille, Chili, Petersilie, Rosmarin, Salbei, Kümmel, Blattsalate, z.B. Rucola | | Linsen, Bohnen, Kichererbsen | Künstliche Fructose, Maissirup, weißer Zucker, Zuckeralkohole (Süßstoff, Sorbit...) Zuckeraustauschstoffe und E-Nummern (E950-957): Aspartam, Acesulfam K, Cyclamat, Isomalt, Saccharin... Eis, Ketchup |

# SÄURE-BASENKALENDER – ÜBERSICHT

| Obst = einfache Kohlenhydrate mit hoher Insulinausschüttung | Ölsaaten und Nüsse = Fett und Eiweiß (mehr Fett als Eiweiß) | Öle = Fette |
|---|---|---|
| Äpfel, Bananen, Birnen, Trauben, Beeren, Ananas, Papaya, Melonen, Zitronen, Trockenfrüchte | Walnüsse, Haselnüsse, Macadamiennüsse, Paranüsse, Leinsamen, Hanfsaat, Chiasamen, Sonnenblumenkerne, Kürbiskernen, Mohn, Sojasauce, Miso, entöltes Kakaopulver (ohne Zuckerzusatz) | Margarine oder Produkte daraus, z.B. Kekse, Nutella, fertige Kuchen... Chips, Pommes, Fastfood, Rapsöl, Sonnenblumenöl, Maiskeimöl, |
| **Basische Nüsse und Samen = Fett und Eiweiß** | **Tierische Produkte = Eiweiß und Fett (mehr Eiweiß als Fett)** | **Sojaprodukte = Eiweiß** |
| Erdmandeln, Mandeln, Mandelmus, Maroni (Esskastanien) | Fleisch (frisch) aus biologischer Landwirtschaft, z.B. Huhn, Pute, Ente, Rind, Kalb, Lamm, Wildfleisch, Bioschinken Fisch aus Bio-Aquakultur oder Wildfang, z.B. Forelle, Saibling, Zander, Lachs... Eier aus biologischer Landwirtschaft oder Freilandeier, z.B. Hühnereier, Enteneier, Kaviar... | Sojamilch, Sojalecithin (in Riegel und Schokolade), Sojajoghurt, Pudding, Fleisch, Käse... |

| Getränke | Pflanzliches Protein = Eiweiß | Getränke: |
|---|---|---|
| Wasser, Kräutertees, Zitronenwasser, selbstgemachte Smoothies (Früchte, Gemüse, grüne Smoothies) | Hanfprotein, Reisprotein, Lupinenprotein, Erbsenprotein | Alkohol und koffeinhaltige Getränke, Softdrinks wie Cola, Fruchtsaft-konzentrat, Mineralwasser mit Kohlensäure, Tee (schwarz, Früchtetee, Eistee) |

Bei jedem Essen müssen Kohlenhydrate, Fett und Eiweiß am Teller sein, egal ob in der Früh, zu Mittag oder am Abend, um eine ausgeglichene Mahlzeit zu erhalten. Der Anteil ist aber individuell unterschiedlich. Eiweiß und Fett kannst du nie ganz trennen, daher habe ich sie danach sortiert, wovon mehr enthalten ist. Z.B. Bohnen haben mehr Kohlenhydrate als Eiweiß.

# DANKSAGUNG

*In erster Linie und von ganzem Herzen danke ich meinem besten Freund, Partner und Lebensgefährten, Vegard, der mich durch seine positive Art und seinen Enthusiasmus und seine Motivation ständig gepusht hat. Er unterstützt mich bei allem, was ich tue, zu 100% und zaubert mir jeden Tag ein Lächeln in mein Gesicht.*
*Mein Sohn hat mir die Kraft und Motivation gegeben, dieses Werk zu Ende zu bringen.*

*Meine Eltern haben mich seit Kindesalter alles gelehrt, was ich dazu gebraucht habe, um dieses Buch zu schreiben. Mein Vater, hat mich zum Sport gebracht und mir die Liebe zur Natur gezeigt. Meine Mutter hat einiges mit mir durchgemacht und brachte mir alles, was ich im mentalen Bereich weiß, über Jahre mühsam bei.*
*Meine Schwester und beste Freundin, steht mir immer zur Seite, wenn man sie braucht, und unterstützt mich, genauso wie der Rest der Familie, in jeder Hinsicht.*

*Mein ehemaliger Arbeitgeber, Dr. Alois Stadlober (Sportbüro Ramsau), Mag. PT Reinhard Huber (Sporttherapie Huber) und Univ.-Prof. Dr. Christian Raschner mit seinem Team (Olympiazentrum Tirol) haben mir soviel ermöglicht, um in dieser Zeit zu wachsen, mich zu entwickeln und haben mir die Zeit der Erfahrungen geschenkt.*
*Ich durfte mit vielen Athleten arbeiten, welche mir ihr Vertrauen schenkten.*

*Last but not least sind da noch Dr. med. vet. Alfred Schneider und Dr. Regina Piepert-Schneider, die mir jederzeit mit Rat und Tat nun schon über viele Jahre zur Seite stehen. Daniela Pfeifer und Birgit Venetz, die bereits Koryphäen auf dem Gebiet der Ernährung sind, haben mich mein Basiswissen gelehrt und sind mit ihrem Wissen vielen bereits meilenweit voraus. Jonna Skoglund für die Gestaltung des Covers und Hans-Peter Steiner für die grafische Gesamtgestaltung, Felix Gottwald, Dr. med. Bernhard Unterkofler, Norbert Niederacher, Manuela Rettenwender und zu guter Letzt dem Team von „Land schafft Leben" haben mich im Endspurt begleitet und mich in meinem Selbstbewusstsein gestärkt, dieses Buch fertig zu stellen.*

*Vielen Dank an euch alle.*
*Sandra Stiegler*

## DIE AUTORIN

Als ehemalige Leistungs-Ausdauer- Sportlerin musste Sandra im Jugendbereich die Erfahrung machen, dass ihr die dort gepflegte Ernährungsmaxime „Hauptsache genug Nudeln" nicht nur nicht behagte, sondern bei ihr zu ernsten gesundheitlichen Problemen führte.

Seitdem ist die Beschäftigung der nach wie vor begeisterten Sportlerin aus der Langlaufhochburg Ramsau am Dachstein ganz auf den Zusammenhang zwischen Ernährung, Leistungssport und Gesundheit gerichtet. Ihre um ein einschlägiges Studium erweiterte Expertise kommt Sportlern, Trainingsgruppen, Schulen und Hotels zugute. Sandra betreibt zudem einen eigenen Blog unter www.sandrastiegler.com. Gerade im internationalen Vergleich schätzt Sandra die Qualität und den Standard österreichischer Lebensmittel noch einmal mehr, wie sie sagt. Dabei legt die junge Mutter großen Wert auf regionale und saisonale Produkte, um
Körper und Geist optimal mit Energie zu versorgen. (Peter Fuchs, www.landschaftleben.at)

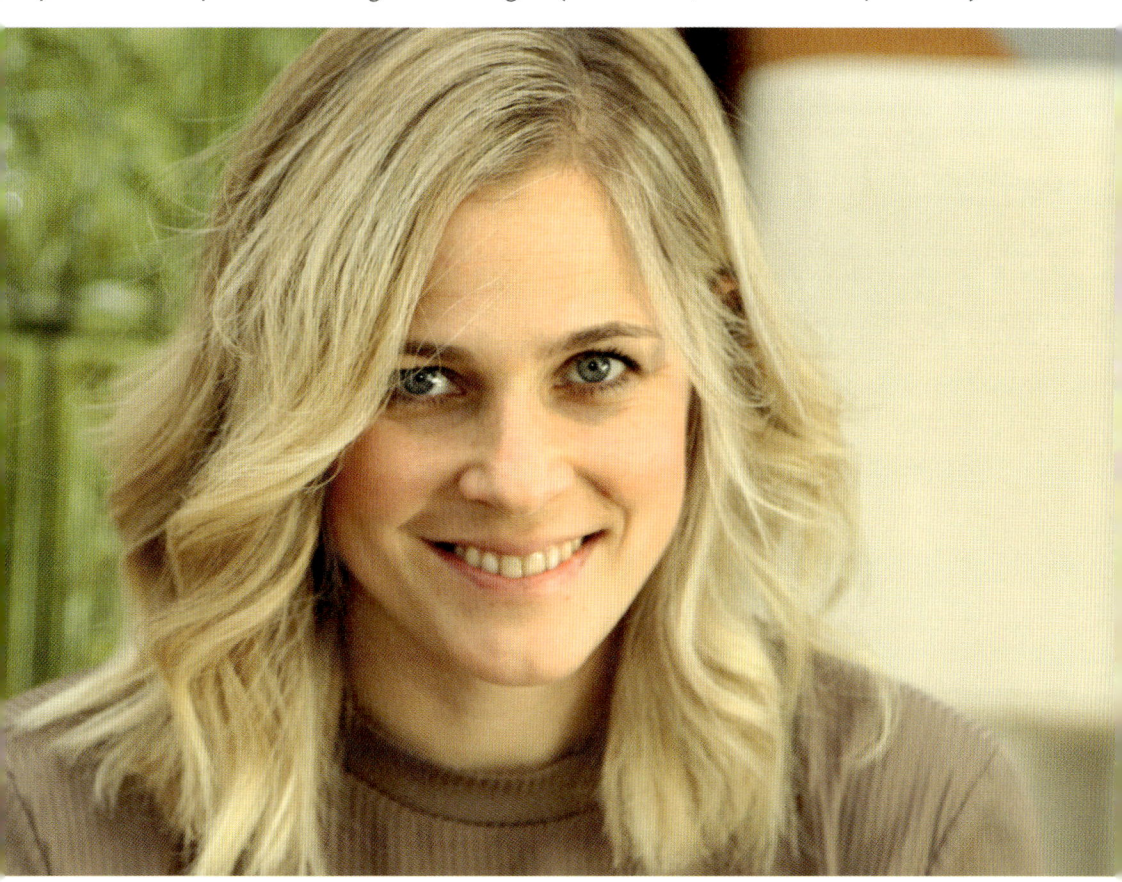

# LITERATURVERZEICHNIS

[1] **ZENTRUM der Gesundheit** (2017): 6 Tipps, wie Sie Ihren Stoffwechsel anregen können. URL: https://www.zentrum-der-gesundheit.de/stoffwechsel-anregen-ia.html Abfragedatum: 27.4.2017

[2] **WOLCOTT, Williams L./ FAHEY, Trish** (2010): Essen was mein Körper braucht. Metabolic Typing – die passende Ernährung für jeden Stoffwechseltyp. VAK Verlags GmbH, Kirchzarten bei Freiburg

[3] **SCHNINTZLER, Christina/STALZER, Karin** (2013): Was den einen nährt, macht den anderen krank. 5-Element Ernährung für jeden Stoffwechseltyp. Windpferd Verlag

[4] **MASLOW, Mark** (2014): Ein simples 7-Schritt-System für garantierten Muskelaufbau und Fettabbau. URL: https://www.marathonfitness.de/muskelaufbau-und-fettabbau/#disqus_thread Abfragedatum: 03.05.2017

[5] **JEUKENDRUP, Asker** (2015): Finding your fat burning zone. URL: http:// www.mysportscience.com/single-post/2015/08/04/Finding-your-fat-burning-zone Abfragedatum: 17.06.2017

[6] **VON KOERBER, Karl/MÄNNLE, Thomas/LEITZMANN, Claus** (2004) Vollwert- Ernährung: Konzeption einer zeitgemäßen und nachhaltigen Ernährung. Ökonomische Aspekte regional und saisonal erzeugter Lebensmittel. HAUG Verlag

[7] **HUBER, Heidi** (2009): Das Bäuerinnen-Kochbuch der Jahreszeiten. 365 Rezepte nach dem Erntekalender. Löwenzahn Verlag Innsbruck, S. 25 ff

[8] **ANDERT, Anna/GABRIEL, Helene/LEGATH, Gabriele/PREISEGGER, Brigitta/ RASER, Theresia/SPITZMÜLLER, Jutta** (2003): Das große Bio-Kochbuch. Rezepte & Tipps von Bio-Bäurinnen. Österreichischer Agrarverlag, S.11 ff

[9] **MÜNZING-RUEF, Ingeborg** (2000): Kursbuch gesunde Ernährung. Die Küche als Apotheke der Natur, 14. Aufl., Wilhelm Heyne Verlag in München, S. 291 ff

[10] **MÜNZING-RUEF, Ingeborg** (2000): Kursbuch gesunde Ernährung. Die Küche als Apotheke der Natur, 14. Aufl., WIlhelm Heyne Verlag in München, S. 312 ff

[11] **WALKER, Herbert** (2010): Bohnen, Erbsen, Linsen & Co. Vollwertige Rezepte mit Hülsenfrüchten, 2. Aufl. Pala Verlag in Darmstadt

[12] **ELMADFA, Univ.-Prof. Dr. Ibrahim/AIGN, Waltraute/MUSKAT, Prof.Dr.rer.nat. Erich/FRITZSCHE, Dipl. oec. troph. Doris** (2012/13): Die große GU Nährwert Kalorien Tabelle. GU Verlag in München

[13] **DUFTY, Williams** (1996): Zucker Blues. Suchtstoff Zucker. Aus dem Amerikanischen von Annemarie Telieps, 2. Aufl. Verlag Zweitausendeins

[14] **GOLDSCHNEIDER, Stefanie** (unbekannt): Rohrzucker. URL: http://www.biothemen.de/Qualitaet/tropen/rohrzucker_zuckerrohr.html Abfragedatum: 27.6.2017

[15] **FLEMMER, Dr. Andrea** (2011): Echt süß! Gesunde Zuckeralternativen im Vergleich. VAK Verlags GmbH in Kirchzarten bei Freiburg

[16] **GREENPEACE e.V** (2011): Meere. Fische – beliebt oder bedroht. 5. Aufl. Hamburg. URL: http://www.kritischerkonsum.de/fileadmin/kritischer-konsum/Data/ MP2_22_Fischratgeber_Greenpeace.pdf Abfragedatum: 1.7.2017

[17] **ZENTRUM der Gesundheit** (2017): Fleisch speichert Emotionen. URL: https:// www.zentrum-der-gesundheit.de/fleisch.html Abfragedatum: 1.7.2017

[18] **POLLMER, Udo** (2008): Die Sojastory. URL: http://www.euleev.de/images/EULEN- SPIEGEL/2008/2008-4_i_web_EULE.pdf Abfragedatum: 1.7.2017

[19] **POLLMER, Udo/WARMUTH, Susanne** (2011): Lexikon der populärsten Ernährungsirrtümer. Missverständnisse, Fehlinterpretationen und Halbwahrheiten von Alkohol bis Zucker, 3 Aufl., Piper Verlag GmbH München

[20] **MASLOW, Mark** (2013): Idealer Körperfettanteil: Wie schlank solltest du sein? URL: https://www.marathonfitness.de/idealer-koerperfettanteil-messen/ Abfragedatum: 29.6.2017

[21] **KÖNIGS, Peter** (2010): Das Kokosbuch. Natürlich heilen und genießen mit Kokosöl und Co, VAK Verlags GmbH in Kirchzarten bei Freiburg
[22] **GOLDSCHEIDER, Stefanie:** Olivenöl. URL: http://www.biothemen.de/Qualitaet/mittelmeer/oliven_olivenoel.html Abfragedatum: 30.6.2017
[23] **DEUTSCHE Paracelsus Schulen GmbH** (2010). Olivenöl als Naturheilmittel. URL: https://www.paracelsus.de/specials/tips/tip_27.html Abfragedatum: 30.6.2017
[24] **FALLON Sally/PHD. ENIG Mary G.** (2002): The Great Con-ola. URL: https:// www.westonaprice.org/health-topics/know-your-fats/the-great-con-ola/ Abfragedatum: 30.6.2017
[25] **HENDEL, Dr.med. Barbara/FERREIRA, Peter** (2004): Wasser & Salz. Urquell des Lebens. Über die heilenden Kräfte der Natur. Michaels Verlag, Peiting, S.80 ff
[26] **BAILOR, Jonathan** (2015): The Calorie Myth: How to Eat more, exercise less, lose weight, and live better. Harper Wave, New York.
[27] **WOLKENSTEIN, Dr. Evemarie/RUBI-KLEIN, Dr. Katharina** (2010): Was ernährt uns wirklich? Wie China den Westen inspiriert. Wilhelm Maudrich Verlag, S. 105 ff
[28] **ZENTRUM, der Gesundheit** (2017): Sango Meereskoralle. Mineralstoffwunder in Perfektion. URL: http://sango-meeres-koralle.info Abfragedatum: 1.11.2017
[29] **VITASWING** (2017): Magnesiumchlorid/Magnesiumöl – beinahe universelle Gesundheitsmittel. URL: http://www.j-lorber.de/gesund/magnesium/magnesiumchlorid.htm Abfragedatum: 28.11.2017
[30] **MUTH, Jutta/POLLMER, Udo** (2000): Eisen – Alte Liebe rostet nicht. URL: http://www.euleev.de/images/EULEN-SPIEGEL/2000/2000-7_i_web_EULE.pdf Abfragedatum: 27.9.2017
[31] **GUTEMANN, GERD** (2017): Jod, Lugolsche Lösung. URL: http://www.j-lorber.de/gesund/ ernaehrung/jod.htm Abfragedatum: 26.06.2017
[32] **FARROW, Lynne** (2015): Jod Krise: Wie das neue Wissen über ein uraltes Heilmittel Ihr Leben retten kann, Mobiwell Verlag, Augsburg.
[33] **OMEDA, Redaktion** (2014): Immunsystem: Aufbau. URL: http://www.onmeda.de/anatomie/immunsystem_aufbau.html Abfragedatum: 6.August 2017
[34] **ZENTRUM der Gesundheit** (2017): Gesunde Verdauung durch richtige Kombination der Lebensmittel. URL: https://www.zentrum-der-gesundheit.de/gesunde-verdauung-ia.html
[35] **PFEIFER, Daniela** (2012): Anti Pilz Diät. Skript Vita Akademie, Innsbruck
[36] **PFEIFER, Daniela** (2013): LowCarbGoodies eSeminar 2013. Entgiften, Entschlacken, Ausleiten
[37] **ZENTRUM der Gesundheit** (2017): Darmreinigung – die Anleitung. URL: https:// www.zentrum-der-gesundheit.de/wie-funktioniert-eine-darmreinigung.html Abfragedatum: 13.10.2017
[38] **ZENTRUM der Gesundheit** (2017): Leberreinigung ganzheitlich. URL: https:// www.zentrum-der-gesundheit.de/leberreinigung.html Abfragedatum: 12.10.2017
[39] **ZENTRUM der Gesundheit** (2017): Übersäuerung. URL: https://www.zentrum-der-gesundheit.de/uebersaeuerung.html Abfragedatum: 28.6.2017
[40] **KHARRAZIAN, Datis** (2014): Schilddrüsenunterfunktion und Hashimoto anders behandeln. VAK Verlags GmbH, Kirchzarten bei Freiburg
[41] **ZIMMERMANN, Prof. Dr. med. Michael/SCHURGAST, Hugo/BURGERSTEIN, Uli P.** (2012): Handbuch Nährstoffe. Vorbeugen und heilen durch ausgewogene Ernährung: Alles über Spurenelemente, Vitamine und Mineralstoffe. TRIAS Verlag, Stuttgart, S.233
[42] **MYERS, M.D. Amy** (2015): The Autoimmune Solution: Prevent and Reserve the Full Spectrum of Inflammatory Symptoms and Diseases. HarperCollins, New York

[43] **WSZELAKI, Magdalena** (2017): Hormones and Balance. URL: https:// www.hormonesbalance.com Abfragedatum: 30.3.2017

[44] **HUFFINGTON, Arianna** (2017): Sleep Resources: Arianna's 12 Tips for Better Sleep. URL: http://ariannahuffington.com/sleep-resources Abfragedatum: 29.3.2017

[45] **BREUS, PhD. Michael** (2016): The Power of When: Learn the best time to do everything. Little Brown and Company, USA

[46] **HAY, Luise L.** (2015): Ernährung für Körper & Seele. Gesund essen mit guten Gedanken. Leo Verlag in der Scorpio Verlag GmbH & Co. KG, Berlin. München, S. 131–134

[47] **METABOLIC Typing Austria for Healthexcel Institute for Metabolic Typing** (2012): Lifestyle Empfehlungen nach W.L. Wolcott. Skript

[48] **ALLEN, James , KIENITZ, W. Günter** (2013): Wie wir denken, so leben wir. Weisheiten aus Jahrtausenden. S. 31 BoD-Books on Demand, Norderstedt.

[49] **KOEPPE, Klaus** (2008): Die mentale Hausapotheke. Seelische Ursachen und Bedeutung von Krankheiten. Skript S. 4ff.

[50] **KOEPPE, Klaus** (2008): Die mentale Hausapotheke. Seelische Ursachen und Bedeutung von Krankheiten. Skript S. 6

[51] **BAUMEISTER, Roy/TIERNEY, John** (2012): Die Macht der Disziplin. Wie wir unseren Willen trainieren können. Campus Verlag, E-book

[52] **HAY, L. Louise/KHADRO, Aleha/ DANE, Heather** (2014): Ernährung für Körper & Seele. Gesund essen mit gute Gedanken, S.51ff. Leo Verlag in der Scorpio Verlag GmbH & Co. KG, Berlin, München

[53] **KOEPPE, Klaus** (2008): Die mentale Hausapotheke. Seelische Ursachen und Bedeutung von Krankheiten. Skript S. 2ff.

[54] **LIPTON, PH.D. H.Bruce** (2014): Intelligente Zellen. Wie Erfahrungen unsere Gene steuern. Koha-Verlag, Burgrain

[55] **COLVIN, Geoffrey** (2008, 2010): Talent is overrated. What really seperates world-class performers from everbody else. Penguin Group, New York

[56] **OLSCHEWSKI, Felix** (2013): Was ist der Glykämische Index URL: https://www.urgeschmack.de/was-ist-der-glykamische-index/ Abfragedatum: Juli 2017

[57] **ZIMMERMANN, Prof. Dr. med. Michael/SCHURGAST, Hugo/BURGERSTEIN, Uli P.** (2012): Handbuch Nährstoffe Vorbeugen und heilen durch ausgewogene Ernährung: Alles über Spurenelemente, Vitamine und Mineralstoffe TRIAS Verlag, Stuttgart, S. 141 ff.

[58] **FRIEDL, Dr. Med. Fritz** (2012): Das Gesetz der Balance. Chinesisches Gesundheitswissen für ein langes Leben. Gräfe und Unzer Verlag GmbH, München

[59] **KOEPPE, Klaus** (2008): Die mentale Hausapotheke. Seelische Ursachen und Bedeutung von Krankheiten. Skript S. 26 ff.

[60] **KIRKAMM, Dr. med. Ralf** (Unbekannt), Coenzym Q10. Ganzimmun Diagnostics AG, Fachbroschüre 0029

[61] **MARTIN, Michael/RADERMACHER-REUTER, Dr. Gabriele** (Unbekannt), Oxidativer Stress. Ganzimmun Diagnostics AG, Fachbroschüre 0081

[62] **OLSCHEWSKI, Felix** (2009): Fakten über Cholesterin URL: http://www.urgeschmack.de/fakten-ueber-cholesterin/ Abfragedatum: 3. Dezember 2009

[63] **KIRKAMM, Dr. Ralf/LENNERZ, Dr. Andrea/MAYER, Dr. Jutta** (Unbekannt), Stresshormone und Neurotransmitter. Ganzimmun Diagnostics AG, Fachbroschüre 002860

[64] **PFEIFER, Daniela** (2013): LowCarbGoodies eSeminar 2013. Immunaufbau Winter